女人的美丽是吃出来的

高东文 编著

中国长安出版社

图书在版编目（CIP）数据

女人的美丽是吃出来的 / 高东文编著 . -- 北京：中国长安出版社，2014.9
ISBN 978-7-5107-0783-4

Ⅰ . ①女… Ⅱ . ①高… Ⅲ . ①女性－美容－食物疗法
Ⅳ . ① R247.1

中国版本图书馆 CIP 数据核字 (2014) 第 216526 号

女人的美丽是吃出来的
高东文 编著

出版：中国长安出版社
社址：北京市东城区北池子大街 14 号（100006）
网址：http://www.ccapress.com
邮箱：capress@163.com
发行：中国长安出版社 全国新华书店
电话：(010)85099947 85099948
印刷：北京海纳百川旭彩印务有限公司
开本：710mm × 1000mm 16 开
印张：12
字数：160 千字
版本：2014 年 12 月第 1 版 2014 年 12 月第 1 次印刷

书号：ISBN 978-7-5107-0783-4
定价：29.80 元

前言
Preface

饮食对于女人，犹如根对于花。有根，年年才有花香；无根，就会枯萎衰败。所以倘若不懂得“吃”，女人便如花断了根，失水失养，会过早黯淡和凋零。

随着营养学知识的不断普及和深入，在强调以饮食养护健康的同时，从很大程度上也阐明了以饮食滋润美丽的理念。就美容来说，当代女性不应只停留在用外在手段来进行面部保养，而应注重从内部调养自己，这就需要我们把注意力从琳琅满目的化妆品，转移到最基本同时也最重要的美容之道上——饮食美容。

饮食美容是以内调为主，它给女人带来的是一种美好的味蕾享受、一种健康的美，健康的女人自然会容光焕发，身材富有曲线美，皮肤红润富有光泽。这样，女人才能获得全面的美丽。

倘若患有营养不良、失眠、贫血、肝病、便秘、肾病等，颜面显现出来的必然是苍白或萎黄、灰暗，同时也会出现皮肤褐斑、皱纹、毛发干枯变白等现象。任何化妆品都掩盖不了这种病容，女人一旦如此，自然也就与美丽无缘了。而通过合理的饮食，可以从内部解决这些问题，所以说，饮食直接关系到女人的健康和美丽。

通过饮食，帮助女人实现“吃”出美丽的梦想，是本书的主旨。相信通过本书的阅读，定会为你滋养容颜，塑造秀美、光彩照人的形象提供极佳的指导。女性朋友们，就让饮食化作保养品，将你打造得更健康、更美丽吧！

编者

2014年8月

序一

女性美丽离不开吃

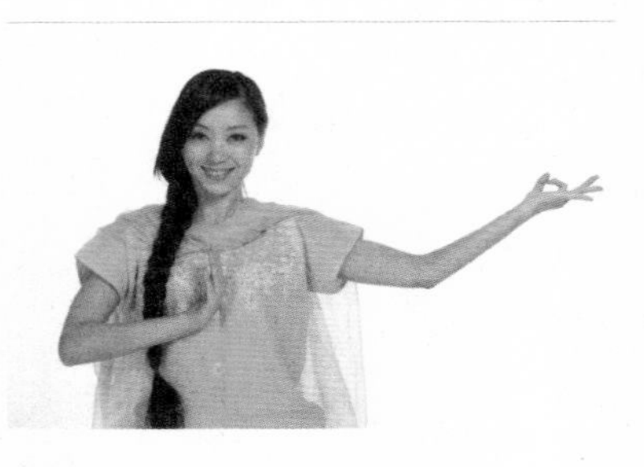

对于女性来说，大多数都很熟悉生活中的各种食物，而且也是这些食物的受益者，但是这些食物是否有助于女性的美丽，却不甚明了。美白、美发、明眸、丰胸、瘦身、心情等方面的话题是众多现代女性最耳熟能详的内容，但女性对吃可以养颜美容的作用等方面的了解，可能仅仅止于“粗纤维或胶原蛋白”这样的范畴。事实上，可以说，女性所有的健康和美丽方面的问题都有一个共同的基础，那就是吃。

吃，不仅仅是生存才需要的，吃，也时常需要智慧，例如，如何吃得更健康，从而使自己更美丽，这里面是有一定技巧的。因而，我们需要这样一本书让我们知道如何正确地选择食材，如何加工食材，避免我们因纷繁复杂的食材而无所适从，合理地饮食，从而获得健康和美丽。

发达的传媒使我们每天都处于海量饮食信息的包围中，而无

法辨别真伪，女性们越来越依赖专家、评论家、网络内容等，依赖的程度超乎想象，我们经常挂在嘴边的是“电视上说”“报纸上说”“网上说”。我们在被动地、很少加以批判地接受每天蜂拥而来的大量信息，这是一个可怕的趋势，久而久之，我们就开始迷糊，甚至做出错误的健康方面的选择。因而，我们迫切需要一本书，能够解决这方面的问题。

综上所述，为了向广大女性朋友们阐释吃的智慧，通俗地解析吃与美丽的关系，同时，解决上述“迷糊”之类的问题，本书应运而生。本书有这样一些特点：第一，可读性强，作者深入浅出、图文并茂的风格，可以使阅读很轻松，读者理解起来也很容易；第二，可操作性强，书中食材加工方法简单易学，容易操作；第三，与实际联系密切，书中选取了日常生活中常用的食材，并结合女性健康的特别需求，从多个角度帮助女性用最简单、最有效、最合理、最经济的方法吃出健康，吃出美丽。合理的饮食可以养颜，女人的美丽是可以吃出来的。相信本书会让希望通过饮食来获得健康和美丽的女性朋友获得很大益处。

中国著名瑜伽老师
中国首席净食讲师　段冉

2014年8月

序二

吃出美丽　活出精彩

中国的饮食文化历史悠久，历朝历代、各地区都有丰富的饮食文化资源。如今快速发展的中国，人们生活、工作节奏加快的同时，物质资源也在极大地丰富。民以食为天，无论社会如何变革进步，吃是一个永恒的话题。但是如何吃出美丽、吃出健康，已成为人们关注的重要焦点，尤其女性更是如此。古老养生法中提到人生病有两个主要原因：一个是吃得多，一个是想得多。我国古老中医中有讲到喜、怒、忧、思、悲、恐、惊，七情导致疾病一说。由此可见，正确健康地吃，保持愉悦心情地吃，是多么的重要。

“吃出美丽，活出精彩！”这是本书要传递给广大爱美女性的精华。漂亮的容颜是源自身体内部的滋养，当代女性不应只停留在用外在手段来进行面部保养，而应注重从内部调养自己，这需要我们把注意力从琳琅满目的化妆品，转移到一种最基本同时也很重要的美容之道上——饮食美容。

本书的出版恰逢其时，其有如饮食中的“美丽宝典”，特别针对女性人群，提供了：四季不同——吃法不同；年龄不同——吃法讲究；粗细搭配——美丽上选。帮助广大女性朋友达到：美白、美发、明眸、丰胸、瘦身、心悦、洁齿、娇唇、亮甲的全面美丽。

最后，祝愿广大读者：让快乐永远同行，让健康伴随终生！

中国净食养生文化推广专家
中国知名健康养生会馆专家
《健与美》专业健身杂志专栏顾问
中国国际健康交流活动投资兼策划人

林晓海

2014年8月

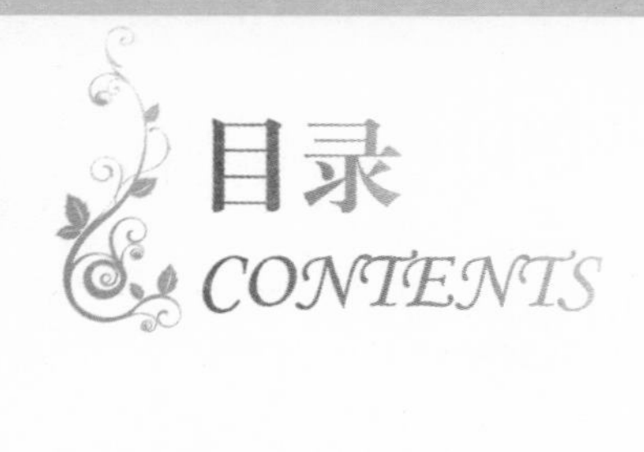

目录

CONTENTS

阅读导航

第一章 “吃”是美丽的根基，也是青春容颜的资本

第二章 食材与美白

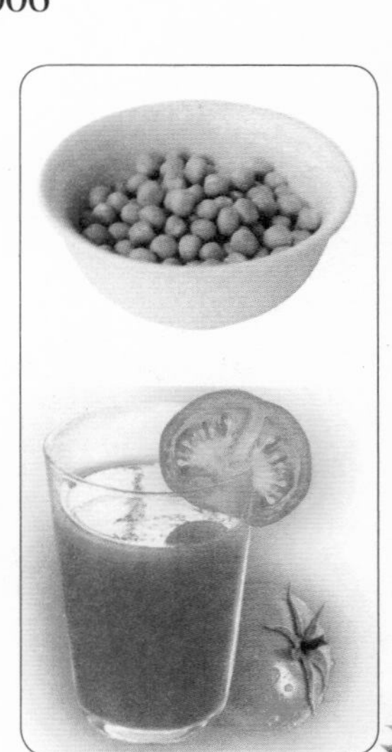

目录

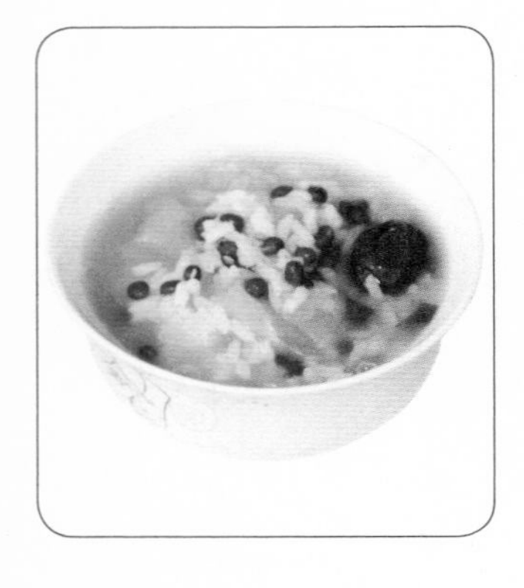

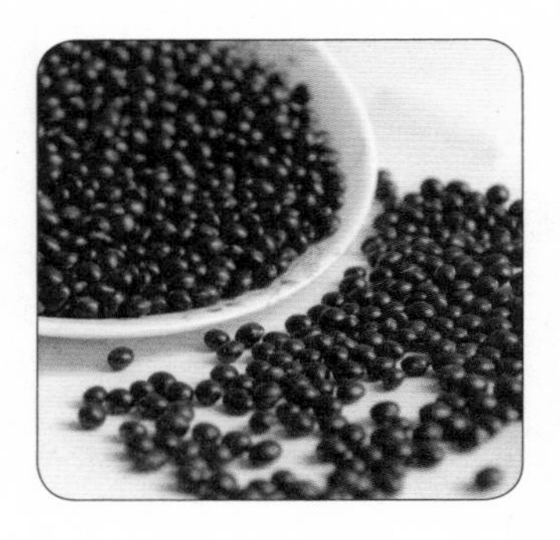

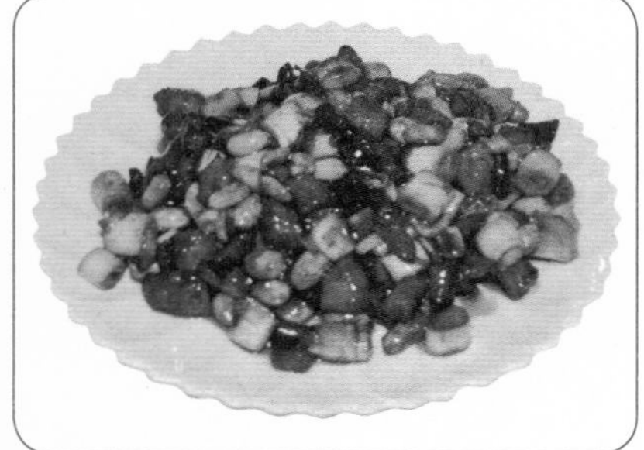

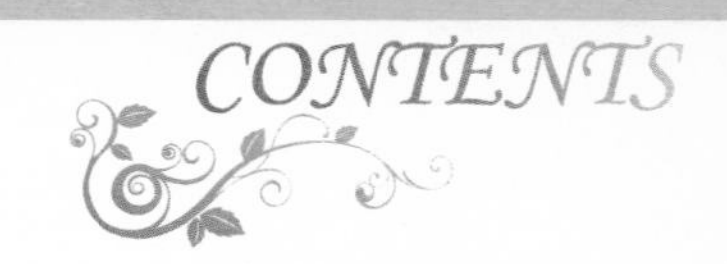

第五章 食材与丰胸

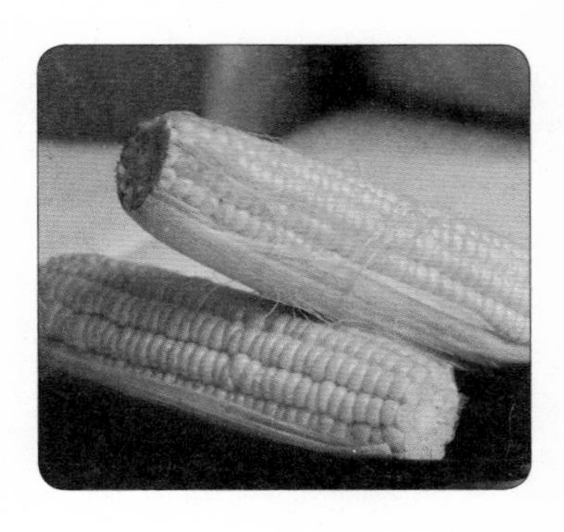

第六章 食材与瘦身

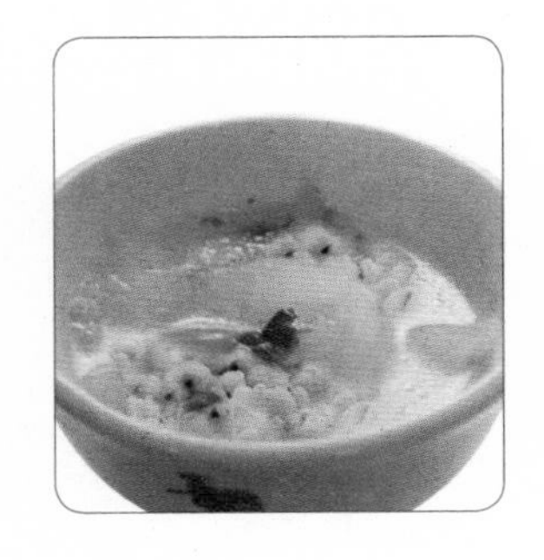

第七章 食材与心情

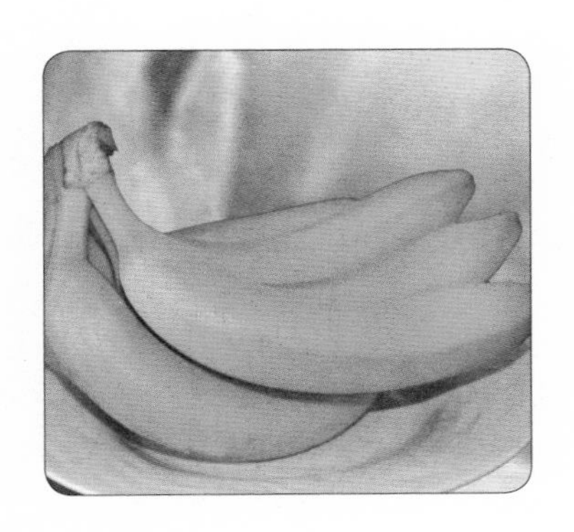

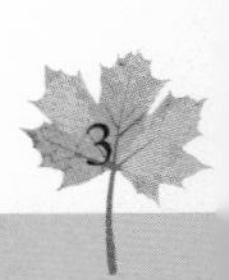

目录

第八章 食材与其他

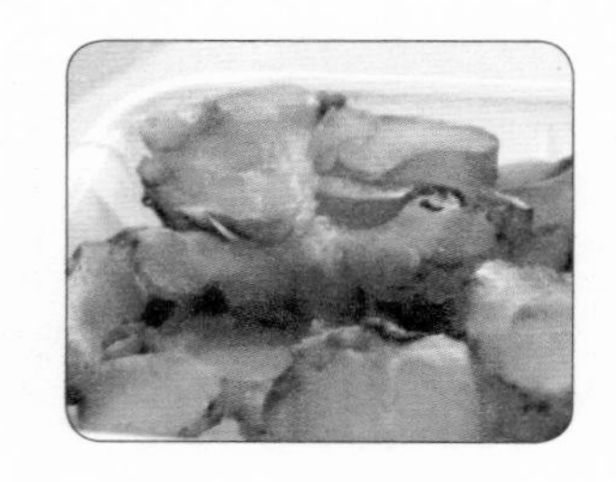

第九章 不同季节这样吃，让你四季肌肤嫩如水

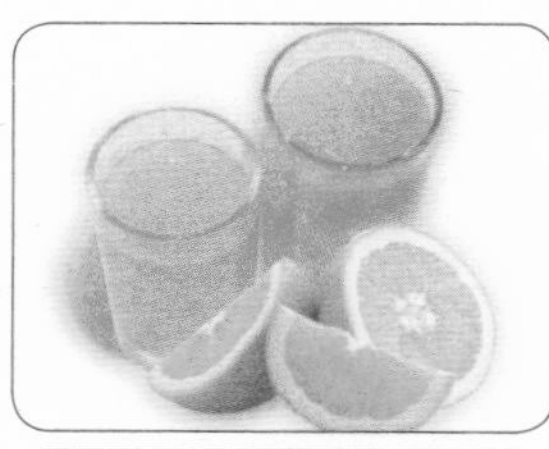

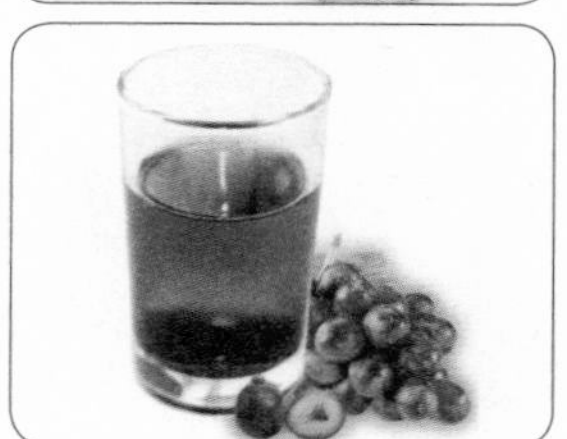

第十章 不同的年龄阶段，不同吃法

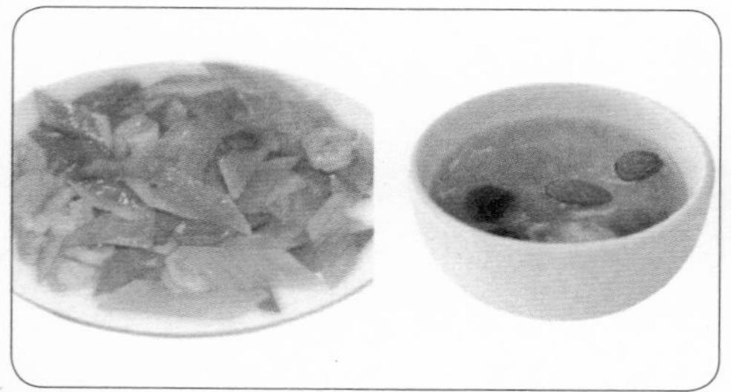

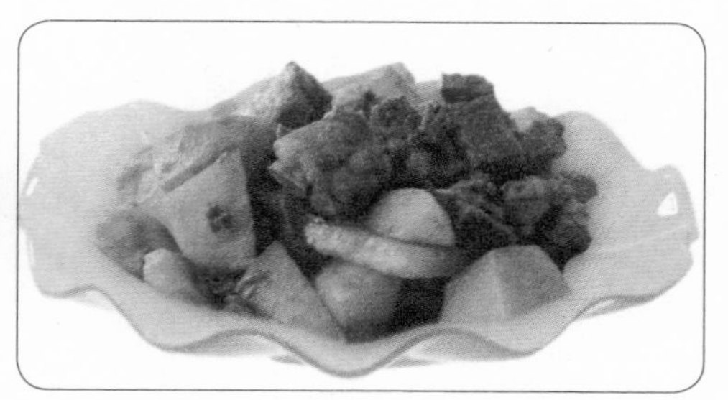

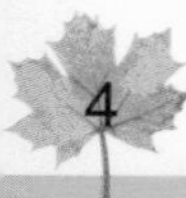

第十一章 这样吃，职场女人更年轻

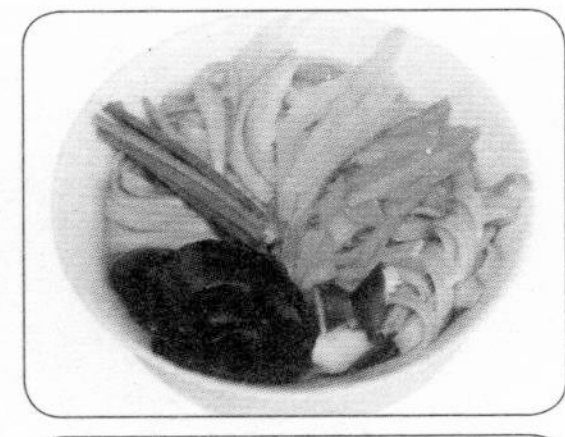

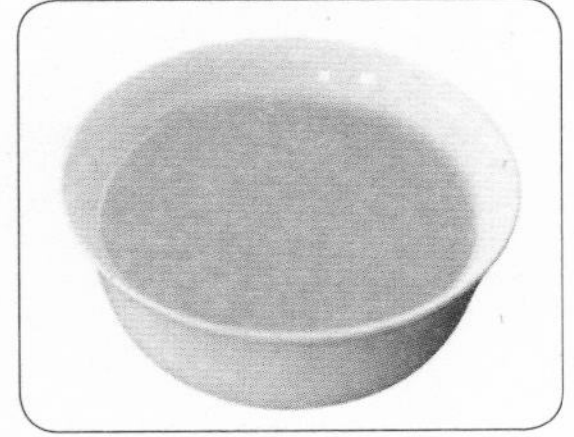

第十二章 粗细搭配，唤醒女人的自然美

第十三章 时常来点荤，“吃”出你的美丽动人

阅读导航

1. 食材养颜基本特性简表

食材名称

了解美颜美体食材的常用名。

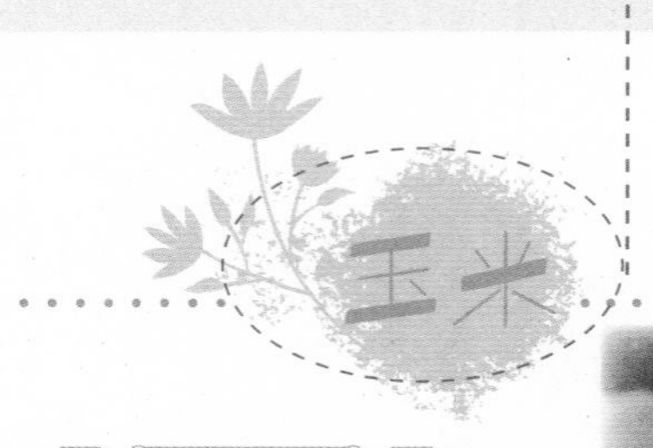

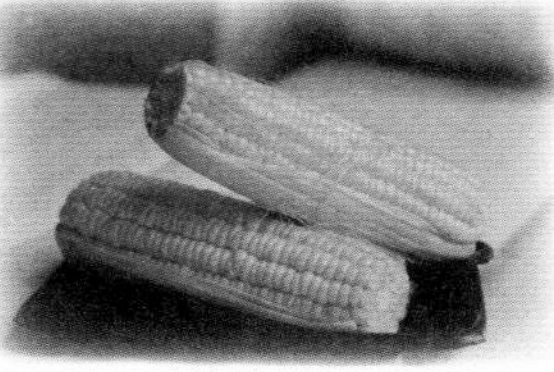

食材小档案

了解食材的基本特性，为美颜美体提供帮助。

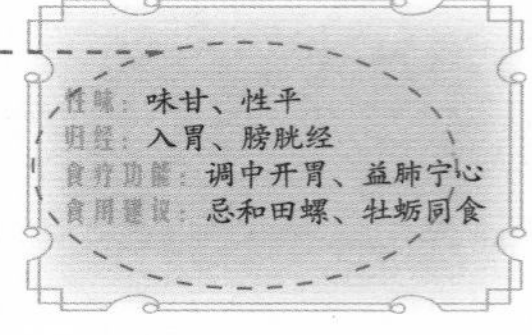

◎主要营养成分：

糖类、脂肪、蛋白质、钙、磷、镁、铁、硒及维生素A、维生素B_1、维生素B_2、维生素B_6、维生素E和胡萝卜素等。

营养成分

宝贵的养颜食材，丰富的营养成分。

挑选小窍门

优质的玉米味淡色黄，表面光滑，无酸、霉等异味。选购玉米时，以新鲜的玉米为宜，少选择冷冻的玉米。嫩玉米水分多，相对老玉米要清甜、香软；老玉米淀粉多，味浓，可根据个人口味挑选。

◎美体原理：

玉米属于莴苣类蔬菜，其丰胸效果和胶质不相上下，其含丰富的维生素A，可刺激女性体内荷尔蒙的分泌；玉米中大量的B族维生素和维生素E，能促进雌激素的合成，促进乳房发育，达到美体功效。

◎吃法

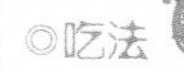

（1）玉米炖排骨

原料：肋排100克，老玉米半根，架豆20克，小土豆1个（约50克），胡萝卜1/3根，南瓜20克，长茄子1/3根，料酒、八角、花椒、桂皮、大葱、姜片、油、盐各适量。

做法：

第一步：肋排用流动的水冲洗干净，再剁成5厘米长的小段，随后放入凉水中煮沸约5分钟，去除血沫后捞出沥干水分待用。

第二步：土豆和胡萝卜洗净去皮，切片。长茄子洗净，带皮切成3厘米大小的菱形块。

养颜美体

了解养颜美体的食材特性和作用。

选购指南

懂得挑选的诀窍，学会选购优质食材。

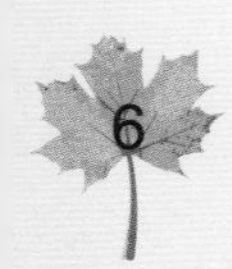

高清图片

全书配有200余幅高清美图，形象生动，一目了然。

第三步：老玉米切成1厘米厚的圆段。南瓜去籽带皮切成3厘米大小的滚刀块。架豆洗后去筋，掰成两半。

第四步：中火烧热锅中的油，待烧至五成热时（将手掌置于炒锅上方，能感到有热气升腾），将八角、花椒、老姜片、大葱段和桂皮放入爆香，翻炒出香味。

第五步：将肋排小段、胡萝卜片、土豆片、南瓜块、架豆和老玉米放入锅中翻炒均匀，随后加入适量的水，大火烧沸后放入料酒，转小火盖上盖子炖约40分钟。

第六步：最后将茄子块放入继续炖煮15分钟后放入盐即可。

功效：

除了玉米的功效外，这款汤中的南瓜、胡萝卜在限制高脂饮食的同时，还能预防乳腺癌的发生；此汤在益气养血、通乳、丰胸的同时，还能有效改善乳房下垂。

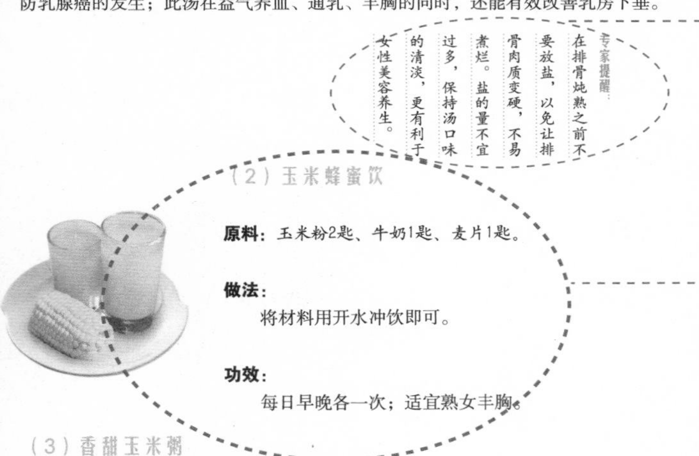

专家提醒：在排骨炖熟之前不要放盐，以免让排骨肉质变硬，不易煮烂。盐的量不宜过多，保持汤口味的清淡，更有利于女性美容养生。

（2）玉米蜂蜜饮

原料：玉米粉2匙、牛奶1匙、麦片1匙。

做法：

将材料用开水冲饮即可。

功效：

每日早晚各一次；适宜熟女丰胸。

专家提醒

对日常生活中常见饮食搭配误区的提示，以及相应规避方案指南。

美容饮食

美味菜肴的原料、做法及相应功效的介绍，通过饮食，养出你美丽容颜。

（3）香甜玉米粥

原料：玉米粉、粳米各50克。

做法：

先将玉米粉加清水适量调匀，待粳米煮粥将成时加入，同煮至稠即可。

功效：

每日服食1～2次，丰胸的同时还能瘦身，特别适合于瘦身加丰胸的朋友。

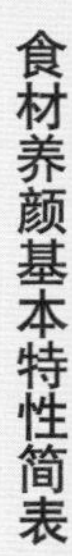

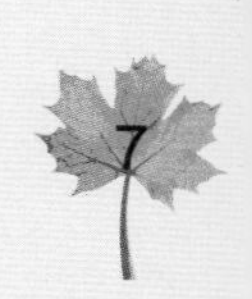

2. 女性四季靓肤食补法

► 春季养肝美容

春季，万物复苏，阳气升发，而“肝主升发，肺主沉降”，因此，此时正好是通过滋补肝脏、理气养血的食物，如谷类、豆芽、芹菜、春笋等来驻颜的最佳时机。

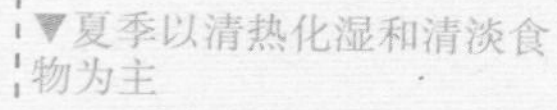

▼夏季以清热化湿和清淡食物为主

夏季酷暑炎热，女性容易闷热、困倦和烦躁不安，需多吃具有清热化湿功效的食物如绿豆、芒果、猕猴桃等；主食以清淡、质软、易于消化为宜，可起到防暑敛汗、增进食欲的功效，女人的好气色自然吃出来了。

四季饮食
让女人的美丽
永不打烊

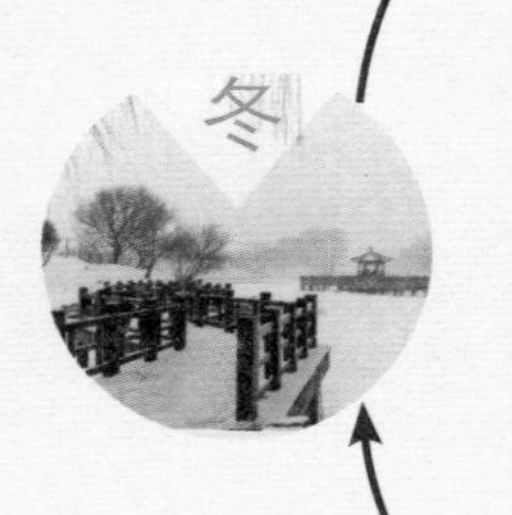

▲冬季补肾养颜

“女性肾虚，容颜易老”，冬天正好是养肾的最佳季节，因此，补肾的食物如雪蛤、燕窝、海参等是女性在这个季节用来排毒养颜的最佳选择。另外，多吃性温的羊肉、鸡肉、虾等肉类，不仅可以很好地御寒，其富含的蛋白质还可有效锁住肌肤水分，增强皮肤弹性。

◄秋季多吃润肺和养阴食物

秋季大多空气干燥，女性容易出现口苦咽干、皮肤干燥等现象，饮食结构应以润肺去燥、养阴清热的食物，如糯米、莲子、萝卜、百合和哈密瓜等为佳。

3. 女性不同年龄段，吃出美丽的方法也不同

年龄段	女性身体及肌肤变化	食材推荐
15~25岁	这一时期，正是女性青春发育期，随着卵巢的发育，以及激素的产生，皮脂腺分泌物开始增加，面部皮肤光滑，无皱纹，但油脂分泌较多，易生粉刺。	应多吃如白菜、瘦肉、韭菜、豆芽菜、豆类等富含维生素和蛋白质的食品。尤其是豆类，既能满足人体所需的优质蛋白质，又可供给多种无机盐和维生素。这一时期，还需特别注意适当地多饮用清水或绿茶，以使尿液增多，帮助脂质代谢，减少面部渗出的油脂。
25~30岁	这一年龄段，是女性发育成熟的鼎盛期。情感丰富、易于多愁善虑，这也容易因面部表情肌过度张弛，逐渐使额头、眼角出现皱纹。	在饮食方面应多吃富含B族维生素和维生素C的食物，如荠菜、苋菜、胡萝卜、西红柿、红薯、金针菜等。尽量少吃或不吃易于消耗体内水分的煎炸食品。此外，戒烟酒，否则会使嘴角与眼四周过早出现皱纹。
30~40岁	这一时期，女性内分泌和卵巢功能较前一时期渐趋减退，皮脂腺分泌减少，皮肤易干燥。女性普遍在眼尾开始出现鱼尾纹，下巴肌肉开始松弛，笑纹更明显；情绪容易紧张的女性，眉头还会出现较深的竖皱纹。	这一时期的饮食，应多食用鱼、瘦肉等动物蛋白质，保证氨基酸的足够供给，以补充皮脂腺的分泌，延缓皮肤衰老。
40~55岁	这一时期，女性进入更年期。更年期女性由于卵巢的功能衰退甚至消失，雌激素分泌不足，脑垂体前叶功能一时性亢进，致使植物神经功能紊乱，让这一时期的女性极易于激动或忧郁；眼睑易出现黑晕，面部会出现阵发性潮红的现象，皮肤干燥且少光泽。	尽可能少食或不食刺激性食物，采取低盐饮食（每天盐量限制为3～5克）；限制吃含胆固醇较高的食物如内脏、鱼子、蛋黄、肥肉等；同时摄取足量含B族维生素的食物，如糙米、小米、玉米面等粗粮，及菌类（蘑菇、香菇等）、绿叶蔬菜，目的在于维护神经系统的健康，抑制和降低血压，增进食欲保护皮肤健康。

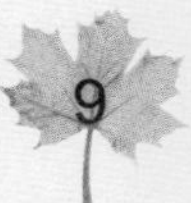

4. 不同体质的女性对食材的需求

体质类型	体质特征
阳虚体质	阳虚体质的女性表现为疲倦怕冷，尤其是背部和腰部；四肢冰冷，唇色苍白，少气懒言，嗜睡乏力，白带清稀，易腹泻，排尿次数频繁，性欲衰退等；平素畏冷，手足不温，易出汗；喜热饮食，精神不振，睡眠偏多。
阴虚体质	阴虚体质的女性往往形体消瘦，面色潮红；伴有口燥咽干、心中时烦、手足心热、少眠、便干和尿黄等症状。
气虚体质	气虚体质的女性，因肺、脾、肾功能失调，导致气的化生不足，所以容易感到气短、身体疲惫、没有力气，或者常会感觉头晕目眩、少言懒动，吃东西也没有一点食欲，还经常出汗。
痰湿体质	痰湿体质的女性多形体肥胖，身重易倦，皮肤油腻粗糙，容易患痤疮；不喜喝水，若喝水多，就会出现腹胀、面部虚胖、手脚肿胀、体重增加、大便不畅等状况；容易出现糖尿病、高血压等症状。
湿热体质	湿热体质女性性情焦躁，容易发怒。常见面垢，面色发黄、发暗、油腻；唇红齿黄，皮肤经常出现以脓包为主的痤疮，并伴有红肿疼痛之症；口干、口苦、口臭、汗味大、体味大；大便燥结或者黏滞不爽且异味大；小便常呈深黄色，异味也大。
血瘀体质	血瘀体质的女性中很难见到白净、清爽的面容，对女性美容造成很大困扰：面色晦暗、口唇发暗、眼睛混浊，经常有细小的红血丝、容易脱发；常常伴有身体疼痛、容易烦躁和健忘等症状。
气郁体质	这一类体质的女性一般形体比较消瘦，性格阴郁脆弱；食欲不振、容易心慌、失眠也是这种体质女性的典型特征。

饮食建议	专家推荐食材
阳虚体质的女性需要通过温补阳气以畅通气血。这类体质的女性最怕的就是寒，所以日常饮食中一定要忌生冷，在尽量少吃的前提下，最好在沸水中焯一焯或者炖、蒸、煮之后再吃。	牛肉、羊肉、淡菜、肉桂、丁香、荔枝
这类体质的女性宜吃甘凉滋润、生津养阴的食物，而要远离辛辣刺激、温热香燥、煎炸炒爆、性热上火的食物。	冬瓜、燕窝、黑木耳、银耳、百合、山药
“脾是气血生化之源”，对于气虚体质的女性，宜多吃具有健脾益气功效的食品，忌食或少食具有耗气作用的食物。	香菇、土豆、红薯、小米、糯米、樱桃、葡萄
痰湿体质的女性在饮食方面宜清淡，平时多吃些能够宣肺、健脾、益肾或化湿的食物。忌食或少吃肥肉和甜、黏、腻的东西。	荷叶、山楂、赤小豆、紫菜、枇杷
这类体质的女性一定要记得少喝甘甜饮料、少吃辛辣刺激和甜腻食品，以保持良好的消化功能，避免水湿内停或湿从外入，这是预防湿热的关键。宜多食祛湿的食物。	绿豆、丝瓜、西瓜、绿茶、花茶
平时要多吃具有活血、散结、行气和疏肝解郁的食物，而忌食、少食肥猪肉、奶油、鳗鱼、蟹黄、蛋黄、鱼子、巧克力及油炸食品、甜食和冷饮，盐和味精也要尽量少吃，以防止血脂增高，阻塞血管，影响气血运行。	黑豆、海带、紫菜、胡萝卜、橙、柚、桃、李子、玫瑰花、红糖
气郁体质的女性应多吃具有很好的行气、解郁、消食、醒神之效的食物；不过，睡前避免饮茶、咖啡等提神醒脑的饮料，以免影响睡眠。	小麦、蒿子秆、海藻、萝卜、金橘、香菜、薄荷

5. 吃出美丽，饮食有“功”略

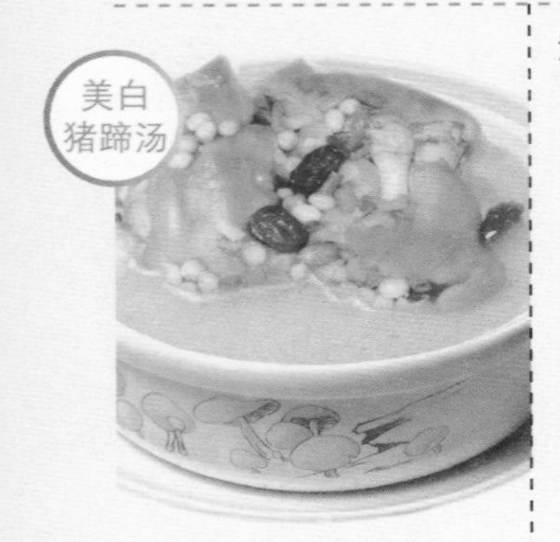

美白肌肤

「营养分析」

此汤富含弹性蛋白和胶原蛋白，可增加皮肤弹性，能够有效锁住肌肤水分，使其娇嫩细腻、光亮洁白。

「原料」

猪蹄1只，花生15粒，黄豆15粒，红枣6个，大葱1根，姜5片，草果1个，八角2个，花椒10粒。

「做法」

1.猪蹄洗净。

2.将花生、黄豆用冷水浸泡15分钟。汤锅中放入猪蹄加入冷水没过表面5厘米左右，用大火将水烧开，撇去表层浮沫。

3.转成中小火，或者将猪蹄倒入电子汤煲中。加入葱、姜、八角、草果、花椒等香料，加盖慢火炖1个小时。

4.汤汁逐渐变浓颜色变白后，倒入花生、黄豆，以及浸泡的水，继续炖半小时。

5.黄豆酥烂后加入红枣，继续用小火炖20~30分钟即可。

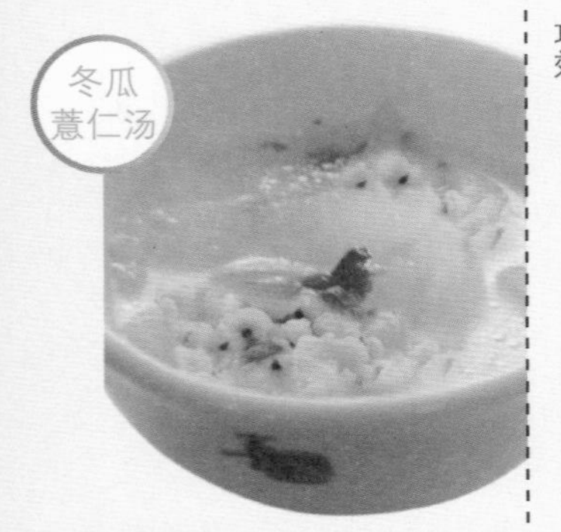

减脂纤身

「营养分析」

冬瓜不含脂肪，富含膳食纤维，容易产生饱腹感，与薏仁相配做汤，则有清热利水、健脾减肥之功效。

「原料」

冬瓜100克，水发薏仁20克，姜、大葱、绍酒、味精、香葱花、熟鸡油、精盐各适量。

「做法」

1.冬瓜刮去皮，洗净，切成5厘米长、1厘米厚的块。

2.薏仁、大葱、姜洗净，姜切片，葱切段。

3.净锅置中火上，加清水烧开，放入冬瓜条、薏仁、姜片、葱段、绍酒煮熟，拣出葱、姜，下熟鸡油、精盐、味精，再撒上香葱花，拌匀即成。

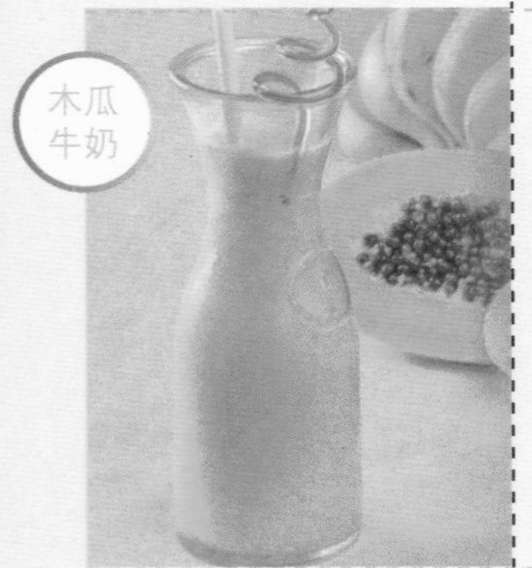

性感丰胸

「营养分析」

木瓜酵素能促进肌肤代谢，排除毛孔中堆积的皮脂及老化角质，加之鲜奶中的钙质，不仅可以调经益气，还能让胸部变得更加丰满坚挺。

「原料」

木瓜150克，牛奶200毫升，香草冰淇淋（1小盒），糖1小匙（如果不太喜食甜品的话，可不加）。

「做法」

木瓜去皮、切块，放入果汁机中，加入200毫升鲜奶以及糖、冰淇淋适量，用中速搅拌几分钟即可。

莲子木耳炖鸡

养心除烦

「营养分析」

此道菜中含有丰富的矿物质和生物碱，能够帮助清心火，缓解情绪，同时提高大脑中的多巴胺和肾上腺素，使生活充满活力和激情，从而改善人的精神状态。

「原料」

鸡肉150克、带芯莲子60克、水发黑木耳10克、枸杞10粒、葱、香葱、姜、花椒、盐、胡椒粉各适量。

「做法」

1.仔鸡洗净，焯水去除瘀血杂质。

2.砂锅中加4碗热水，加入焯水处理的仔鸡，放入莲子、葱姜段、花椒粒、枸杞，小火煲半小时。

3.加入黑木耳、莲心，继续煮1分钟。

4.用胡椒粉略调味，加入食盐，撒上香葱末，出锅即可食用。

美发乌发

黑米坚果粥

「原料」

黑米150克，腰果、花生、芝麻各15克，白糖适量。

「做法」

1.将腰果、花生、芝麻炒熟，备用。

2.将黑米淘洗干净，入锅加适量水，煮约30分钟；在煮粥的时候将第一步中炒熟的腰果、花生压碎。

3.将粥盛入碗内，加入白糖、熟腰果、熟花生、芝麻即可。

「营养分析」

此粥可滋阴补肾，改善头发早白、脱发、早衰等症状。适合因肾虚导致脱发的女性食用。

益智补脑

「原料」

胡桃仁、桂圆肉各10克，鸡肉100克，料酒、淀粉、酱油、葱末、姜片、辣椒丝、食盐、味精各适量。

「做法」

将鸡肉洗净切丁，用料酒、淀粉、酱油拌匀，锅中热油将葱末、姜片、辣椒丝爆香后，下鸡丁煸炒变色，而后下胡桃仁及桂圆肉，炒至熟时，加食盐、味精调味。

「营养分析」

此菜可补益肝肾，调养心脾，使气血充沛，肾精充足，从而达到聪脑益智、促进思维、增强记忆和延缓大脑衰退的效果。特别适合职场女士等脑力劳动者食用。

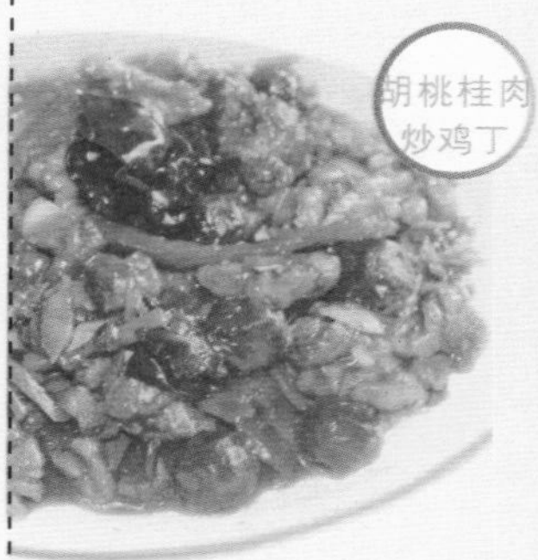

娇嫩双唇

山药烧蹄筋

「原料」

蹄筋100克，山药50克，葱、姜片、酱油、绍兴酒、蒜香卤肉汁各适量。

「做法」

1.将蹄筋洗净，切适当大小，入滚水汆烫后捞起；山药去皮，切成与蹄筋相当大小之长条状；葱洗净切段备用。

2.热油锅，放入葱段、姜片炒香，加入蹄筋翻炒一下后，倒入酱油、绍兴酒及蒜香卤肉汁转大火煮开，再加山药条转小火焖煮10分钟即可。

「营养分析」

山药可益气养血，促进血液循环，与牛蹄筋配成此菜，对唇部干裂和唇色发白都有一定的食疗功效。

明眸善睐

「原料」

黑豆500克，核桃仁500克。

「做法」

1.黑豆炒熟后待冷，磨成粉。

2.核桃仁炒微焦去衣，待冷后捣成泥。

3.每次食用时，取以上两种食材各1匙，冲入煮沸过的牛奶1杯后加入蜂蜜1匙。

「营养分析」

此饮可增强眼内肌力，加强调节功能，改善眼疲劳的症状；早晨或早餐后服食效果更好。

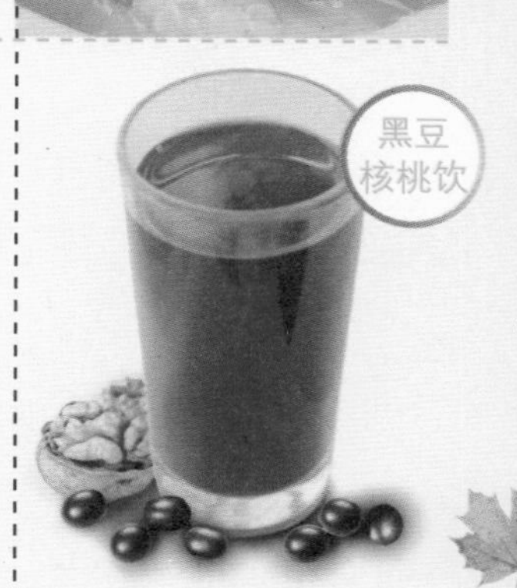

6. 常见食材相宜相克表速查

相宜

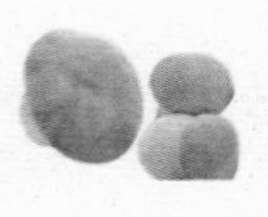
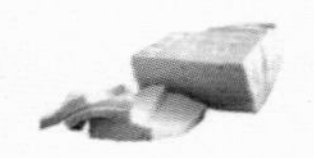

蘑菇=豆腐

具有降血脂、降血压及抗癌功效。

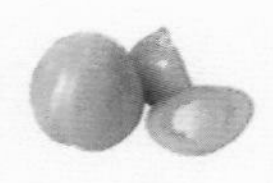
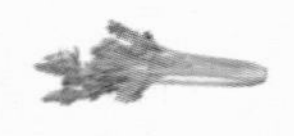

西红柿=芹菜

两者同食可健胃、消食。

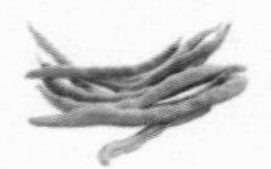
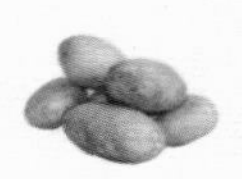

豆角=土豆

具有治疗呕吐腹泻，并防治急性肠胃炎的功效。

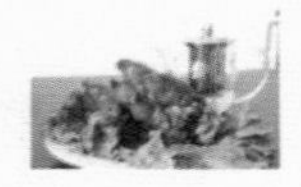
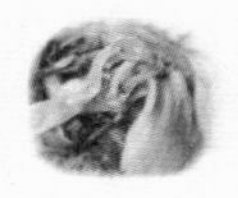

猪肉=酸菜

两者同食能够起到开胃、利尿、消肿等功效。

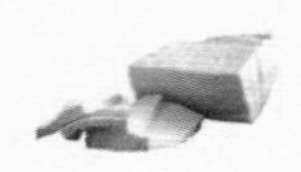
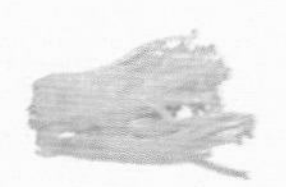

豆腐=金针菇

具有降血压、降血脂、预防血管硬化、减脂的功效。

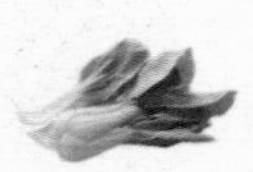
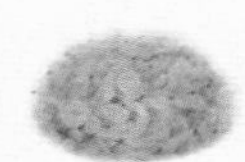

油菜=虾仁

具有促进钙质的吸收、补肾、缓解腰腿疼痛等功效。

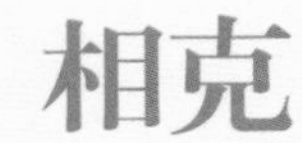

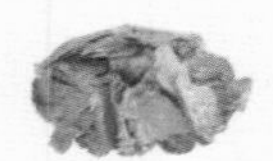
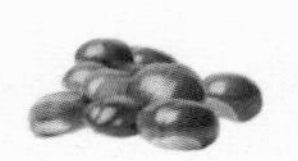

牛肉≠栗子

同食易导致消化不良。

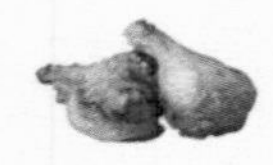
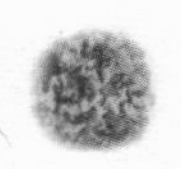

鸡肉≠菊花

同食会引起中毒。

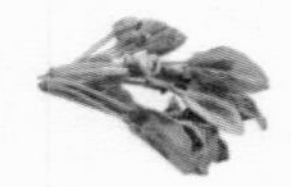
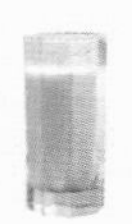

菠菜≠牛奶

同食会导致痢疾。

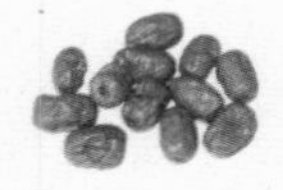
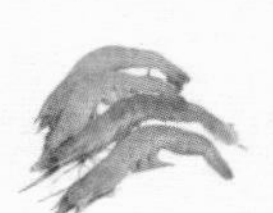

大枣≠虾

同食容易导致中毒。

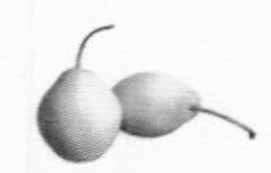
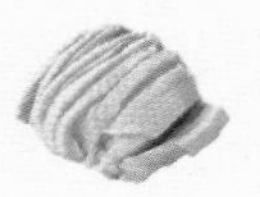

梨≠鸭/鹅肉

同食易伤脾，长期食用会引发肾炎。

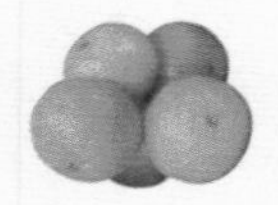
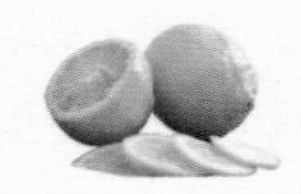

橘子≠柠檬

长时间同食可引发胃溃疡。

相宜	相克
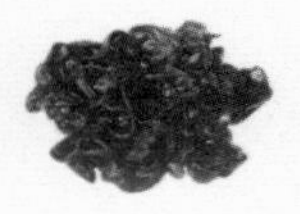 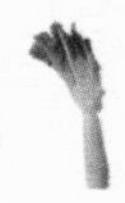 黑木耳=莴笋 具有增强食欲、预防糖尿病、心脑血管病的功效。	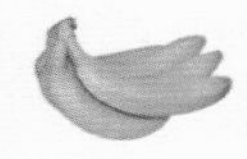 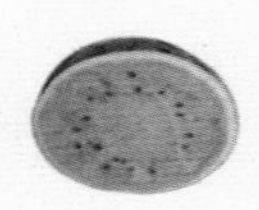 香蕉≠西瓜 同食容易引发肾亏。
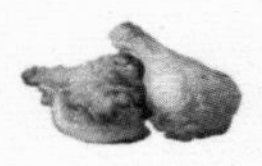  鸡肉=菜花 两者相配，是补肾、行气止痛、治疗胃痛等症的佳肴。	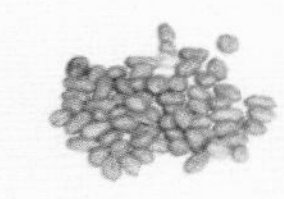 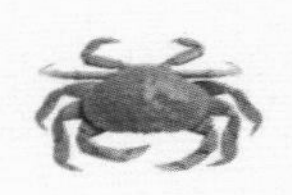 花生≠螃蟹 同食会导致腹泻。
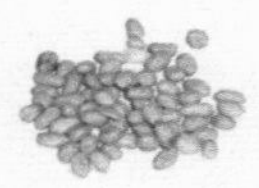 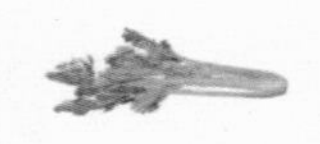 花生=芹菜 两者同食，可软化血管、降低胆固醇含量。	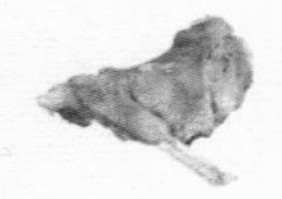 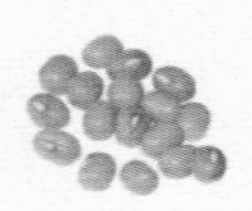 狗肉≠绿豆 同食易导致中毒。
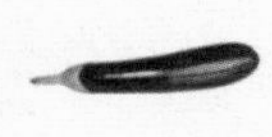 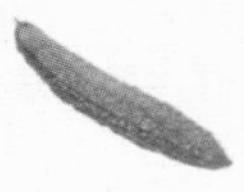 茄子=苦瓜 具解除疲劳、去痛活血、清心明目的功效。	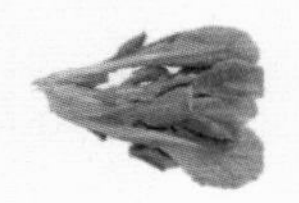 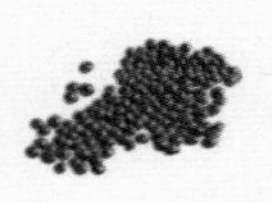 小白菜≠黑豆 同食容易导致消化不良。
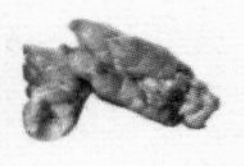 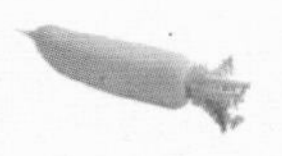 猪肉=白萝卜 两者相配，可起到化痰顺气、健脾胃、润肤、治疗便秘的功效。	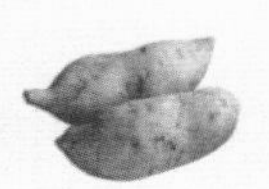 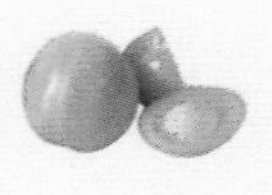 红薯≠西红柿 同食容易引起呕吐、腹泻，诱发结石病。
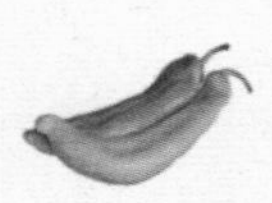 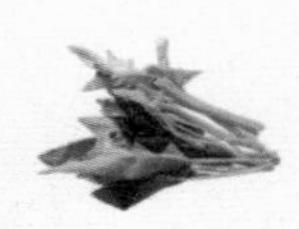 尖椒=空心菜 两者同食可防治糖尿病、解毒消肿、减轻头痛。	 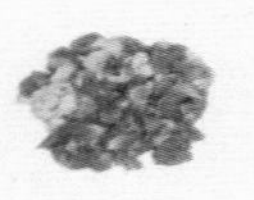 南瓜≠羊肉 同食易引起肺气肿、胸膜炎。

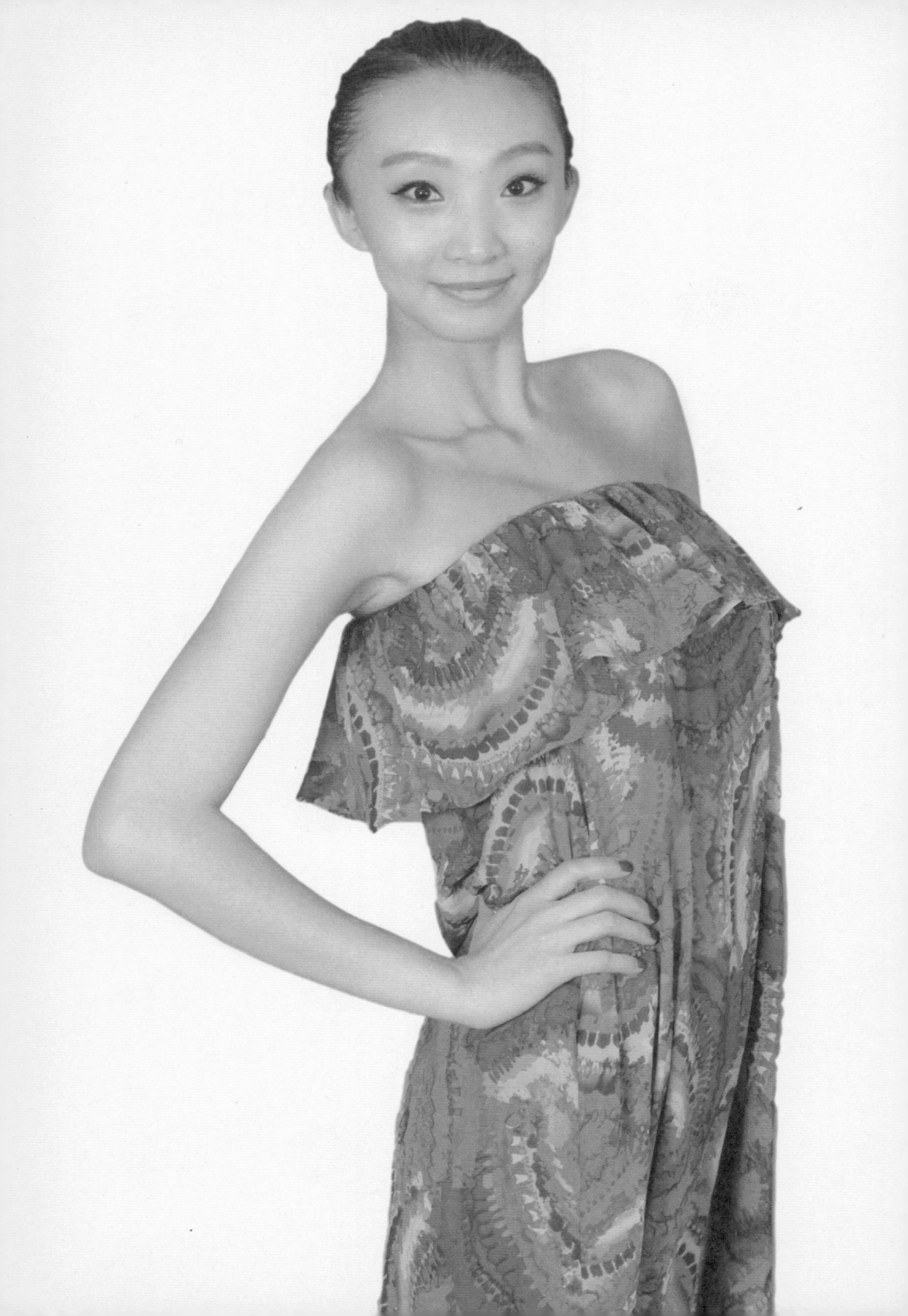

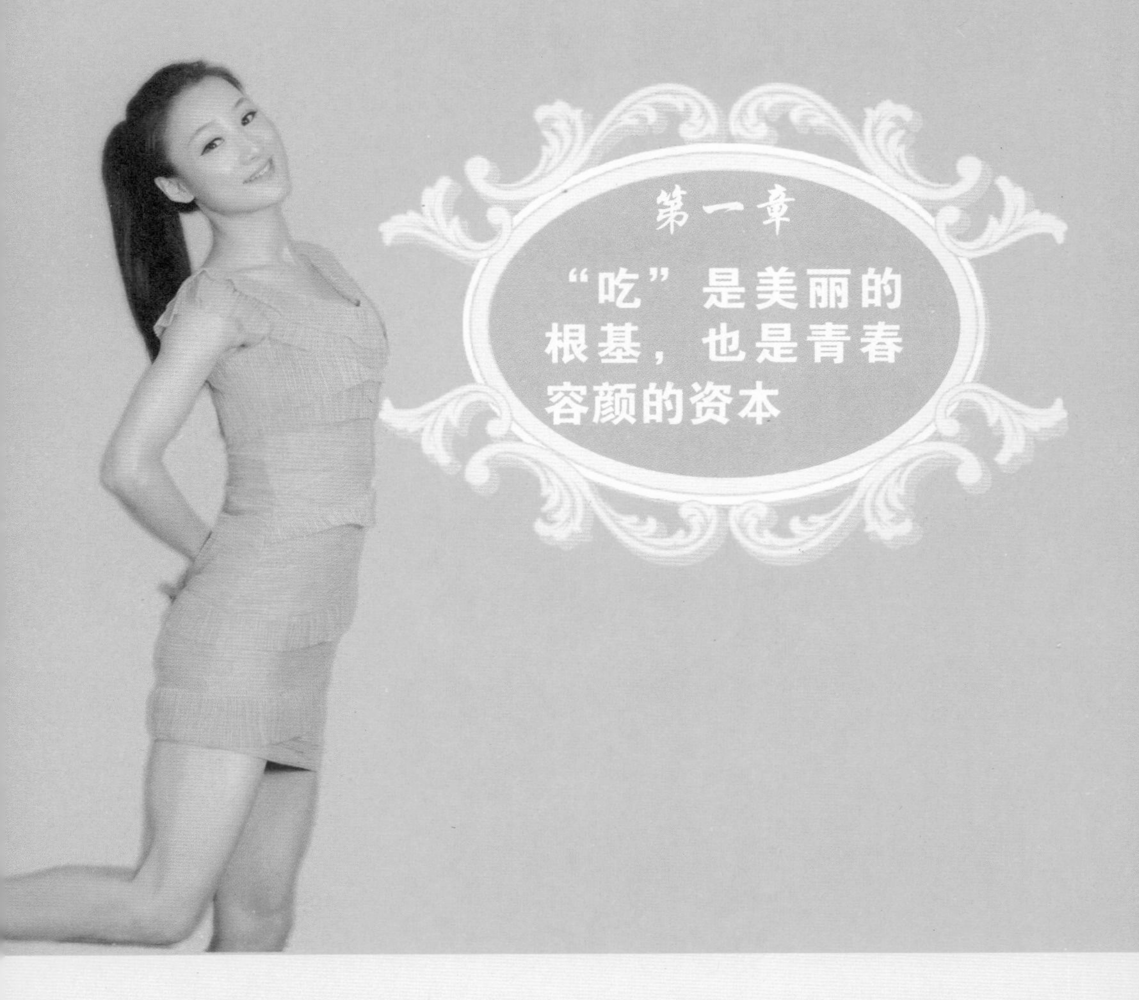

第一章 “吃”是美丽的根基，也是青春容颜的资本

说到女人如何保持美丽，一般人首先想到的是各种各样的养颜护肤产品和美容术，我们不反对这种外在的修饰美，但我们更应该注重饮食。俗话说“吃在脸上”，饮食是女人美容过程中不可忽视的方面，因为唯有饮食，才能由内而外打造你独特、持久的美丽。

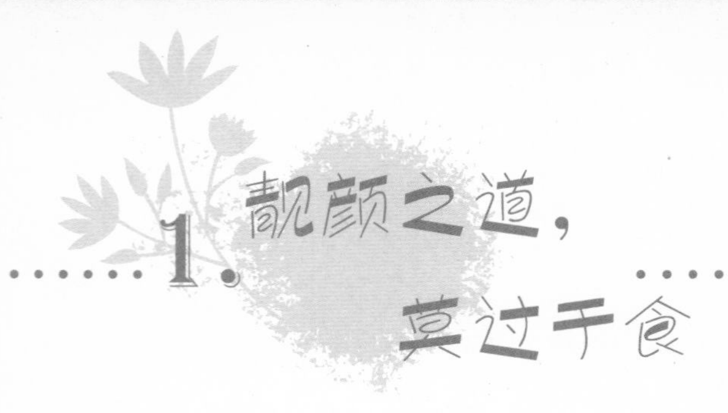

1. 靓颜之道，莫过于食

爱美是女人的天性，靓颜是女人的梦想。可以断言，所有女人对美的追求都有一颗乐此不疲的心，年轻的女性更是如此。而在众多词汇中，最能表现女人靓丽形象与优雅气质的莫过于——容颜。

就女人的普遍心理来说，美丽的容颜不仅是一张动人的通行证，也是增强活力与自信的宝贵所在。难怪国际美容大师博比·布朗说："对女性而言，在任何情况下，塑造美丽的容颜，都是一个令自己看起来或感觉更漂亮、更自信的绝佳方法。"因此，追寻美丽的容颜对女人是一种永恒的诱惑。

为了追寻靓颜之道，不少女人不惜进行种种体验与尝试，如在化妆上下功夫，在穿着上动心思，在保健药品上寻丹药，可谓煞费苦心，想遍了办法。最终发现效果并不如人意。

美的放大镜

爱因斯坦曾说过，"美丽的外表来自于好的心态，而好的心态来自于日常饮食的积累"，这说明饮食，不单单是女人美丽肌肤最重要的内容，还是女人蓄养内在性情美的最佳来源。

美国一位美颜专家说："不要相信广告宣称的这种那种润肤霜会营养你的皮肤，皮肤的营养只能来自饮食和良好的生活习惯。"这简单的话语，其实清晰地告诉我们，最好的靓颜之道是饮食。其实，对于一个懂得如何"吃"的女人来说，饮食，不仅是把平淡如水的生活调剂得富于情趣，去获得独到的快乐源泉的直通车，也是由内而外展露自己美丽的最佳方式之一。在她们看来，"吃"出来的美丽，犹如清新自然的妆容，高雅不俗的举止，足以令那些打扮得前卫的女子望尘莫及。

况且，人不可能天天进美容院，但肯定每天离不开饮食，所以了解饮食对于美颜的重要作用，对渴望追求美丽的女人来说是十分必要的。

所以说，饮食具有不可替代的调养功效，通过内在的调养，女人才能岁岁光润，青春常驻。因此，我想真切地告诉广大女性朋友们：靓颜之道，莫过于食！

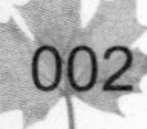

2. 饮食是最方便最安全的美颜首选

一直以来，欧洲流行着一句名言：“人们通常根据书的封面来判断书的内容。”这个道理放到人身上也同样适用。美丽的形象是重要的外在名片，也是一种无形而有力的资本，它可以让女人自信倍增，让人顿生好感，既是增加吸引力的法则，也是生活幸福的必备。

可是，怎样才能打造女人美丽的容颜呢？对此，将希望寄托在化妆品上、保健品上的女人可谓有很大的一个群体，她们喜欢使用各种化妆品来装扮自己的美丽，更有甚者不但将大把大把的钱砸在化妆品上，还频繁地往美容院跑。然而这种寄托的结果真的成效显著、方便安全吗？答案是不能肯定的。

可以郑重地说：层出不穷的化妆品，种类繁多的保健药品，它既是一种外在的手段，也是一种相对缺乏安全系数的美容途径。依赖于这种外在的努力是不可能让女人真正华丽转身，从而由内到外彻底征服“美丽”的。

下面我们不妨对化妆品和保健药品的一些特性进行简单的了解。

化妆品（包括各种洗发水、染发剂、洗面奶、护肤霜脂和指甲油等）都是化学合成品，多由各种香料、色素、杀菌剂、防腐剂等原料加工而成。有些特殊用途的化妆品中还要加入染发、烫发、美乳、健美、除臭、祛斑和防晒等成分。它们对人体是具有一定的保养和美颜的功能，但同时也会挥发出多种有害物质，对人体皮肤有较大的刺激性；有的还会引起皮肤瘙痒、水肿甚至斑疹等“化妆品皮炎”；长时间使用染发剂，不仅容易引发接触性皮炎，还会引起其他一些疾病如血液病和霍奇金病。

很多女性朋友应该都有深切体会，市面上有许多化妆品，像有些美白类的洗面奶或乳液等，在用过之后，并没有达到预期的效果；还有一些洗发水，虽然上面明确地标着“去头屑”或“令头发乌黑亮丽”，但用过之后，头屑不但没有被除去，原本还算不错的发质倒变得毛糙了。

永葆青春是每个女人的梦想，但保健药品也拯救不了你。美容专家指出，女性35岁以后卵巢功能会出现衰退、雌性激素分泌减少的情况。因此，适当服用保健药品在一定程度上确实可以起到延缓衰老的作用，但这类药品服用后，人体容易对其产生依赖性；保健药品中还含有激素，是药三分毒，长期使用对人体有害。

加之保健药品是对特定人群使用的，而商家抓住了女性“爱美”的这一心理，对保健药品展开了一系列促销活动。对于眼花缭乱的药品和保健品，普通群众很难分辨清楚，一些女性禁不住诱惑，盲目地购买后服用，结果不仅没起到想要的效果，还大大伤害了身体。

因此，女人要想获得根本性的美丽，就要走出一些观念的误区：无论是化妆品，还是保健药品，只能作为你打造容颜的附属手段，而饮食，才是你身边最方便、最安全的美颜首选！

3. 关注饮食，美丽一生

有道是“女人的美丽是吃出来的”，的确如此。掌握“吃”的知识，懂得科学的吃法，女人就能从容自然地实现梦寐以求的“美丽”夙愿。

五脏健康，容颜才美，其中就蕴含着美丽与吃出来的关系，不怕拥有不了美丽，就看你会不会吃。智慧漂亮的女人，懂得把身体内在调理好，有节制、有准备、有选择地吃，因此，“不施粉黛而如朝霞映雪”。

可以说，女人美丽的秘密，很大程度上是由饮食说了算。女人虽不能永葆青春，却可以最大限度地延缓衰老！一些女人过早地出现皮肤粗糙、干纹，肤色暗淡无光，往往和不正确的饮食习惯有关。所以，无论你有多忙多累，都要注意自己的饮食，因为这是你美丽一生的根基。

身边那些看起来最不起眼的食物，其实，恰恰是你排毒养颜的最佳伙伴。比如，在日常饮食中，你可以多食用胡萝卜、大蒜、葡萄等来帮助肝脏排毒；黄瓜、樱桃等蔬果有助于肾脏排毒；魔芋、黑木耳、海带、猪血、苹果、草莓、蜂蜜、糙米等众多食物都能帮助消化系统排毒……

女人的美丽和良好的睡眠不无关系， 而借助饮食，就可轻松帮助你提高睡眠质量。

长期失眠最直接的一个影响，就是眼袋和黑眼圈来“光顾”女人的脸，皮肤也显得粗糙、暗淡无光。其实，最大的伤害是你所看不到的，失眠是加速女人衰老的最大的敌人，而且还会增加女性患乳腺癌、心脏病的风险。

据调查，30~60岁的女人，每天睡眠不到8小时的人数比例达到3/4；而必须出门工作的妈妈们，四个人中就有三个总是感到很疲倦。这是一个不容忽视的问题，而且情形只会越来越糟。女性失眠，简直成为了一种流行病。

美的放大镜

在东方人的审美观里，白里透着粉红、吹弹可破的肌肤是最完美的。知道吗？这和“吃”大有关联。“有诸内，必形诸外”，人体内脏腑健康，睡眠香酣，自然会气血充盈，外在的皮肤、颜面就显得红润、靓丽且富有弹性。

幸好，女人有食物来帮忙。有饮食专家发现，我们身边的一些食物可以起到安神、镇定的作用。比如牛奶，它里面含有两种催眠物质：一种是色氨酸，能促进大脑神经细胞分泌出5-羟色胺，这是一种使人昏昏欲睡的神经递质；另一种便是对生理功能具有调节作用的肽类，其中的“类鸦片肽”，可以和中枢神经结合，发挥类似鸦片的麻醉、镇痛作用，让人感到全身舒适。因此，临睡前喝一杯牛奶，有利于解除疲劳并快速进入睡眠状态。

还有就是如燕麦、甜玉米、番茄和香蕉等富含松果体素的食物，在睡前适量食用有助于睡眠。富含松果体素的食物之所以能改善睡眠，是由于人的睡眠质量与大脑中一种物质——松果体素密切相关。夜晚，黑暗的环境会刺激人体合成并分泌松果体素，它会经血液循环而作用于睡眠中枢，使人体产生浓浓睡意。

因此，不要怀疑饮食的力量，花点时间，常驻足食物的缤纷世界，让饮食，清扫走你体内毒素，悄悄将美丽带到你的身边！

4. 饮食中的营养素，让你美得更自然

美丽离不开营养，这是一般人都有的常识和概念。不过，说归说，做归做，又有多少人重视营养，用营养获得美丽呢？为了帮助广大女性了解营养素与打造自身美丽的关系，现对这方面的知识作一些简要的解说。

（1）蛋白质——女人美的源泉

蛋白质最懂女人心，因为它是你美的源泉。富含蛋白质的食物如奶、畜肉、禽肉、蛋类、鱼、虾等，可维持皮肤新陈代谢，使皮肤白皙、滑嫩、有光泽和富有弹性。此外，头发黑而发亮、指甲透明光滑同样离不开蛋白质。缺少蛋白质时，人就会显得消瘦而没有光彩，皮肤发干缺少弹性不说，还会提早生长皱纹。因此，蛋白质是女人美丽的基础。

（2）脂肪——让女人的美丽更饱满

男人女人的身体都应该存储一定的脂肪，尤其是女人，一定要了解脂肪对自己的重要性。有一定的脂肪会显得更健康，一定的脂肪是让皮肤显得光洁、饱满的保证，它起着滋润皮肤、延缓衰老的作用。这并不是说脂肪吃得越多越好，脂肪有动物脂肪和植物脂肪两类。动物脂肪吃得过多，会使皮肤出油多，反而会加快老化。爱吃肉、油重的人，通常年纪大后会显得衰老、皱纹多；而植物脂肪有美肤的作用，是女人相对应该多吃的一类。

（3）维生素与矿物质——把女人的衰老关在门外

1）维生素A

维生素A可使人目光明亮，皮肤滋润细腻。主要食物来源：动物肝脏、全脂奶及其制品、绿色和黄色蔬菜、红心甘薯、胡萝卜、青椒、南瓜等。

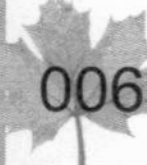

2）维生素B_2

维生素B_2的功能是保持皮肤新陈代谢正常，使皮肤光洁柔滑，展平褶皱，减退色素，消除斑点。缺少维生素B_2可致黏膜过敏和发生皮肤炎症。主要食物来源：动物内脏、肉类、豆类及花生、糙米。

3）维生素C

维生素C是一种抗氧化剂，它可减轻皮肤色素沉着，防止黑色素生成，因而能使晒黑的皮肤恢复白皙柔滑的本来面目，但维生素C制剂如摄取过量，可导致结石或溃疡。柑、橘、橙、柚、鲜枣、猕猴桃、草莓、梨、菜花、莴苣叶、柠檬、西红柿、山楂以及各种深色蔬菜是维生素C的主要来源。

4）维生素D

维生素D可预防儿童轻度佝偻病和中老年骨质疏松症的发生。主要食物来源有海鱼、动物肝脏及蛋黄、奶油、干酪、鱼肝油等。

5）维生素E

维生素E可提高维生素A的吸收率，减少和防止皮肤中脂褐质的产生与沉积，可预防青少年面部痤疮，颇具护肤养颜、抗衰益寿的功效。主要来源于植物油、大豆及其制品、绿豆、赤小豆、黑芝麻、核桃、鸭蛋、大蒜、菠菜、鲫鱼及海虾等食物。

6）铁、锌

富含铁、锌的食物如动物肝脏、蛋黄、海带、芝麻酱、瘦肉、牡蛎等，能够促进皮肤的健美。

皮肤的光泽红润，需要充足的血液。而铁是构成血液中血红蛋白的主要成分。锌也是体内不可缺少的微量元素，它参与人体的各种生理活动。锌决定着皮肤的光滑和弹性程度。

7）钾

钾是维持皮肤和机体的酸碱度，维持细胞内的渗透压和正常的新陈代谢必不可少的元素。正常成年人每日钾需要量为2～4克。主要食物来源：麸皮、豌豆、大豆、土豆、甘薯、萝卜、榨菜、花生、海带、紫菜、肉松、咖啡、茶叶等。

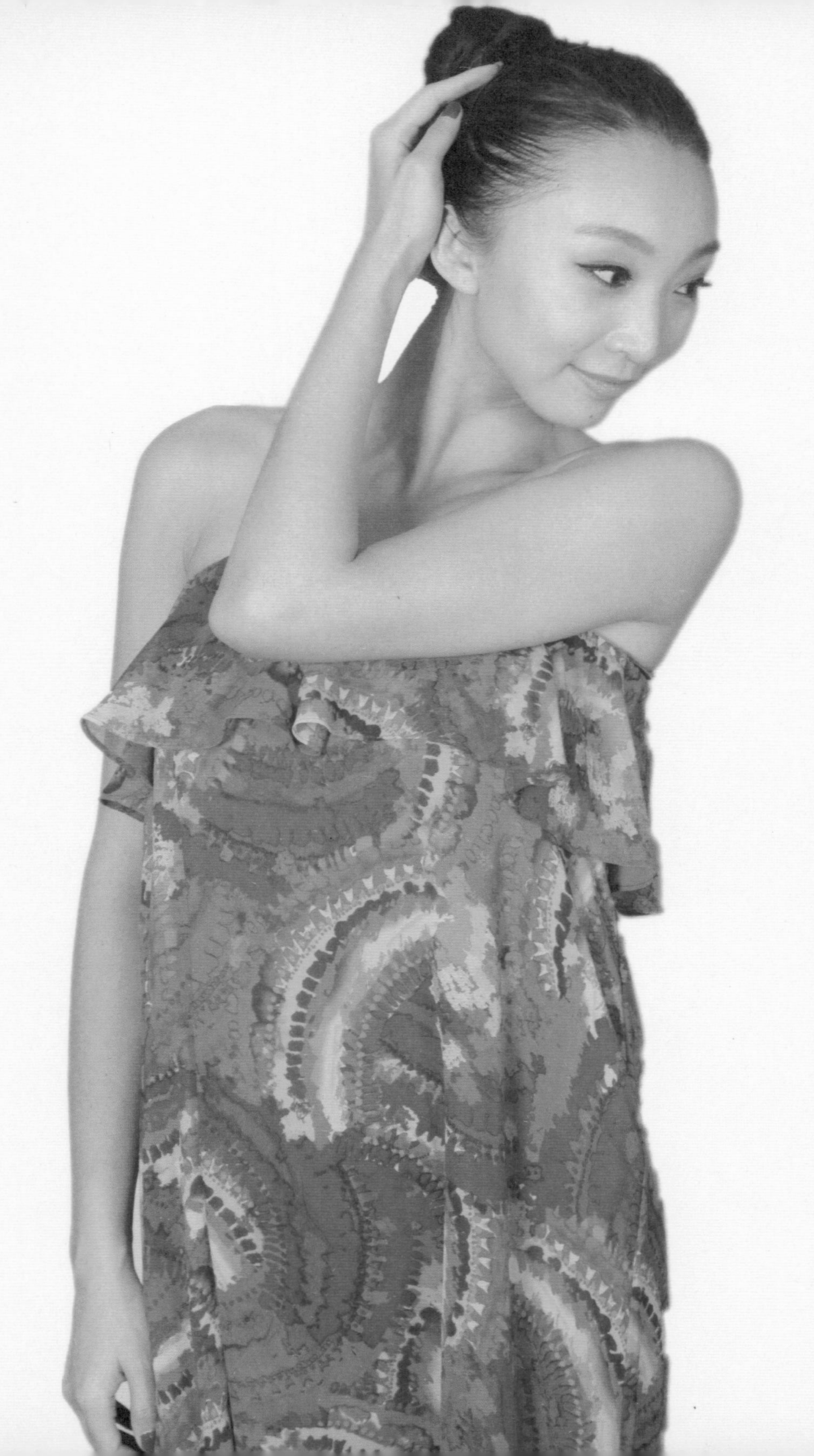

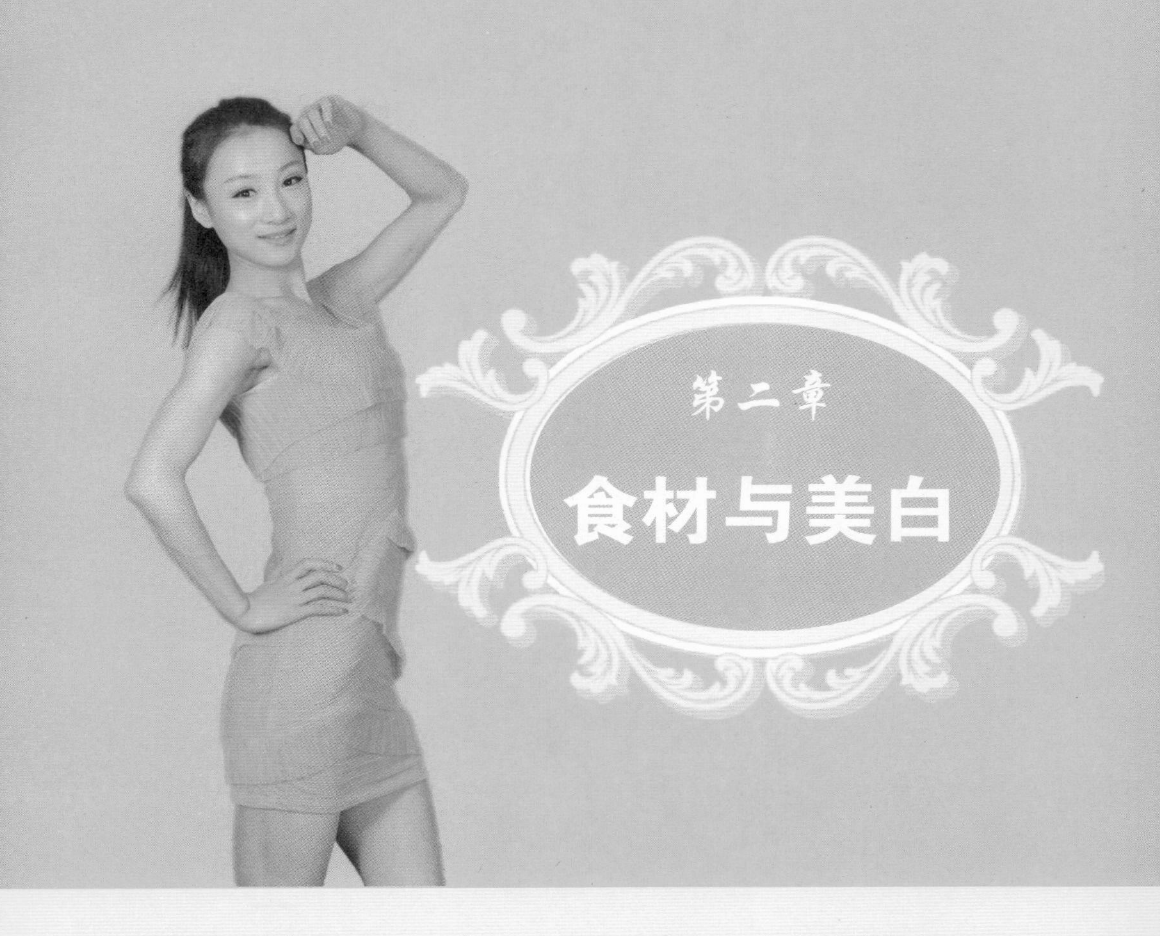

第二章

食材与美白

俗话说“一白遮百丑”，美白是所有女性追求的梦想。然而，面部肌肤暗沉，色斑点点，或被疤痕、扁平疣、囊肿等面疾困扰，这似乎让美白成为一件遥不可及的事……其实想要自然美白也不是件困难的事情，营养学家认为，人必须先从食物方面着手，调理好身体，排出毒素，防止色素沉着，才能有健康美白的肤色。下面就为女性朋友们介绍生活中有助于美白的几种食材及相应的吃法，让你既享口福，又能对症施治，得到自己想要的美白养颜效果。

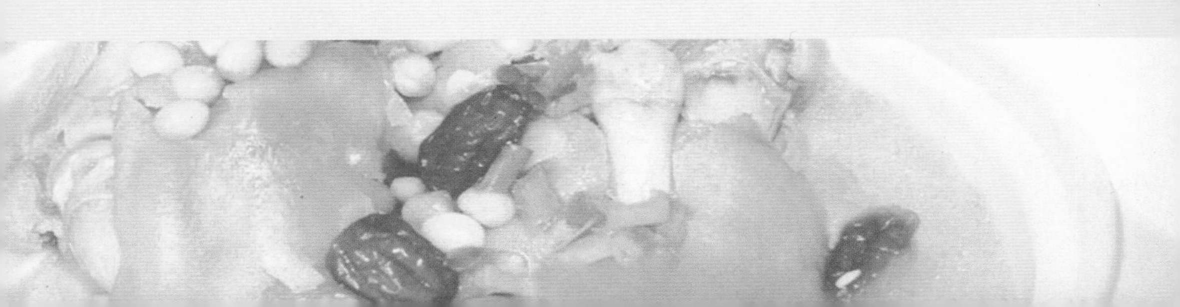

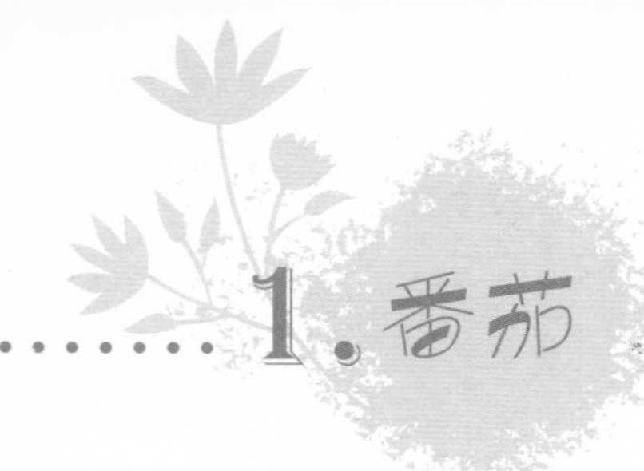

1.番茄

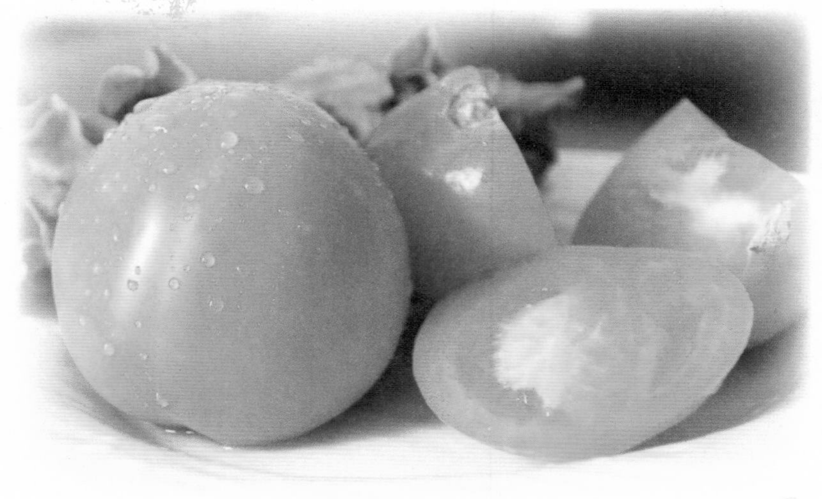

性味：味酸、甘，性微寒
归经：入肝、胃、肺经
食疗功能：生津止渴、健胃消食
食用建议：脾胃虚弱和肺寒咳嗽的女性少食

◎主要营养成分

糖类、维生素B_1、维生素B_2、维生素B_3、维生素C、维生素P、胆碱、胡萝卜素、苹果酸、柠檬酸、番茄碱、磷、铁、钙等，尤其是维生素C含量，为蔬菜之冠。

◎美白原理

渴望皮肤白皙的女士们可要注意了，番茄是让你保持娇艳动人的神秘武器。

番茄含有苹果酸、柠檬酸等弱酸性成分，而保持弱酸性，是使肌肤健康美丽的主要方法。除此之外，有机酸还能保护维生素C的吸收，帮助胃液消化脂肪和蛋白质，这是其他蔬菜所不及的。其所含的维生素P可减退皮肤色素和暗斑，预防色素沉淀和老人斑。另外，番茄汁含有一种名叫果胶的食物纤维，有预防便秘的作用，否则肠内若因便秘而不能使废物迅速排出体外，肌肤就会黯淡无光。因此，只要多吃番茄，肌肤自然靓丽。

◎吃法

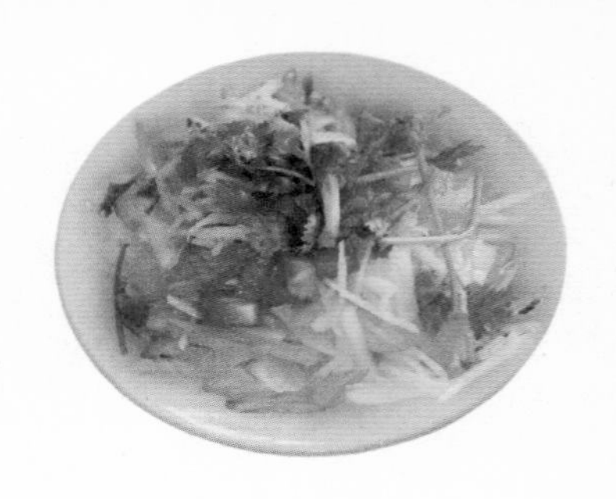

（1）番茄拌三丝

原料：番茄100克，白萝卜30克，莴苣50克，胡萝卜20克，盐、味精、香油、白糖、醋各适量。

做法：

第一步：将白萝卜、莴苣及胡萝卜去皮洗净，切成丝，放在盘中。

第二步：将番茄洗净切成小块放入盘中，用味精、香油、白糖、醋、盐拌匀即可。

功效：

此菜有驻颜、增白的功效，适合肌肤干燥或黯淡无光的女性食用。

（2）番茄菠萝汁

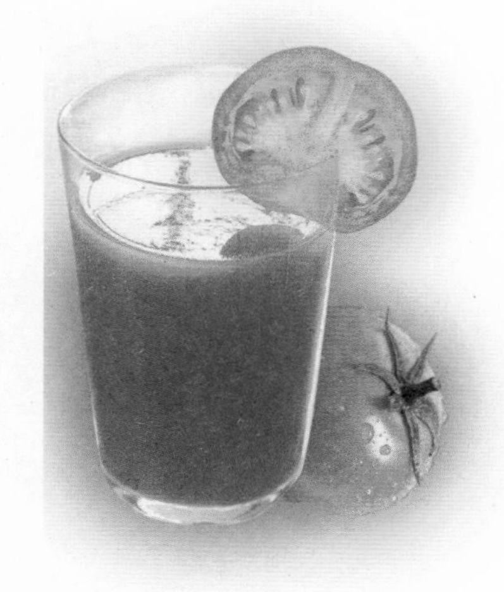

原料：番茄2个，菠萝1/3个，柠檬汁、蜜糖各适量。

做法：

菠萝、番茄均切成小块，放入榨汁机中榨出汁液，再加入柠檬汁少许，蜜糖适量，搅拌均匀。

功效：

此汁饮具有美白保湿、改善肤质的作用。

挑选小窍门

番茄宜挑选成熟适度、果形周正、无裂口、无虫咬及肉肥厚者，不仅口味好，而且营养价值高。青番茄或有“青肩”（果蒂部青色）的番茄，其含的番茄苷带有毒性，且营养差，购买时要特别注意。

2. 猪蹄

性味：性平，味甘咸
归经：入胃经
食疗功能：补虚弱、健腰膝
食用建议：患有高血压的女性少食

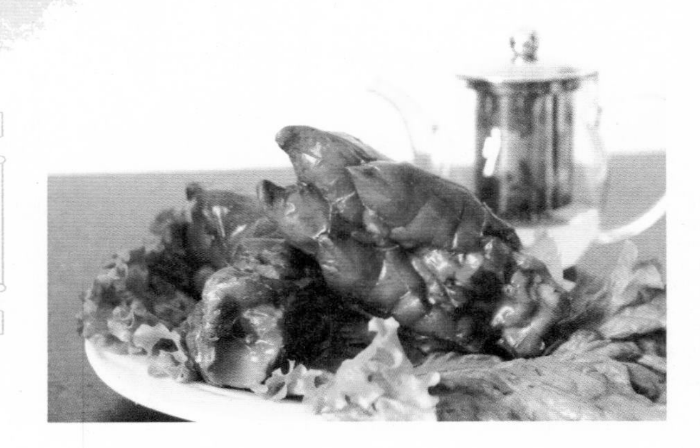

◎主要营养成分

猪蹄中含有较多的蛋白质、脂肪、钙、镁、铁、钾以及维生素A、维生素D、维生素E等有益成分。

◎美白原理

猪蹄美白的秘密就在它富含的弹性蛋白和胶原蛋白中。弹性纤维和胶原蛋白在人年轻时都保持在最佳状态。但是，大约25岁一过，人体内的胶原蛋白流失的速度就开始加快，供给不及耗损，再加上紫外线照射以及体内的氧化作用，都可能破坏胶原蛋白的结构，让它失去原有的弹力，以至于脸部皮肤松弛，出现皱纹，而多食猪蹄恰恰能填补这一块空缺。弹性纤维能使皮肤的弹性增加，韧性增强，血液循环旺盛，营养供应充足，皱纹变浅或消失，皮肤显得娇嫩细腻，光亮洁白。胶原蛋白有良好的支撑力，就像撑起皮肤组织的钢筋架构一样，能让皮肤看起来非常丰润，加之它吸收四周环境水分的能力很强，覆盖在皮肤上时，又可以防止水分从表面蒸发，保湿效果非常显著。

◎吃法

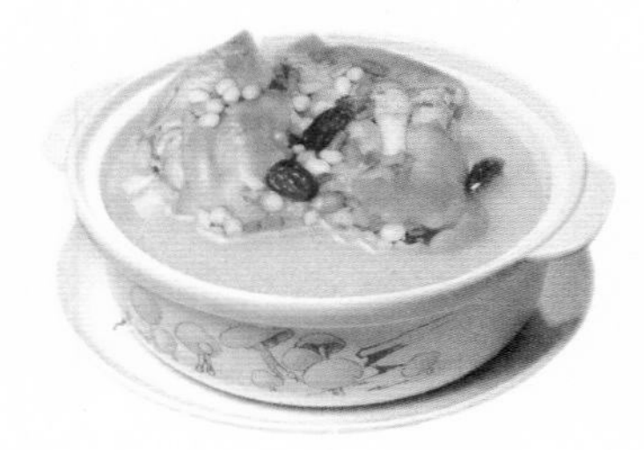

（1）美白猪蹄汤

原料： 猪蹄1只，花生15粒，黄豆15粒，红枣6个，大葱1根，姜5片，草果1个，八角2个，花椒10粒。

做法：

第一步：猪蹄洗净后将表面的毛剔干净。

第二步：将花生、黄豆用冷水浸泡15分钟，汤锅中放入猪蹄加入冷水没过表面5厘米左右，用大火将水烧开，撇去表层浮沫。

第三步：转成中小火，或者将猪蹄倒入电子汤煲中。加入葱、姜、八角、草果、花椒等香料，加盖慢慢炖1个小时。

第四步：汤汁逐渐变浓颜色变白后，倒入花生、黄豆，以及浸泡的水，继续炖半小时。

第五步：黄豆酥烂后加入红枣，继续用小火炖20～30分钟即可。

功效：

此汤营养十分丰富，既可以美白，还可增加皮肤弹性。尤其适用于皮肤易干燥的女性食用。

（2）茯苓炖猪蹄

原料：猪蹄1只，茯苓20克，料酒20克，盐4克，葱段、姜片、胡椒粉各适量。

做法：

第一步：洗净猪蹄，刮去细毛，斩块，用热水汆烫3～5分钟捞起。茯苓洗净备用。

第二步：将上述材料放入砂锅中，加入适量水煮沸，撇去浮沫。

第三步：后加料酒、葱段、姜片，改用文火炖一小时，加入盐、胡椒粉即可。

功效：

柔润肠胃、润白肌肤，属皮肤失养女性的上好保养品。

专家提醒：

若是吃腻了，不妨尝尝红酒花生炖猪蹄：把汆过水的猪蹄放入碗里，加红酒、白糖、生粉、生抽、盐、姜片和少许水腌制一个小时。热锅放油，爆香蒜蓉后放入猪蹄煎至金黄色，另一边取宽口砂煲，倒入腌猪蹄的汤汁煮开，再放入煎好的猪蹄，拌匀，淋入适量清水，倒入泡好的花生，加盖焖煮一小时，水分快干时即可。

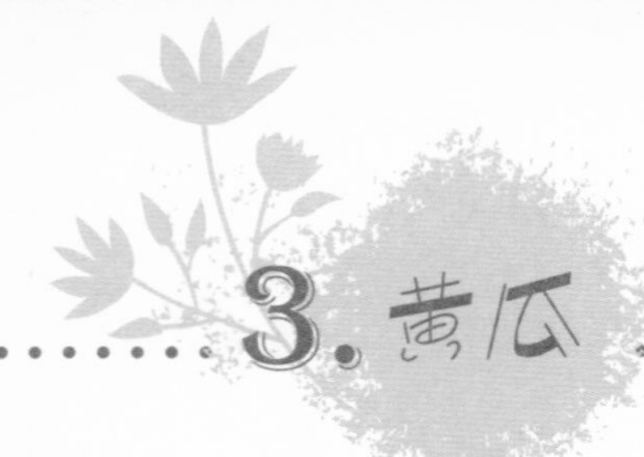

3. 黄瓜

◎主要营养成分

蛋白质、糖类、脂肪、钙、磷、铁、钾、胡萝卜素、维生素B_2、维生素B_3、维生素C、维生素E。

性味：味甘、性凉
归经：入脾、胃、大肠经
食疗功能：利尿、清热解毒
食用建议：脾胃虚弱、肺寒咳嗽的女性少食

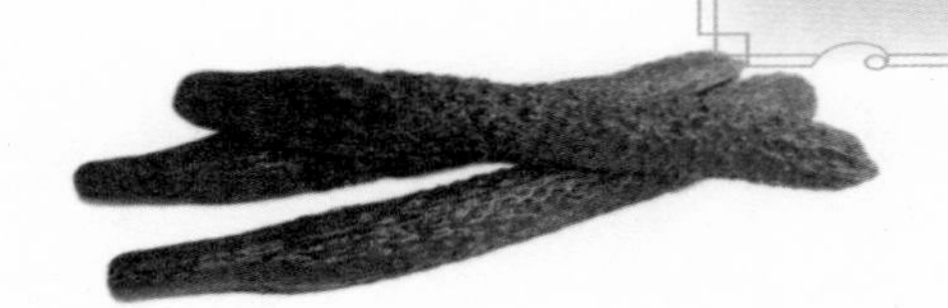

◎美白原理

黄瓜中所含的黄瓜酶是一种有很强生物活性的生物酶，能有效地促进机体的新陈代谢，扩张皮肤毛细血管，促进血液循环，增强皮肤的氧化还原作用，黄瓜中所含的黄瓜油对吸收紫外线也能起到很大的效果。黄瓜中含有丰富的维生素C，具有美白功效，对肌肤能起到润肤、增白的作用。

◎吃法

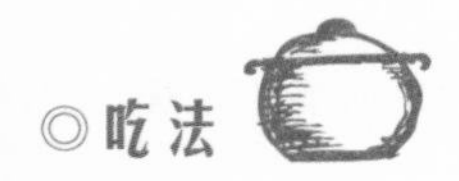

美白黄瓜粥

原料：大米100克、鲜嫩黄瓜半个、精盐、生姜各适量。

做法：

第一步：将黄瓜洗净，去皮切成薄片；

第二步：大米淘洗干净，生姜洗净拍碎；

第三步：锅内加水，置火上，下大米、生姜，武火烧开后，改用文火慢慢煮至米烂时下入黄瓜片，再煮至汤稠，入精盐调味即可。

挑选小窍门

新鲜的黄瓜表面布满细而短的嫩刺，且带有瓜蒂，能看到明显的水分。另外，上下均匀、细长的黄瓜口感佳，一头大、一头小或过粗的黄瓜多由激素催成，口感和营养价值都要差些。

功效：

经常食用此粥，能消除雀斑、增白皮肤。

4. 柠檬

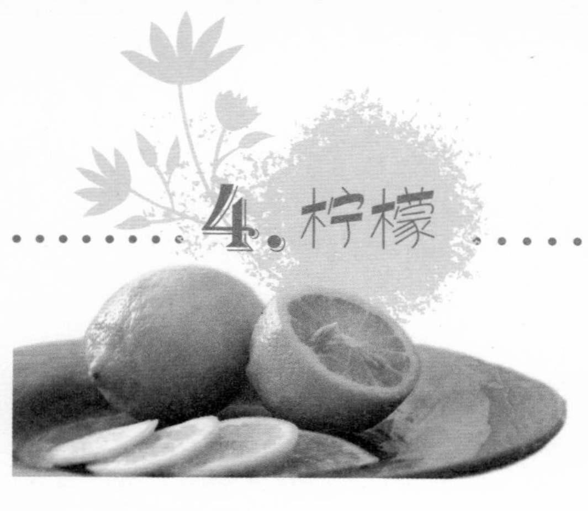

性味：性微寒、味酸
归经：入胃、肝、肺经
食疗功能：生津解暑、开胃、清热化痰
食用建议：胃酸过多的女性不宜食用

◎主要营养成分

蛋白质、糖类、钙、钾、磷、铁、维生素B_1、维生素B_2、维生素B_3、维生素C、柠檬酸、苹果酸等。

◎美白原理

柠檬是美白的圣品。它含有丰富的维生素C，具漂白作用，对肌肤美白、防皮肤老化，具有极佳的效果，对消除疲劳也很有帮助。柠檬所富含的柠檬酸成分不但能防止和消除色素在皮肤内的沉积，而且能软化皮肤的角质层，令肌肤变得白净有光泽。

挑选小窍门

优质柠檬果表皮呈鲜黄色，具有浓郁的香气。挑选时，以手感硬实、个大皮薄、颜色均匀、表面平滑且富有光泽为宜。另外，注意蒂的下方颜色，若呈绿色，代表柠檬很新鲜。

◎吃法

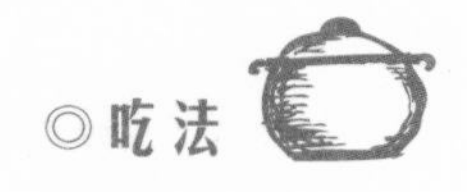

美白柠檬蜂蜜饮

原料：柠檬2个，蜂蜜、盐适量。

做法：第一步：柠檬先用盐搓再用水洗干净外皮后，晾干、切片。

第二步：将柠檬片放进干净无水的广口玻璃瓶内，并加入蜂蜜没过柠檬片后拧紧盖子，24小时后即可饮用。

第三步：饮用时，取两勺柠檬蜂蜜水冲凉开水或温开水送服。

功效：

体内毒素和外部辐射是促使女性肌肤老化的罪魁祸首。而柠檬蜂蜜水，既美容美白又清洁肠道，尤其对于电脑一族，长期饮用，可以淡化因电脑辐射而长出的面部斑点，祛斑美白效果十分明显。

专家提醒：新鲜柠檬切片后，即使蒙上保鲜膜放入冰箱，最长时间也不能超过一周。但是放入蜂蜜中的柠檬片，却可以较长时间保存。不过如果在室温下放置，还是要尽快喝完。

5.大米

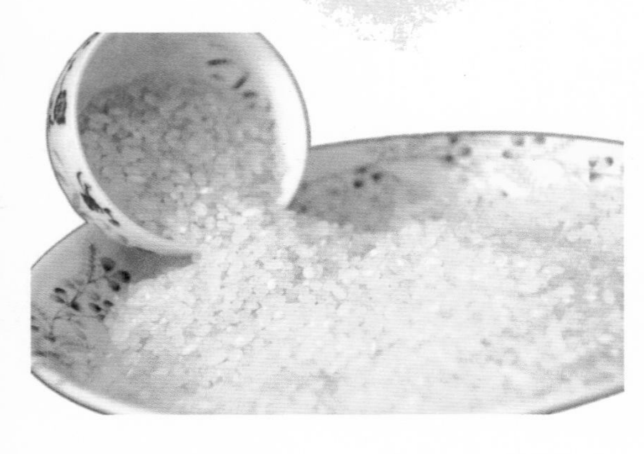

性味：性平、味甘
归经：入脾、胃经
食疗功能：补中益气
食用建议：患有糖尿病的女性少食

◎主要营养成分

蛋白质、糖类、钙、磷、铁、葡萄糖、果糖、麦芽糖、维生素B_1、维生素B_2、维生素B_6、大米提取液（其富含y–谷维素、稻糠甾醇、原花青素）等。

◎美白原理

y–谷维素是大米中特有的成分，被称为女人的“美容素”，能有效减低黑色素的细胞活性，抑制黑色素的形成、运转和扩散，淡化蝴蝶斑；同时还能降低毛细血管脆性，提高肌肤血液循环，进而使肌肤靓丽润白。

◎吃法

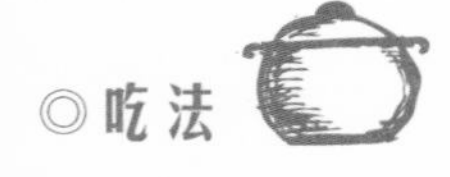

（1）红枣百合银耳粥

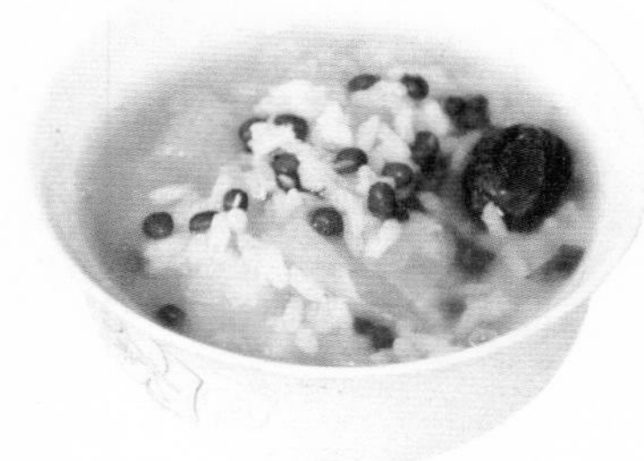

原料： 大米100克，红豆50克，红枣6颗，百合、水发银耳各5克，冰糖适量。

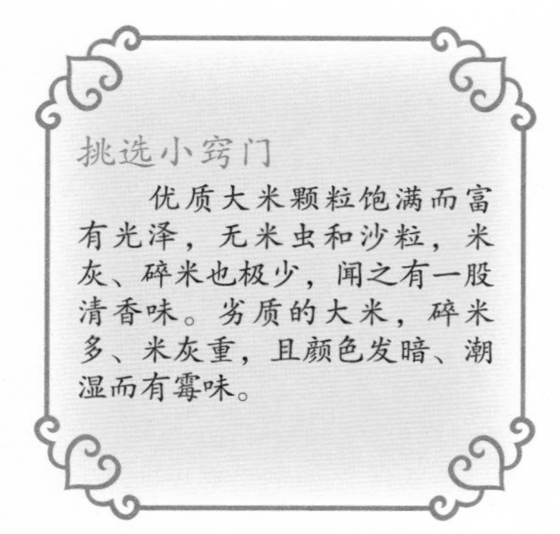

做法：

将上述食材放入电瓦罐中，加适量水，中档转小火煲一小时，至银耳黏稠状后加入冰糖即可。

功效：

滋阴润燥、美白肌肤。适宜于脾胃虚弱的女性服食。

（2）美白生菜粥

原料：大米100克，生菜50克，葱末、盐、油各适量。

做法：

第一步：淘洗大米，提前泡半个小时。

第二步：加足清水煮到沸，加少量的盐和油，中火再煮10分钟。

第三步：煮到米醇粥香时，加入切好的生菜，略煮2分钟，加入葱末，美味的生菜粥就做好了。

功效：

美白、细嫩肌肤，并能消解多余的脂肪；食用时可以根据个人口味，加适量的白胡椒粉调味。

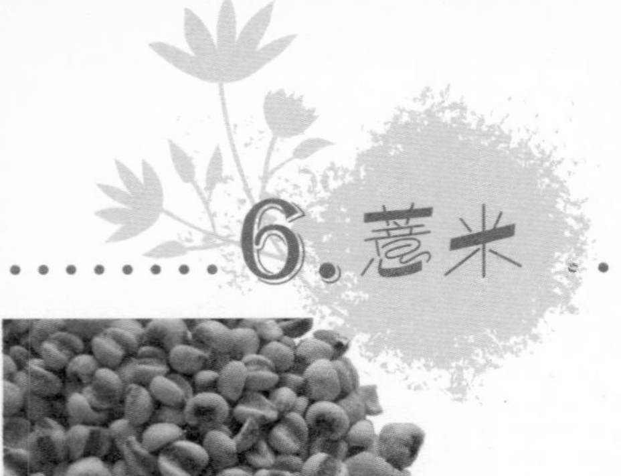

6.薏米

性味：性淡，微寒，味甘
归经：入脾、胃、肺经
食疗功能：健脾利水、利湿除痹、清利湿热
食用建议：虚寒体质的女性不宜长期食用

◎主要营养成分

蛋白质、脂肪、糖类、维生素B_1、维生素B_2、维生素E等多种维生素、薏苡仁酯、薏苡仁素、谷甾醇、生物碱。

◎美白原理

薏米中含有丰富的蛋白质分解酵素，能够促进人体内营养素分解吸收，软化皮肤角质；薏米中含有一定量的维生素E，常食可以预防色素沉积、改善肌肤粗糙，同时它对于由病毒感染引起的赘疣等面疾有一定的治疗作用，从而改善肤色，保持人体皮肤白净细腻。

◎吃法

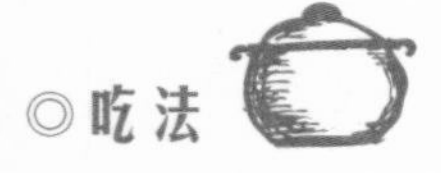

（1）薏米茶

原料：炒薏米10克，鲜荷叶5克，山楂5克。

做法：

将以上材料用热水煮开即可。

功效：

淡化黑斑、美白肌肤。适宜于便秘、免疫力低下的女性饮用。

（2）美白薏米粥

原料：薏米30克，大米60克。

做法：

将薏米洗净后，和大米一起倒入砂锅中，加入适量的水，武火烧开后，转文火慢煮1～2小时即可。

功效：

软化皮肤角质，消除色斑、改善肤色，常食可使皮肤光滑、润白、水润透亮。适宜于慢性脾虚腹泻的女性食用。

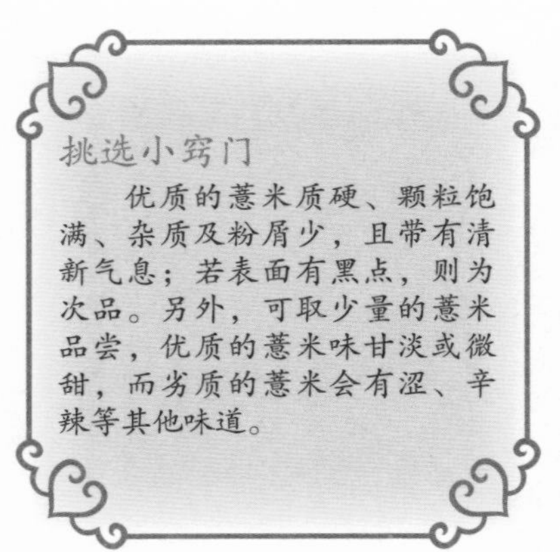

挑选小窍门

优质的薏米质硬、颗粒饱满、杂质及粉屑少，且带有清新气息；若表面有黑点，则为次品。另外，可取少量的薏米品尝，优质的薏米味甘淡或微甜，而劣质的薏米会有涩、辛辣等其他味道。

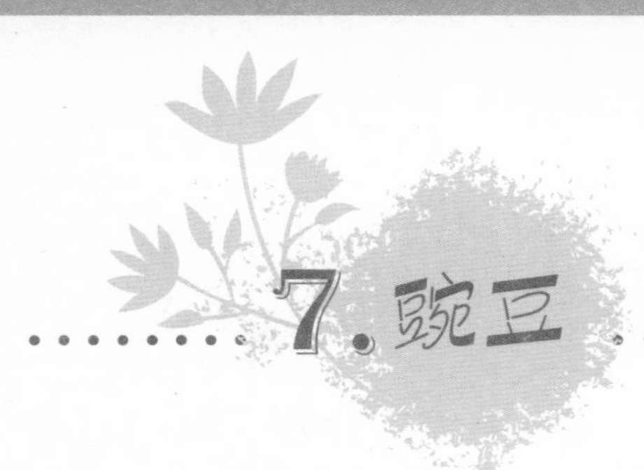

7.豌豆

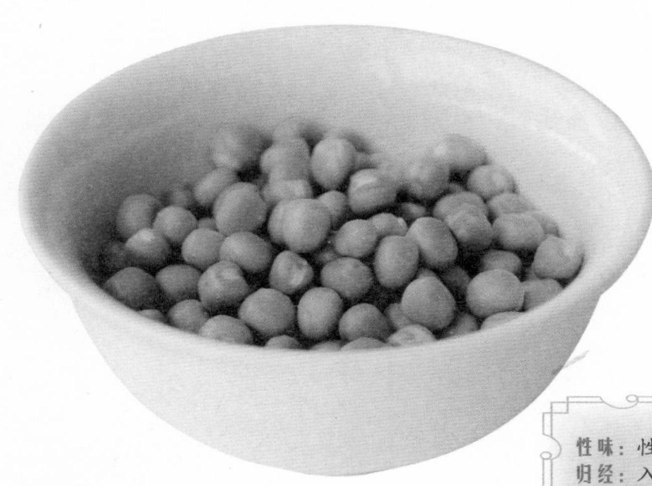

性味：性平，味甘、咸
归经：入胃经
食疗功能：益中气、止泻痢、利小便
食用建议：患有糖尿病或消化不良的女性尽量少食

◎主要营养成分

蛋白质、脂肪、糖类、膳食纤维、胡萝卜素、维生素B_1、维生素B_2、钙、磷、钠、铁等。

◎美白原理

《本草纲目》里记载，豌豆具有“祛除面部黑斑、令面部有光泽”的功效。现代研究也发现，豌豆含有丰富的维生素A原，维生素A原可在人体内转化为维生素A，具有润泽、美白皮肤的作用。

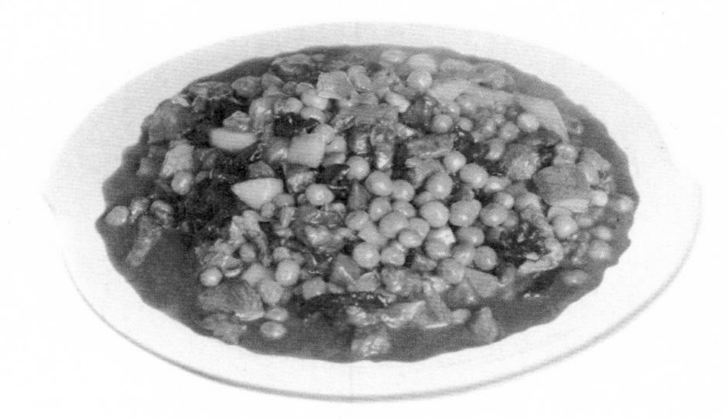

豌豆小炒

原料：豌豆50克，黄瓜一根，西红柿1个，臀尖肉30克，葱、姜、盐、鸡粉、生抽、糖、料酒、嫩肉粉各适量。

做法：

第一步：肉切成丁，用料酒、嫩肉粉腌20分钟。

第二步：黄瓜、西红柿去皮切丁备用。

第三步：油热后用葱姜丝爆香，放入肉丁翻炒至变色，放入豌豆、料酒翻炒。

第四步：豌豆变色后放入适量清水、西红柿丁、生抽焖至豌豆熟。

第五步：放入黄瓜丁、鸡粉、盐翻炒均匀即可。

> **挑选小窍门**
>
> 豌豆处于最佳的成熟度时，荚为扁圆形，是选购的最佳对象；荚呈正圆形或筋凹陷则表示豌豆已过老。也可手握一把豌豆，若咔嚓作响，则表示新鲜。

功效：祛斑，美白。

专家提醒：

豌豆尽量选择新鲜的，也可以在豌豆上市时多包一点放冰箱中冷冻储存。如果是超市买来的甜豌豆不需要焖很长时间，翻炒一会即可。

8. 豆芽

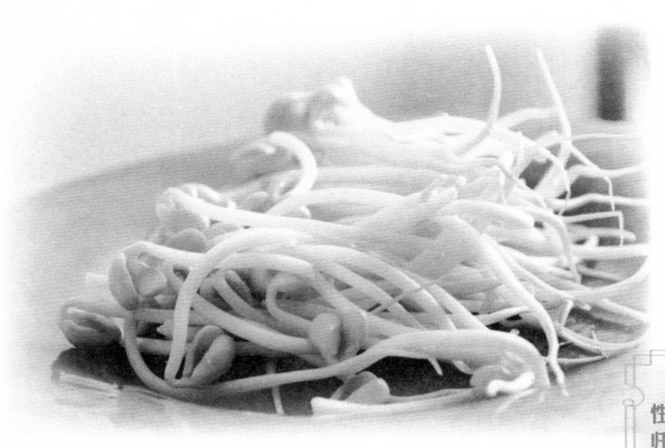

性味：味甘、性寒
归经：入心、胃经
食疗功能：清热解毒、利尿除湿
食用建议：脾胃虚寒的女性忌食

◎主要营养成分

蛋白质、糖类、脂肪、膳食纤维、胡萝卜素、维生素B_1、维生素B_2、维生素B_3、维生素C、维生素E、钾、钠、镁、铁、锰、锌、铜。

◎美白原理

豆芽被称作“活体蔬菜”，其富含的膳食纤维能够润肠通便，及时清理出体内的毒素，改善肤质；豆芽维生素C的含量极其丰富，可以保持皮肤弹性，防止皮肤衰老变皱；豆芽还含有大量的维生素E，可防止皮肤色素沉着、消除皮肤斑点。

◎吃法

美白豆芽汤

原料： 西红柿1个，黄豆芽50克，土豆1个，胡萝卜1根，卷心菜20克，洋葱1/2个，黄芪2克，党参2克，枸杞1克，盐、胡椒粉各适量。

做法：

第一步：将黄芪、党参、枸杞加8碗水熬高汤，约剩6碗时，去渣留汤。

第二步：黄豆芽洗净沥干；洋葱去老膜切丁；胡萝卜削皮切丁。

第三步：卷心菜洗净、切丝；西红柿、土豆去皮切丁。

第四步：将上述材料加进高汤中煮沸后，以小火慢熬，熬至汤成浓稠状，加盐调味即成，并撒上胡椒粉。

功效：

调理肠胃、促进排泄、瘦身去脂、美白肌肤、延缓早衰。

挑选小窍门

选购豆芽时，“芽不能弯，根不烂尖，茎不冒水，味不刺鼻”者为优质的豆芽。

芽不能弯：优质豆芽芽身稍细、挺直，且芽脚不软、脆嫩、光泽白。

根不烂尖：优质豆芽根须发育良好，无烂根、烂尖现象。

茎不冒水：折断豆芽茎的断面，无水分冒出的是优质的豆芽。

味不刺鼻：优质豆芽闻起来很清爽，而经药水浸泡过的豆芽有刺激性味道。

另外，优质豆芽豆粒正常，而用药水浸泡过的豆芽，豆粒发蓝。

专家提醒：

黄芪、党参、枸杞分别有补脾益气、清肝固肺、调理补养的作用，综合其功效，还能增强机体活力，促进造血功能，改善全身营养状况，并镇定精神，消除紧张、提高睡眠品质。

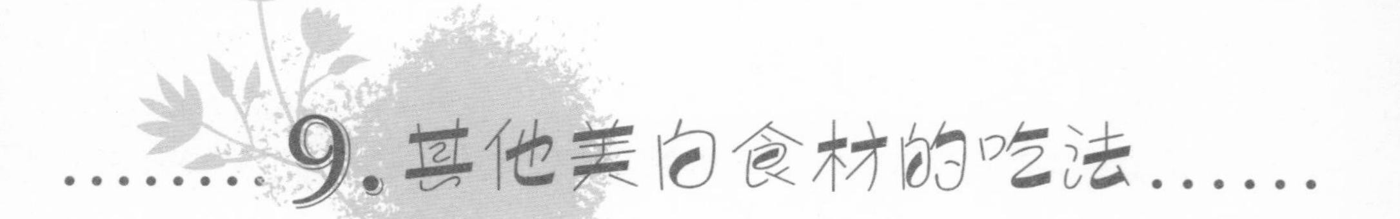

9. 其他美白食材的吃法

漂亮的皮肤，既要祛斑也要增白，这是每一个女人都渴求的一份美丽。如何达到进一步的祛斑增白呢？不妨注重下列一些吃法。

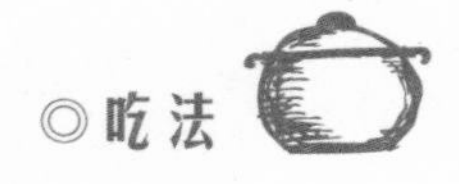

◎吃法

(1) 三白炖雪梨

原料： 白果30克，白菊花4朵，雪梨4个，牛奶200毫升，蜜糖适量。

做法：

第一步：将白果去壳，用开水烫去衣，去芯；白菊花洗净，取花瓣备用。

第二步：雪梨削皮，取梨肉切粒。

第三步：将白果、雪梨放入锅中，加清水适量，用大火烧沸后，改用文火煲至白果烂熟，加入菊花瓣、牛奶煮沸，用蜜糖调匀即成。

功效：

白果含蛋白质、脂肪、糖类、多种氨基酸、胡萝卜素及维生素B_1、维生素B_2等。其味甘、苦、涩，性平，有抗过敏、抗衰老、抗微生物的作用。白果与清肺、润肤的白菊花、雪梨和营养丰富且有补虚羸、益肺胃、生津液、润大肠的牛奶结合成饮料，女性常吃，可起到祛斑洁肤、润肤增白的作用。

(2) 樱桃银耳羹

原料： 银耳30克，红樱桃脯20克，冰糖适量。

做法：

第一步：将银耳用温水泡发，取出后去掉耳根，洗净，大块撕开，放入碗内，上蒸笼蒸约10分钟取出。

第二步：将锅洗净，置微火上，加清水放入冰糖，待糖溶化后，放入红樱桃

脯，再用旺火烧沸，起锅倒入银耳碗中即成。

功效：

银耳具有强精补肾、滋肠益胃、补气和血、强心壮身、补脑提神、美容嫩肤、延年益寿之功效；樱桃含糖类、蛋白质、维生素C、胡萝卜素等营养成分，其味甘，性温，有益气调中之功效。上述两种食材配成此道菜，常食可祛除脸上雀斑、黄褐斑。

（3）益母草鸡蛋汤

原料：益母草10克，大枣6颗，鸡蛋2个，冰糖适量。

做法：

第一步：将益母草、大枣洗净；将鸡蛋煮熟去壳。

第二步：将益母草、大枣、鸡蛋、冰糖同放入锅中，加入清水适量，用文火煮30分钟即可。

功效：

补肝养血，活血祛斑；适用于面部粉刺、色素沉着等影响美容的病症。

（4）美颜乌鸡汤

原料：乌骨鸡1只，冬瓜20克，枸杞10粒，大枣6颗，当归、生地、丹皮、红花各10克，姜、盐各适量。

做法：

第一步：乌骨鸡宰杀后，去毛及内脏；冬瓜洗净后去皮、切片；红枣洗净；当归、生地、丹皮、红花用净纱布包好。

第二步：将药包同枣放入鸡空腹后，轻置锅中，加入枸杞、冬瓜片、姜、盐及清水，炖至鸡肉烂熟即成。

功效：

养血、凉血、祛瘀；适用于黄褐斑、蝴蝶斑及各种斑点沉着的女性食用。

（5）木耳番茄炖鸡肉

原料：鲜鸡肉100克，水发木耳20克，番茄1个，红花5克，葱段、姜片、盐、味精、醋各适量。

做法：

第一步：将鸡肉切成片；番茄洗净，榨汁；木耳切成小片。

第二步：红花用水浸泡，捞出，沥干水。

第三步：将鸡块、葱段、姜片、醋倒入锅中，加清水适量，用大火烧沸后，撇去浮沫，改用文火煮45分钟，加入番茄汁、红花、木耳，煮5分钟，加盐、味精调味即成。

功效：

此菜原料清淡，清热解毒性强，有润肺养肺之功效，并可益血、养颜、祛斑；适用于气血不足所致面部雀斑的人食用。

（6）熟丹桃仁粥

原料：熟地黄20克，丹参15克，核桃仁10克，冰糖30克，薏米100克。

做法：

将熟地黄、丹参、核桃仁放入锅中，加清水适量煎煮，去渣留汁，加入淘洗干净的薏米，用文火煮至米烂熟，加冰糖调匀即成。

功效：补血丰肌、化瘀生新，久食可抗皮肤皱纹及减少皮肤黑斑。

（7）珍珠银耳瓜皮汤

原料：珍珠母50克，银耳10克，西瓜皮20克，白糖、香菜各适量。

做法：

第一步：将银耳去黄根，放入锅中，加清水适量煮烂，取其汁备用。

第二步：将珍珠母放入锅中，加入清水，煎煮1小时，再加入洗净、切成小块的西瓜皮和水，煮30分钟，过滤取汤汁。

第三步：将银耳汤汁与珍珠母、西瓜皮汤汁和匀，一同倒入锅内煮沸，加白糖，糖溶化后装入玻璃瓶内储存于冰箱内，随时饮用。饮用时可按自己的喜好加入香菜。

功效：面容枯黄憔悴以及面部色素沉着、面部雀斑患者常吃有治疗效果。

（8）三豆汤

原料：黄豆、绿豆、赤小豆各100克，白糖适量。

做法：

将黄豆、绿豆、赤小豆放入清水中浸泡至胀后，倒入锅中，加清水适量煮熟，用白糖调味即成。

功效：祛斑增白，适用于皮肤色素沉着者。

（9）七宝浓汁

原料：丝瓜络、白僵蚕、白茯苓、白菊花各10克，珍珠母20克，玫瑰花3朵，枣6颗。

做法：

将丝瓜络、白僵蚕、白茯苓、白菊花、珍珠母、玫瑰花、红枣洗净放入锅中，加清水适量，煎成浓汁即成。

功效：

此汤疏肝、养血、祛斑，适用于女性脸部色斑沉着，特别是对面部蝴蝶斑、黄褐斑有显著治疗效果。

（10）煸炒莴苣

原料：莴苣150克，精盐、酱油、葱花、花生油各适量。

做法：

第一步：将莴苣削去皮，洗净，切成长薄片，下沸水锅中焯一下，捞出，沥出水分。

第二步：锅内放花生油烧热，放葱花煸香，放入莴苣煸炒，加酱油、精盐炒至莴苣入味即可出锅装盘。

功效：

莴苣含钙、磷、铁较多，还含有多种维生素，特别是含有丰富的维生素E。此菜有减缓人体衰老、防止皮肤色素沉着的作用，从而延缓老年斑的出现，促进末端血管的血液循环，使皮肤滋润健康，尤其对面部皮肤润滑能起到良好的美容效果。

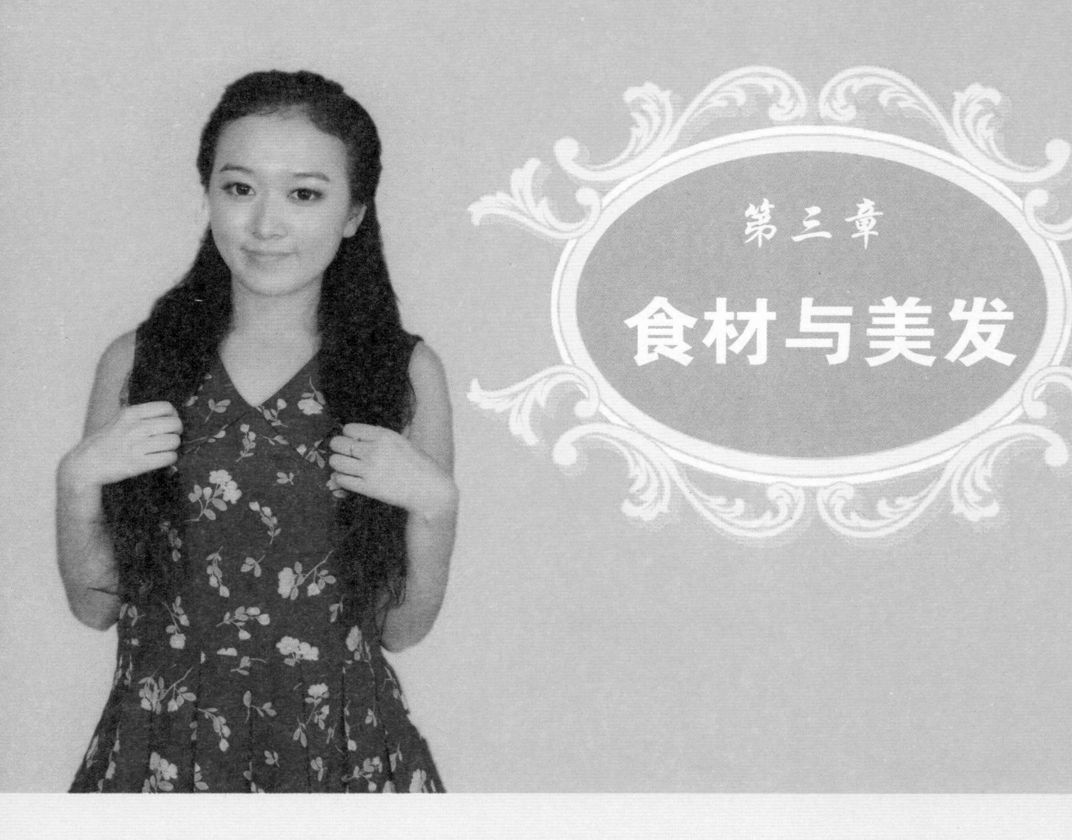

第三章 食材与美发

每个女人都希望自己有一头亮丽的秀发，但由于各种原因，生活中女性朋友或多或少都有一些问题，头发枯黄、发白，失去光泽，易折断、分叉和未老早脱……这让女人的美丽大打折扣，而再好的洗发液、护发素也只能治标不治本。结合相关食材，科学地搭配饮食才是黑发美发的根本之道。

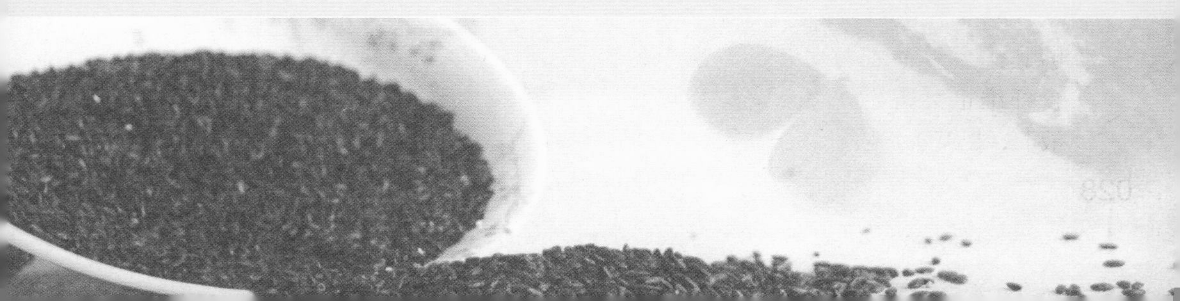

1.海带

性味：味咸、性寒
归经：入肝、胃、肾三经
食疗功能：消痰、止咳平喘、祛脂降压
食用建议：脾胃虚寒的女性忌食

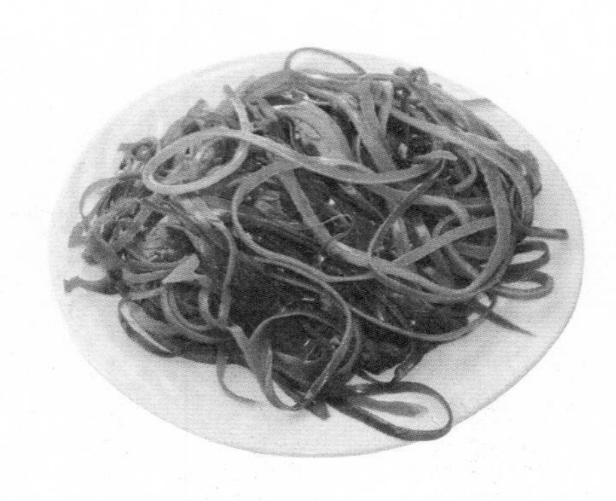

◎主要营养成分

蛋白质、脂肪、糖类、维生素A、维生素B_1、维生素B_2、维生素B_5、维生素B_6、维生素B_{12}、维生素C、维生素D、维生素E、膳食纤维、钾、钙、磷、铁、碘、锶、钛、钒、锰、锌、钴、铜。

◎美发原理

海带被称为“美发之王”。海带中含有丰富的植物蛋白，可有效防止头发干枯和发梢开叉；头发的光泽与甲状腺的作用有关，海带中高含量的碘能够增强甲状腺的分泌功能，促进头发的健美。另外，紫菜、牡蛎等海产品也含有丰富的碘营养素，有头发干枯等症的女性平时可多食。经常脱发的人体内常缺铁，海带中大量的铁质等微量元素，能够起到生发护发的功效；海带中的膳食纤维也可防止便秘而避免“弄脏血液”，提升头发质量。

◎吃法

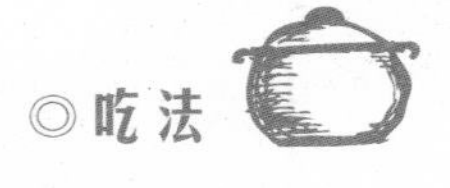

海带炖排骨

原料：海带30克，排骨100克，熟地黄2克，何首乌2克，枸杞10粒，姜、葱、盐各适量。

做法：

第一步：熟地黄、何首乌、枸杞、海带、排骨洗净。姜切片，葱切段。

第二步：排骨切块焯水备用。

第三步：将熟地黄、何首乌、排骨、姜片、葱段同放炖锅内，加适量水，大火煮沸后转小火炖20分钟，加入海带，炖至排骨、海带熟烂，再加枸杞、盐即可。

功效：补肾乌发。

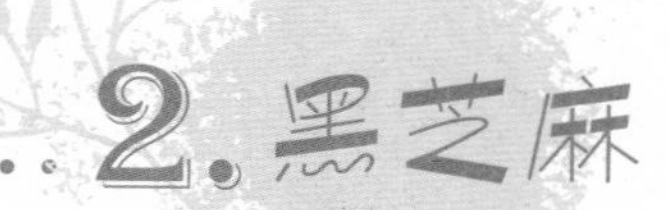

2.黑芝麻

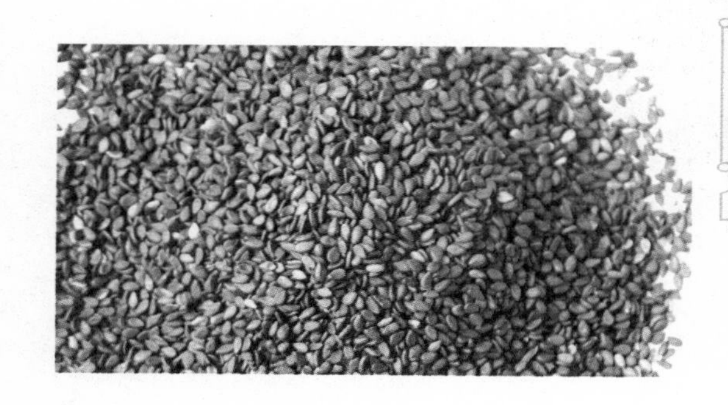

性味：性甘、味平
归经：入肝、肾、肺经
食疗功能：补益肝肾、养血益精、润肠通便
食用建议：患有慢性肠炎的女性忌食

◎主要营养成分

蛋白质、脂肪、膳食纤维、维生素A、维生素B_1、维生素B_2、维生素B_6、维生素E、卵磷脂、钙、铁、镁等。

◎美发原理

《本草纲目》中称："服黑芝麻百日能除一切痼疾。一年身面光泽不饥，二年白发返黑，三年齿落更出。"黑芝麻含有大量蛋白质和维生素，可用于治疗肾虚，从而改善由肾虚导致的头发细软、脱发的现象；黑芝麻中油脂的含量较高，能有效地滋养头发，可改善头发干燥、易断等不良状况。

◎吃法

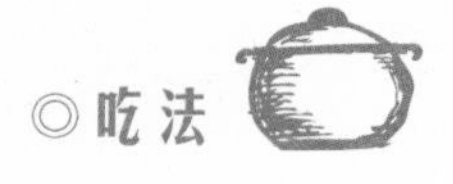

首乌黑芝麻粥

原料：何首乌20克，黑芝麻50克，黑米、蜂蜜各10克。

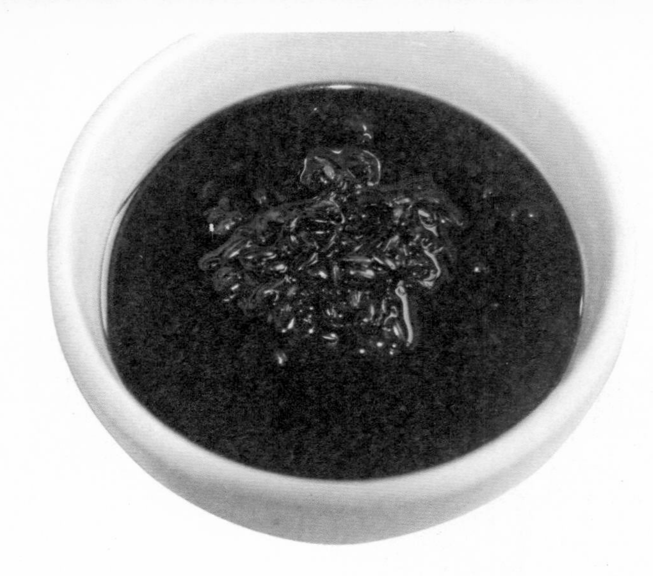

做法：

第一步：将何首乌冲洗干净，切片放进蒸锅蒸约30分钟，直到何首乌变软。

第二步：取出蒸软的何首乌，再次放入锅内加水煎一个小时左右，使何首乌的汁溶于水中。

第三步：用炒锅炒熟黑芝麻，将其放入何首乌片的锅内加水煮10分钟。

第四步：加入黑米，熬成何首乌和黑芝麻粥，等粥放凉之后加入蜂蜜，然后搅拌均匀即成。

功效：益肝肾、抗衰老、乌发。

挑选小窍门

在市面上的黑芝麻可以说真假难辨，以下几种方法可供参考：

1.取几粒黑芝麻，用一小刀切开，若里面为白色，说明是真的黑芝麻，否则为染色。

2.抓一撮黑芝麻，放于手心，若手心很快变黑，则说明黑芝麻是染过色的。

3.取些许黑芝麻，放在湿纸巾上轻轻揉搓，若不掉色，则为真的黑芝麻。

4.抓一小撮黑芝麻品尝，真正的黑芝麻微甜，有油香味。染过色的黑芝麻则发苦，味道有点怪。

专家提醒：

此粥大便泄泻者忌服；服粥期间，忌吃葱、蒜、萝卜、羊肉；有龋齿者忌食；不可过多食用，每天不可超过一大匙，否则反而易导致脱发。

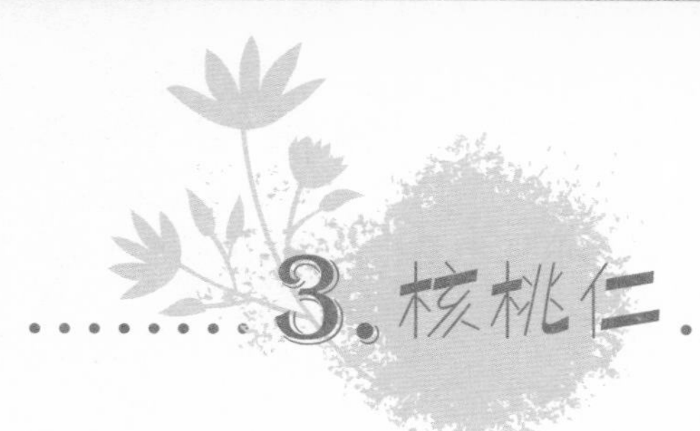

3.核桃仁

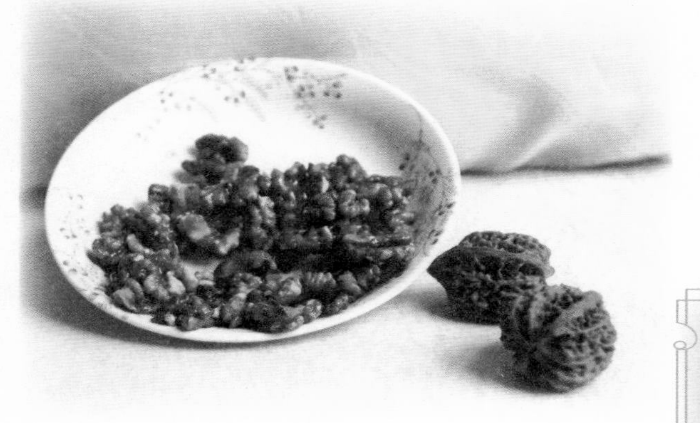

性味：性甘、味平
归经：入肝、肾、肺经
食疗功能：补益肝肾、养血益精、润肠通便
食用建议：患有慢性肠炎的女性忌食

◎主要营养成分

蛋白质、脂肪、糖类、钙、磷、铁等多种微量元素和矿物质，以及胡萝卜素、维生素B_2等多种维生素。

◎美发原理

近年来科学家研究发现，头发的色素颗粒中含有铜和铁的混合物，因此，为防止少白头的过早出现，在饮食上应注意多摄入含铁和铜的食物。核桃仁中微量元素种类齐全，含量丰富，经常食用可以使头发乌黑亮泽。古书中对此也有记载，称核桃仁能“通经脉、黑须发”，可见核桃仁的美发功能名不虚传。

◎吃法

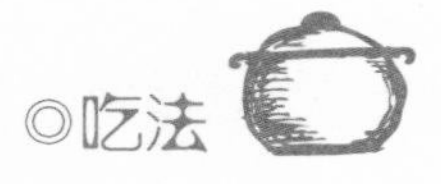

（1）核桃仁拌芹菜

原料： 核桃仁80克，芹菜50克，胡萝卜1/4个，精盐、味精、香油各适量。

做法：

第一步：将芹菜去杂洗净切丝，下沸水锅中焯2分钟捞出，用凉开水冲一下，沥干水放盘中，加精盐、味精、香油；将胡萝卜洗干净后切成滚刀块，摆到盘边缘。

第二步：核桃仁用热水泡后去薄皮，再用开水泡5分钟取出，放在芹菜上，吃时拌匀即可。

功效：养血补虚、黑发，延年益寿。

（2）核桃羊肾汤

原料：核桃仁30克，枸杞、生地黄、杜仲各15克，菠菜10克，羊肾1对，姜、精盐、水各适量。

做法：

第一步：羊肾去筋膜，切片，在开水中焯3～5分钟，将水倒掉，再用清水冲洗干净备用。

第二步：将核桃仁、枸杞、生地黄、杜仲和菠菜洗净，生地黄切片，菠菜切段。

第三步：将上述材料一起放入汤锅中，加入水，大火烧开后改文火慢炖2小时即可。

挑选小窍门

核桃属于容易氧化的食品，在选购时，应该挑选新鲜的、且不易接触到空气的带壳核桃。优质的核桃大小均匀，缝合线紧密，外壳光洁。若核桃表面发黑、泛油，则多为坏果。可取一个核桃掂掂，若轻飘飘的缺少重量感，则多为空果、坏果。

（3）酥豆泥

原料：核桃仁150克，扁豆100克，黑芝麻50克，白糖、熟猪油各适量。

做法：

第一步：将扁豆洗净，入水中煮约30分钟，捞出剥去外皮，将扁豆仁放碗内，加清水没过扁豆仁，入笼屉内用旺火蒸约2小时至烂，取出豆仁控水，捣成细泥。

第二步：芝麻去杂质洗净，放锅内烘干炒香；核桃仁掰成小块，入五六成热油中炸至酥透，捞出控油。

第三步：锅内加少许熟猪油，用中火烧至四五成热时，倒入扁豆泥煸炒，炒至水分将尽时，放入白糖炒匀，再加入芝麻、核桃仁拌炒均匀即成。

功效：

核桃仁配以扁豆、黑芝麻制菜，对于防止须发早白具有良好的效果。

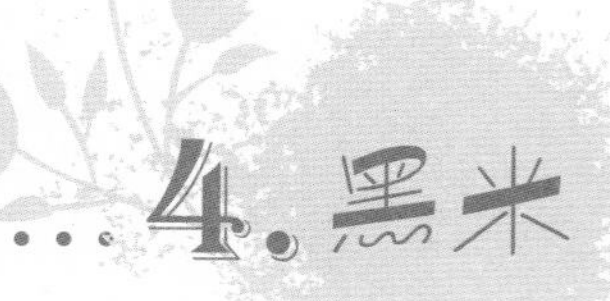

4. 黑米

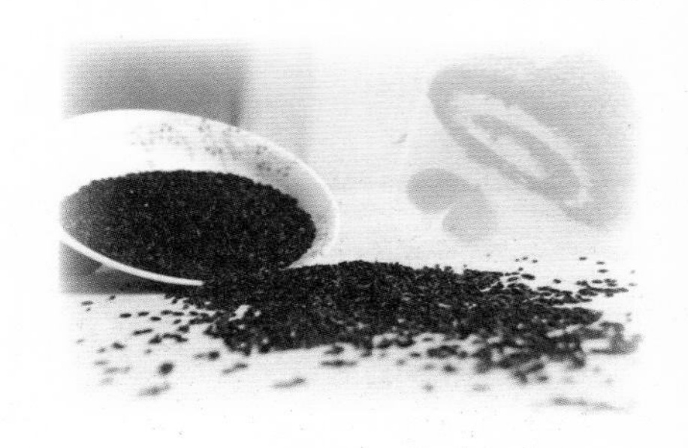

性味：性平、味甘
归经：入脾、胃经
食疗功能：开胃益中、健脾活血、明目
食用建议：脾胃虚弱的女性不宜食用

◎主要营养成分

糖类、蛋白质、维生素B_1、维生素B_6、β胡萝卜素、花青素、磷、铜、锰、钙、镁、钾、锌等。

◎美发原理

中医认为很多脱发的患者是由于肾虚、血热、肝损等原因造成，因此治疗脱发应该围绕着“补肾活血”为核心进行。被称为“黑珍珠”、“长寿米”的黑米，作为一种天然的补肾食物，其所含锰、锌、铜等无机盐大都非常丰富，能够有效治疗由肾虚导致的脱发、发质变差的现象。黑米中还含有花青素，能够起到乌发功效。

◎吃法

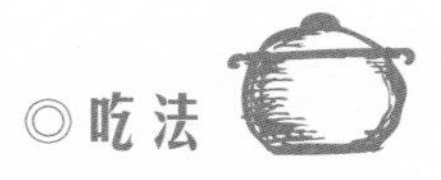

黑米坚果粥

原料： 黑米150克，腰果、花生、芝麻各15克，白糖适量。

做法：

第一步：将腰果、花生、芝麻炒熟，备用。

第二步：将黑米淘洗干净，入锅加适量水，煮约30分钟；煮粥时将第一步中炒熟的腰果、花生压碎。

第三步：将粥盛入碗内，加入白糖、熟腰果、熟花生、芝麻即可。

功效： 滋阴补肾，改善头发早白、脱发、早衰等症状。

挑选小窍门

优质黑米颗粒饱满、外观有光泽、无碎米、不含杂质，用手抠下的为片状物，若呈粉状，则是劣质黑米。正常黑米的米芯为白色，而用普通大米染成的“假”黑米，其外表虽然比较均匀，但染料的颜色会渗透到米芯里去。正常黑米的泡米水为紫红色，稀释以后也是紫红色或偏近红色的。若泡出的水为黑色，经稀释以后仍旧像墨汁一样，就是假黑米。

5. 黑豆

性味：性平、味甘
归经：入脾、胃经
食疗功能：补脾肾，益阴活血，安神明目
食用建议：肠热便秘的女性少食

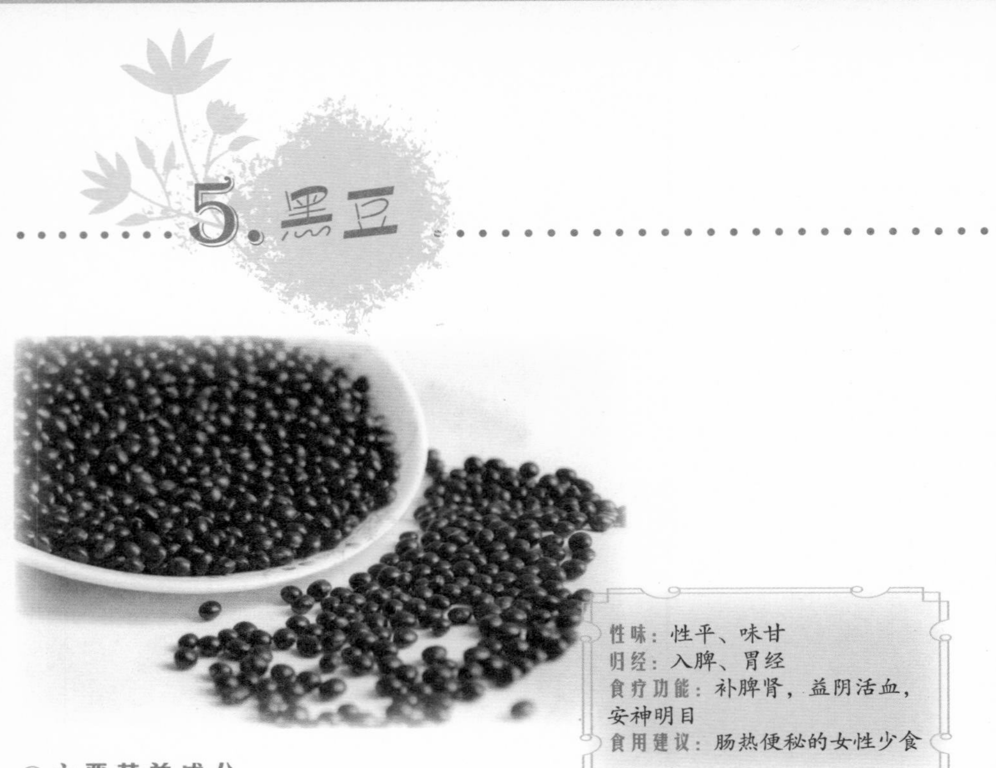

◎主要营养成分

蛋白质、脂肪、膳食纤维、维生素A、维生素B、维生素E、胡萝卜素、锌、钙、硒、磷、铜、钾、锰、钠、铁、镁，同时又具有多种生物活性物质，如黑色素、黑豆多糖和异黄酮等。

◎美发原理

中医历来认为，黑豆为肾之谷，入肾，具有滋肾阴、制风热而活血解毒、乌发黑发的功能。现代药理研究证实，黑豆中所含的黑色素可以乌发；同时，黑豆中微量元素如锌、铜及镁等的含量都很高，而这些微量元素可有效改善毛发枯燥等问题；维生素B则具有促进头发生长，使头发呈现自然光泽的功效。

◎吃法

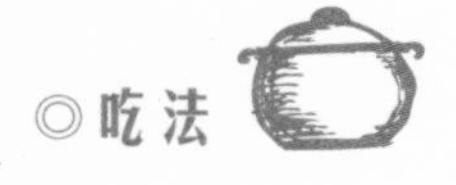

黑豆腰花汤

原料：黑豆20克，猪腰子100克，豆腐皮25克，大米10克，葱花、盐、味精各适量。

做法：

第一步：猪腰洗净，用清水浸泡1小时左右，中间换一次水，倒掉血水。

第二步：将一片猪腰放在案板上，先平行切，不要切断，与刚才的刀口呈90度角平行切，也不要切断，打好十字花刀后，切成块即成。

第三步：锅中烧热水，待水沸腾后倒入腰花，变色后沥水捞出，用水冲洗一下备用。

第四步：黑豆洗净浸泡，将黑豆倒入锅中，加适量水，选取电饭煲1小时粥/汤键，锅开20分钟后，加入大米。

第五步：煮至粥黏稠时，加入焯过水的腰花和豆腐皮，略煮一会儿，加适量盐，加少许味精（按自己口味，可以不加），拌匀，加入葱花即可。

功效：

猪腰可强肾壮阳，助眠；黑豆具有补肾阴，活血脉，乌发养颜的作用。此道菜对年轻女性来说，还有美容养颜的功效，特别适合贫血、瘦弱、身面浮肿和头发早白的女性食用。

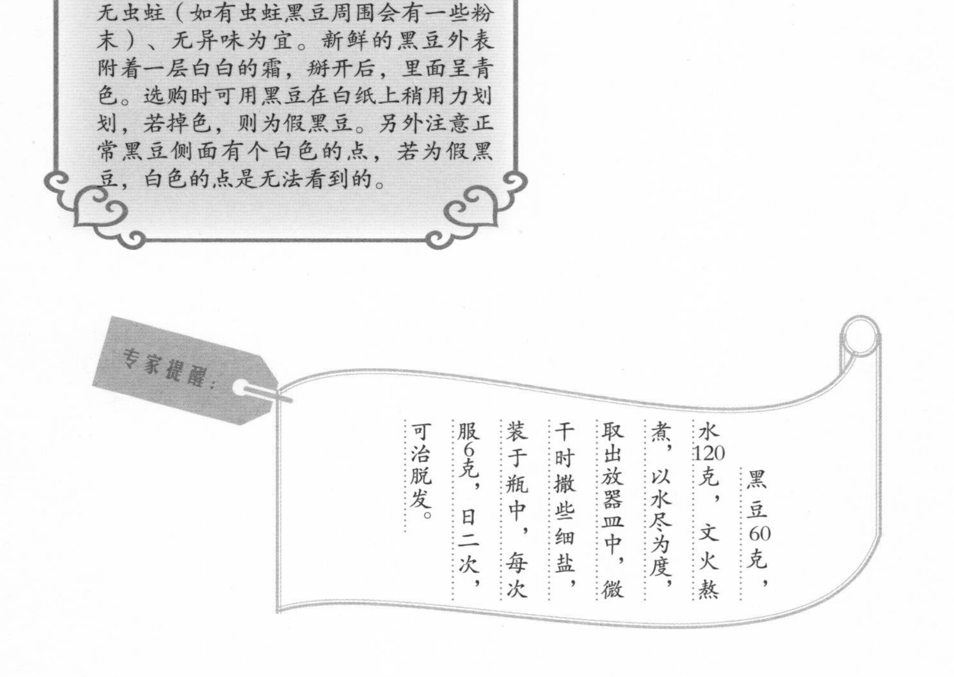

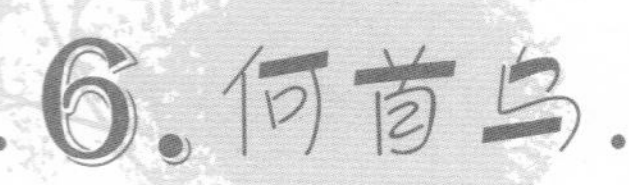

6. 何首乌

性味：味苦、甘、涩，性微温
归经：入肝、肾经
食疗功能：养血滋阴、润肠通便、解毒
食用建议：大便清泄及有湿痰的女性不宜

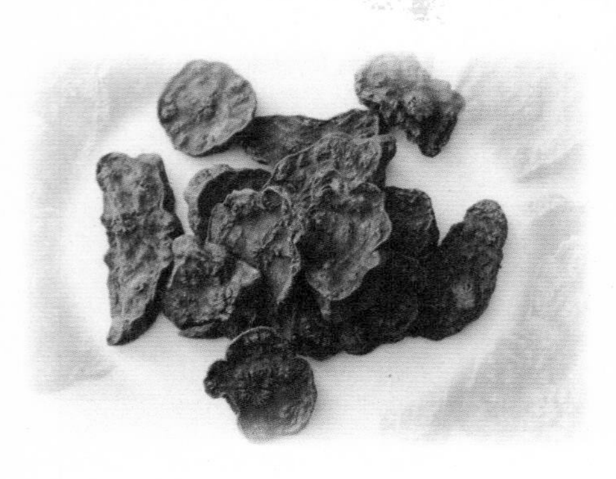

◎主要成分

淀粉、糖类、锰、铁、铜、钙，以及膳食纤维、大黄酚、卵磷脂等。

◎美发原理

何首乌富含卵磷脂等营养成分，有调节神经、内分泌功能和营养发根的作用，促使头发黑色素的生成，使头发更加乌亮。同时，何首乌还含有大黄酚和大量淀粉。淀粉水解后，生成的葡萄糖具有很好的润发作用，是配制头发调理剂的最佳中药原料。

◎吃法

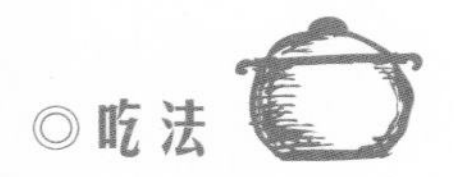

（1）乌发茶

原料：何首乌40克，枸杞20克，野菊花40克，大红枣6颗，生地20克，冰糖适量。

做法：

将以上材料放入壶中，用开水冲好。

功效：

每天饮用代替茶水，分2～3次喝完，长期坚持，补益精血、强筋健骨、黑发轻身。

（2）茯苓首乌膏

原料：何首乌200克，茯苓200克，当归仁50克，枸杞50克，菟丝子50克，牛膝50克，补骨脂50克，黑芝麻50克，蜂蜜适量。

做法：

把以上除蜂蜜外诸品加水浸泡透发后，再放入锅内加热煎煮。每20分钟取煎液一次，共取3次，合其煎液，加热煎熬浓缩，至稠黏如膏时，加蜂蜜一倍，调匀，加热至沸，离火，待冷后装瓶备用。

功效：

每次一汤匙，以沸水冲化顿服，每日两次。此方法具有补血、养阴、乌发、生发的功效。

（3）何首乌桑寄生汤

原料：何首乌20克、桑寄生50克、大枣3颗、生姜片适量。

做法：

将上述材料洗净，加入10碗清水煮1小时即成。

功效：

长期饮用可强化气血，使头发乌黑，减少白发出现。

（4）首乌煮鸡蛋

原料：何首乌15克，鸡蛋2个，葱段、姜片、精盐、味精、料酒、熟猪油各适量。

做法：

第一步：将何首乌洗净，切成4厘米长、2厘米宽的长方块。鸡蛋洗净外皮。

第二步：锅内注入清水，放入熟猪油、何首乌、鸡蛋、葱段、姜片、精盐、料酒，用旺火烧沸，再改用小火煮至蛋熟后捞出蛋，剥去蛋皮，再将鸡蛋复放入锅内煮3分钟，加味精调味即成。

功效：

乌发、润发，促进头发再生，适宜于血虚体弱、头发早白、未老先衰、脱发以及血虚便秘的女性食用。

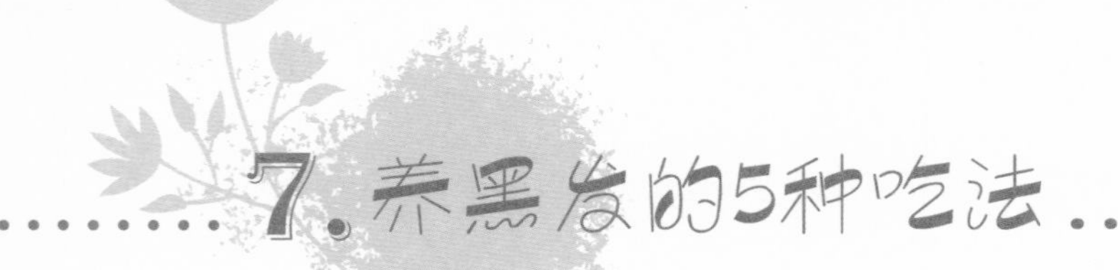

7.养黑发的5种吃法

饮食美发是个渐进的过程，因此最好的办法是把美发食品融入日常饮食中，这样才能将饮食美发进行到底。

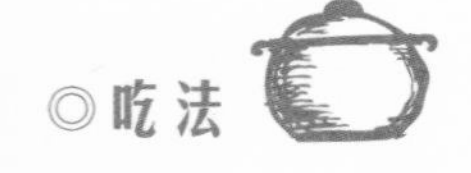

◎吃法

（1）银耳鸽蛋羹

原料：水发银耳50克，鸽蛋6个，核桃仁15克，荸荠粉10克，枸杞6粒，白糖、花生油各适量。

做法：

第一步：将水发银耳去耳根，洗净，盛入碗中，加适量清水，上蒸笼蒸1小时；将鸽蛋放在冷水锅内煮成嫩鸽蛋，捞入冷水盆内浸凉去壳，放入碗内。

第二步：荸荠粉放入碗内，加入清水调成粉浆。

第三步：核桃仁用温水浸泡去皮，沥干水，下入热油（花生油）锅内炸酥，捞出切碎成米粒状。

第四步：锅内加清水，滗入蒸银耳的汁，倒入荸荠粉浆，加白糖、核桃仁搅成核桃稀糊，烧沸后倒入汤碗内。

第五步：银耳、枸杞放在核桃糊的周围，再将6个鸽蛋去壳，镶在银耳的周围即成。

功效：

此道菜滋阴润肺、补肝益肾并兼助阳纳气，为阴阳双补调理性保健菜肴，对于人体气、血、阴、阳的不适引起的虚劳均有调补作用。女性常吃此菜，有美容黑发、延年益寿的作用。

（2）银耳瘦肉汤

原料：水发银耳50克，鸡里脊肉100克，猪肉25克，鸡蛋清1只，熟火腿15克，水烫油菜20克，冬笋15克，料酒、精盐、味精、鸡汤各适量。

做法：

第一步：将水发银耳去耳根，洗净；把火腿肉、油菜、冬笋分别切成小片。

第二步：将猪肉、鸡肉洗净，切成片，用刀背砸成泥，放入碗中，加入适量鸡汤、鸡蛋清、味精、料酒、精盐，用筷子拌成糊状。

第三步：纸卷成牛角筒，将鸡泥装在筒里，在盘内抹上一层油，将纸筒内的鸡泥挤成一个个珍珠形，放在盘内。

第四步：锅内放鸡汤，烧开后将珍珠形的鸡泥放入汤内，汤烧沸时，放入银耳、火腿、油菜、笋片焯一会儿，捞入汤碗内。

第五步：锅内加精盐、料酒、味精，待汤烧沸后，加点明油（可用香油）倒在盛鸡肉珍珠的碗内即成。

功效：

补中益气、滋阴养胃、美容护发的作用。

（3）清蒸带鱼

原料：鲜带鱼1条（约重500克），猪油、醋、面酱、精盐、味精、花椒、大料、葱段、姜片、香菜段、香油各适量。

做法：

第一步：将带鱼剖腹去掉内脏和杂物洗净，剁去鱼头及尾尖、鱼鳍，切成长约5厘米的段，撒上精盐、醋腌渍一会儿。

第二步：将锅洗净，加入少许猪油，烧至四五成热时，投入葱段、姜片、花椒、大料，炸出香味，随即放入面酱炒散，烹入醋，注入清水，倒入带鱼段，用旺火烧沸，撇去浮沫，改用小火焖约20分钟。待汤汁浓稠后，加味精调味，撒入香菜段，淋入香油拌匀，盛入盘中即成。

功效：暖胃、补虚、泽肤、黑发。

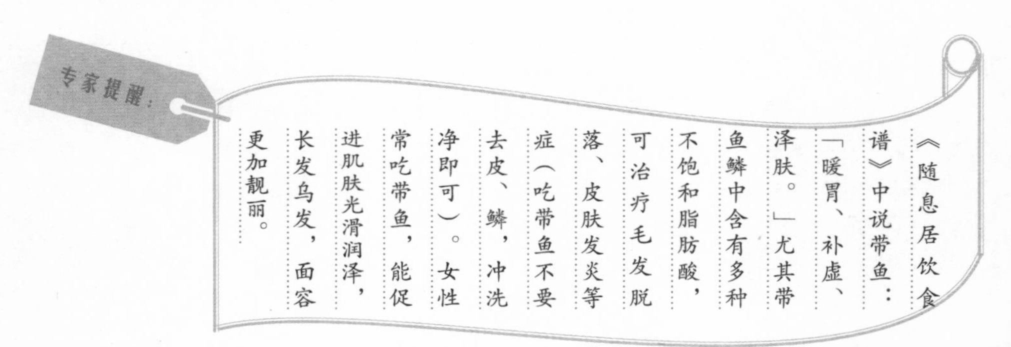

（4）蜜枣甜品

原料：蜜枣250克，核桃仁100克，鸡蛋清5克，糯米粉100克，白糖、花生油各适量。

做法：

第一步：将蜜枣去核，洗净，沥干水分；将核桃仁用热水泡开，并放入热油锅中过油1分钟，捞出沥尽油。

第二步：取蜜枣一枚摊开，包进一小块过油的核桃仁，卷成橄榄形，如此将蜜枣全部包完。

第三步：鸡蛋清放碗内，放入糯米粉，调拌后，将卷好的蜜枣放入糯米浆内蘸匀。

第四步：炒锅放花生油烧至五成热，将蜜枣核桃逐一下油锅炸至色黄发脆，将炸好的随即捞出，控油，待全部炸好，再全部回锅略炸，倒入漏勺内沥油，装在盘里，撒上白糖即成。

功效：

蜜枣可治疗脾胃虚弱、气血亏损引起的肌肤失调，是有名的美容食品；核桃仁能抗衰老，女子常吃，可使头发乌黑油亮，显得更年轻、更健康。

（5）莲子桂圆羹

原料：莲子100克，桂圆肉50克，枸杞6粒，红枣6颗，冰糖适量。

做法：

第一步：莲子剥去硬皮，捅去芯，用温水浸泡，并洗净，放入砂锅内加清水，先用旺火烧沸，再改为小火炖约30分钟后，捞出备用。

第二步：用一颗桂圆肉包一粒莲子仁，颗颗包好放入砂锅内加冰糖和适量水烧沸，撇去浮沫，加入枸杞和红枣，再改用小火炖至熟烂即成。

功效：

莲子含有蛋白质、淀粉、磷、铁等物质。《神农本草经》中有莲子“主补中，养神，益气力”的记载；《本草拾遗》中也记载，莲子可“令发黑，不老”；桂圆肉、枸杞和红枣益心脾，补气血，安神。以上食材配成此菜，常食可乌发，使女性常显年轻、美丽。

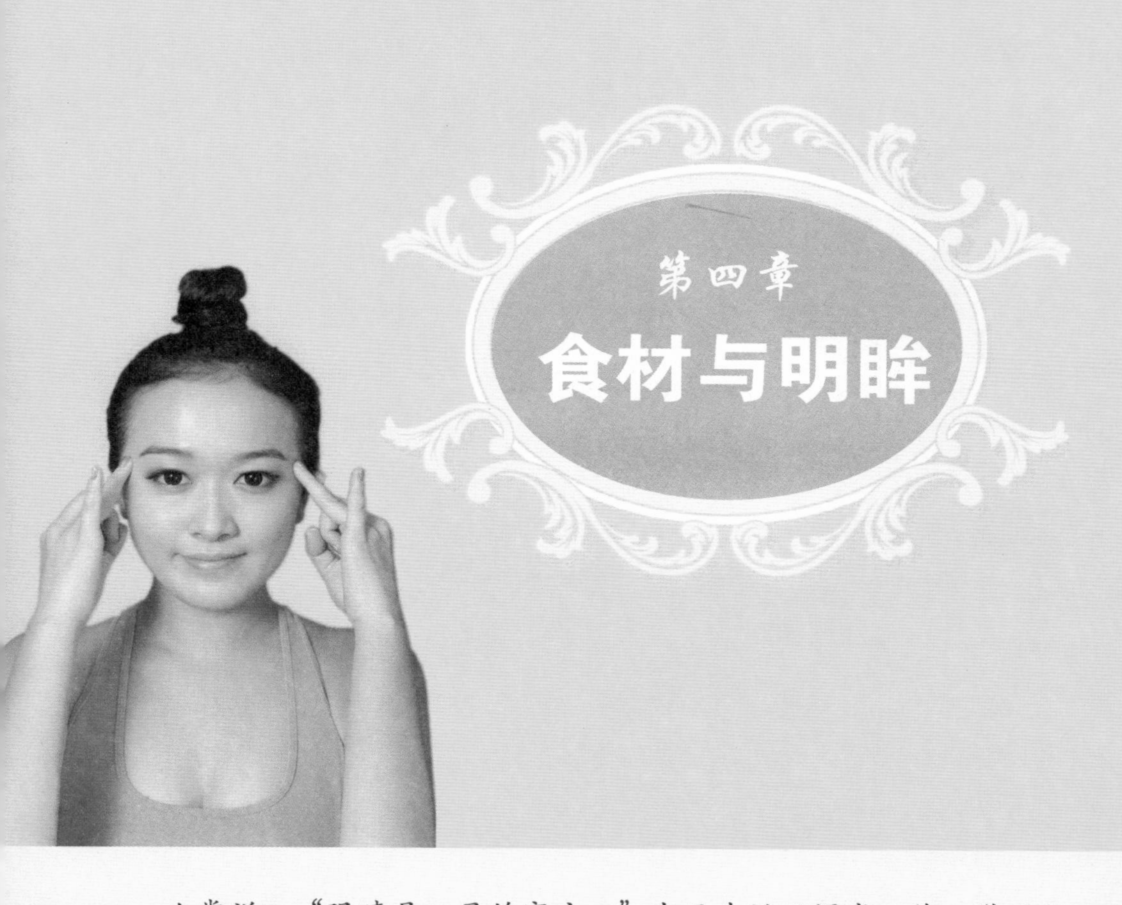

第四章 食材与明眸

人常说：“眼睛是心灵的窗户。”由于生活习惯或工作、学习环境的原因，眼睛干涩、视疲劳等问题困扰着众多女性朋友，除注意用眼卫生外，“吃”也能让你的眼睛清澈、灵动起来。别犹豫，快来一起认识认识这些食材吧。

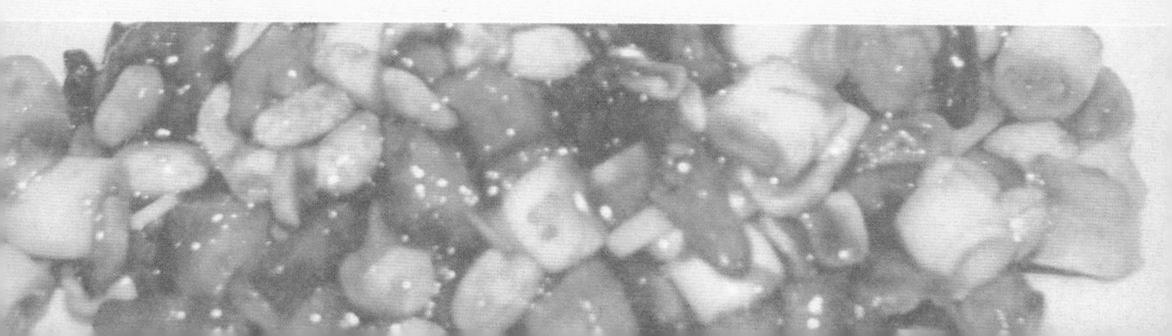

1. 荠菜

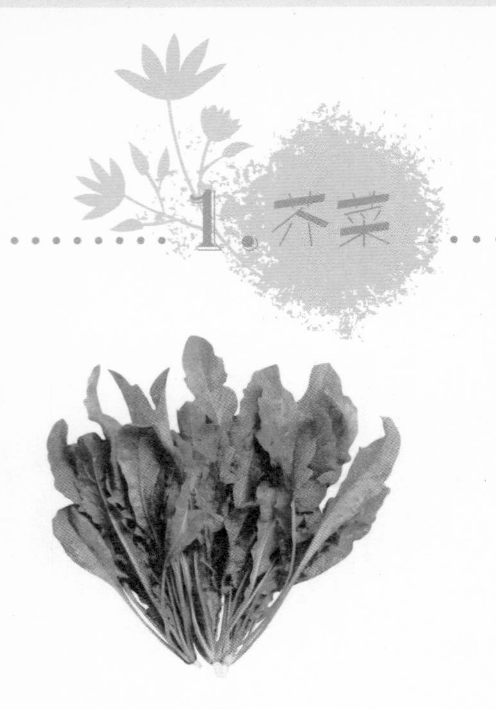

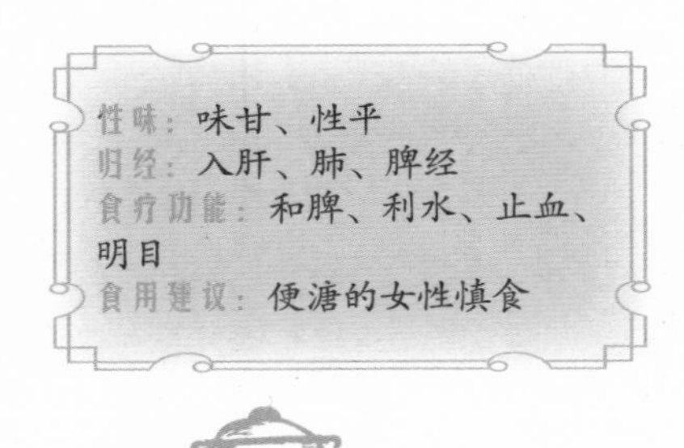

◎主要营养成分

蛋白质、脂肪、糖类、胡萝卜素、维生素B_1、维生素B_2、维生素C、钙、磷、铁、黄酮苷、胆碱、乙酰胆碱、尼克酸。

◎明目原理

《日用本草》载，荠菜可“凉肝明目”。维生素B_2是视网膜的组成成分之一，当人体缺乏这一维生素时，会导致眼睛畏光、流泪、烧疼及发痒、视觉疲劳、眼帘痉挛，荠菜含有丰富的维生素B_2，可有效缓解上述症状；荠菜中含有的微量元素钙，具消除眼睛紧张的作用，从而改善视觉疲劳；维生素C是组成眼球水晶体的成分之一，如果缺乏维生素C就容易患水晶体混浊的白内障病，荠菜中的维生素C则为眼部补充了这一营养素。

◎吃法

荠菜饺子

原料：饺子皮适量，肉末50克，荠菜100克，虾米10克，紫菜5克，香油、盐、味精、白糖、料酒、酱油、鲜汤各适量。

做法：

第一步：将荠菜洗净放沸水锅内烫一下，捞入凉水内过凉，挤干水分切碎；肉末放入碗内，加盐、香油、味精、白糖、料酒及少许清水，顺同一方向搅拌上劲后，加入荠菜调和成馅。

第二步：取饺子皮放在左手掌上，挑入适量馅心，合拢捏成饺子。

第三步：锅中加鲜汤烧沸，下入饺子煮开，再放入虾米、紫菜一起煮至饺子熟即成。

功效：和脾、利水、止血、明目。

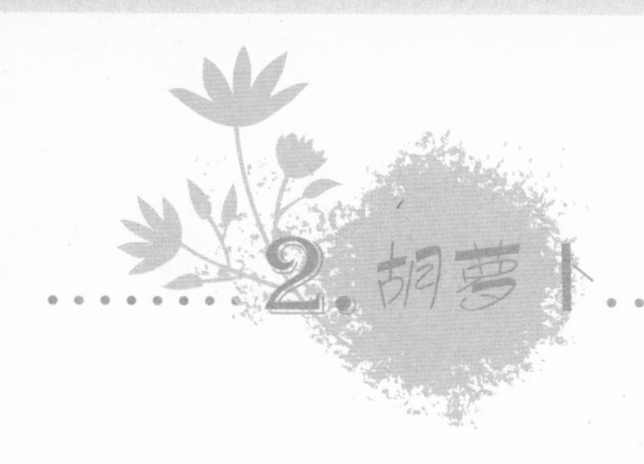

2. 胡萝卜

性味：味甘、性平
归经：入肺、脾经
食疗功能：健脾消食、行气化滞、明目
食用建议：体弱气虚的女性不宜食用

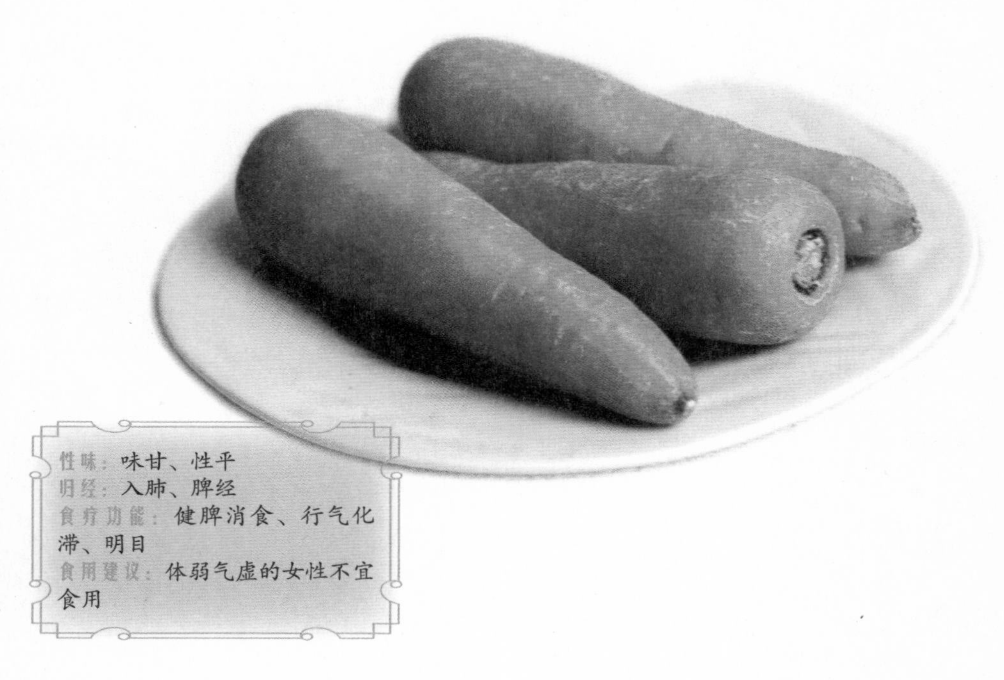

◎主要营养成分

蛋白质、糖类、维生素A、维生素B_1、维生素B_6、维生素B_{12}、维生素C、β-胡萝卜素、花青素、茄红素、膳食纤维、镁、钙、磷、铁、锌、钾等。

◎明目原理

胡萝卜含有的β胡萝卜素是维生素A原，被人体吸收后，能转化为维生素A，维持正常视觉，防治夜盲症；同时给眼膜供给养分，避免角膜干燥，预防干眼病，达到明目的效果。

◎吃法

宫保肉丁

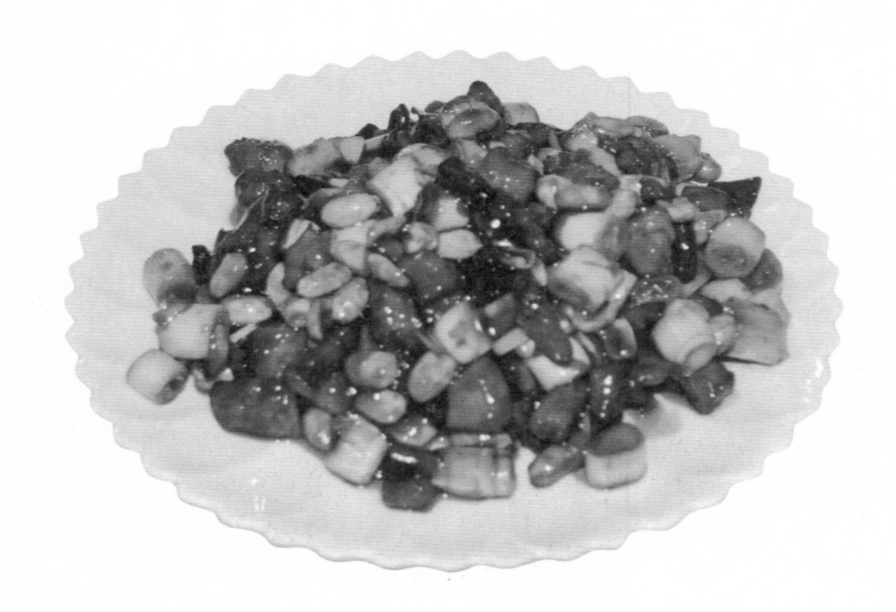

原料：胡萝卜1根，猪瘦肉100克，花生米20克，干辣椒3个，淀粉5克，酱油、醋、料酒各5克，盐、植物油、味精、姜片、葱末、香菜段、白糖各少许。

做法：

第一步；将猪瘦肉洗净，切成丁，用一部分盐、酱油、淀粉和水拌匀；将胡萝卜、青椒洗净，切丁；花生米炸脆。

第二步：将盐、酱油、白糖、醋、料酒、味精、淀粉加水调成计。

第三步：将油锅烧热，放入瘦肉丁炒散，同时将姜片、葱末入锅快炒，加入调味汁翻炒，起锅，将炸脆的花生米和青椒丁、胡萝卜丁放入，装盘后撒上香菜段即可。

挑选小窍门

优质胡萝卜外表光滑，没有伤痕和虫眼，在选购时，以细小、颜色呈紫红色者为佳，因为这一类胡萝卜不仅含糖量多、口感好，其胡萝卜素和番茄红素也较红色或橙黄色胡萝卜要高，营养价值好。

功效：

补血止血、健脾明目。特别适宜于肝肾阴虚、阴虚火旺、肝阳上亢导致的眼睛干涩、充血。

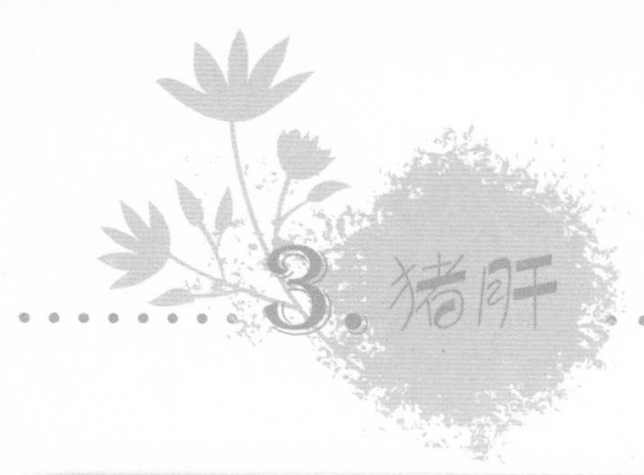

3. 猪肝

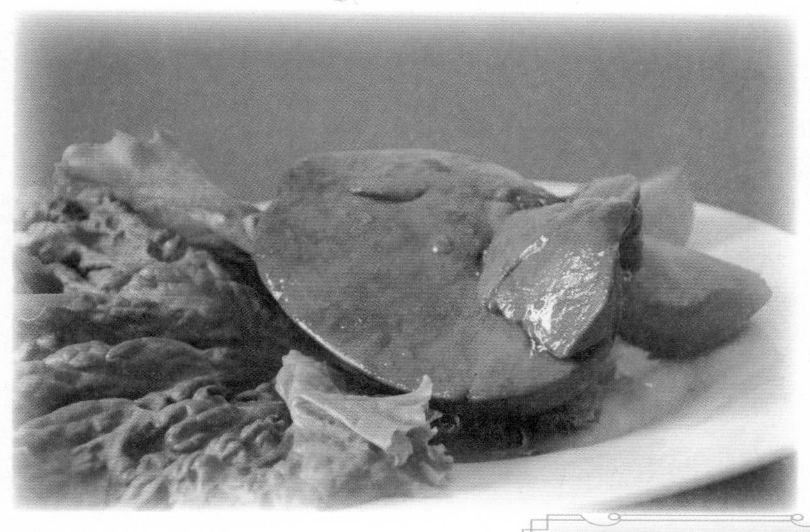

性味：味甘、苦，性温
归经：入肝经
食疗功能：补肝明目，养血安神
食用建议：患有高血压、冠心病的女性忌食

◎主要营养成分

蛋白质、脂肪、糖类、胆固醇、维生素A、维生素B_1、维生素B_2、维生素C、维生素E、钙、磷、钾、钠、镁、铁、锌、硒、铜、锰等。

◎明目原理

猪肝中铁质丰富，是补血食品中经常用的食物，食用猪肝可调节和改善贫血病人造血系统的生理功能；动物肝脏是维生素A的最好来源之一，猪肝中含有丰富的维生素A，具有维持正常生长和生殖机能的用处；能保护眼睛，维持正常视力，有效地防止眼睛干涩、疲劳。

◎吃法

（1）双椒炒猪肝

原料：猪肝100克，青、红尖椒半个，姜丝、蒜末、花生油、生抽、胡椒粉、苏打粉、料酒、盐、糖、味精、花椒粒、淀粉各适量。

做法：

第一步；花椒粒用水煮5分钟备用。

第二步：猪肝切薄片，用备用的花椒水煮2分钟，捞起沥干，加料酒、生抽、淀粉适量、苏打粉半匙拌匀。

第三步：青椒洗净去籽，切成大块；红椒切斜块。

第四步：炒锅入油，放入蒜末和姜丝，炒出香味后，将青椒、红椒、猪肝一起下锅炒3分钟左右，加入盐、糖、胡椒粉、味精拌炒数下，倒入水淀粉勾芡即可装盘。

功效：

补肝明目，养血；用于血虚萎黄、夜盲、目赤、浮肿、脚气等症。

（2）菠菜溜猪肝

原料：菠菜梗（根要留着）20克，猪肝100克，枸杞10粒，酱油、盐、黄酒、淀粉、姜、香油各适量。

做法：

第一步：猪肝先在碗里泡一会儿水，去掉毒素后切片，加入黄酒、酱油、淀粉在小碗里拌匀。

第二步：油烧至六成热，放入姜略炒，再加入浆好的猪肝，滑熟，看到挺起变色后捞出控油。

第三步：余油放入菠菜梗略炒，再倒入猪肝加盐、水、枸杞，一起烧沸（去掉猪肝毒素），最后起锅，淋上些香油。

功效：

明目，防止因缺乏维生素B_2引起的眼睛干涩；猪肝和菠菜同食，还可预防和治疗缺铁性贫血。

挑选小窍门

猪肝在加工后很难分辨是否为病死肉，因此最好少买熟肉制品。新鲜生猪肝有光泽，其颜色呈褐色或紫色，表面或切面没有水泡，用手接触可感到非常有弹性。若猪肝没有光泽，颜色也暗淡，其表面起皱、萎缩、有异味，说明已经不新鲜了，购买时需慎选。

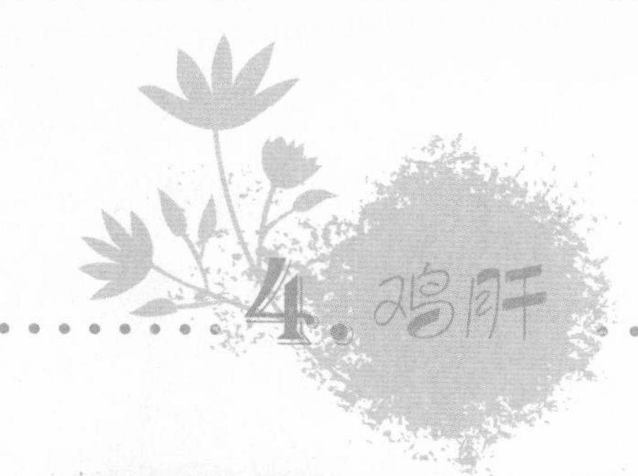

4. 鸡肝

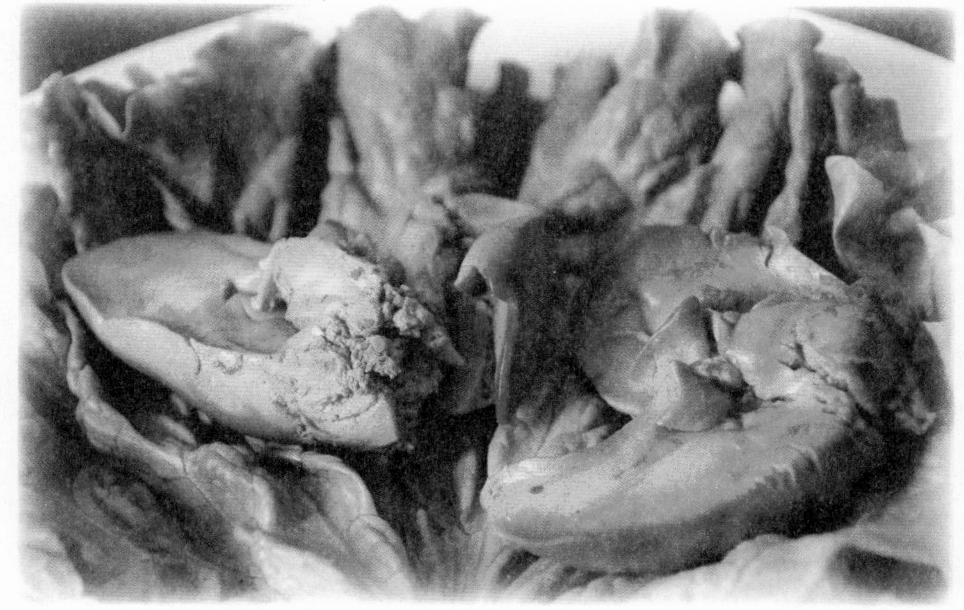

性味：味甘、性微温
归经：入肝经
食疗功能：补肝肾
食用建议：患有肝病、高血压和冠心病的女性慎食

◎主要营养成分

蛋白质、脂肪、糖类、膳食纤维、维生素A、维生素B_1、维生素B_2、维生素B_3、胡萝卜素、维生素E、钙、镁、铁、锰、锌、钾、铜、磷、钠、硒等。

◎明目原理

同猪肝一样，鸡肝中含有的维生素A对眼睛的发育有十分重要的作用，可合成视网膜视杆细胞感光物质，辅助治疗多种眼疾，提高眼睛的抗病能力和预防夜盲。

◎吃法

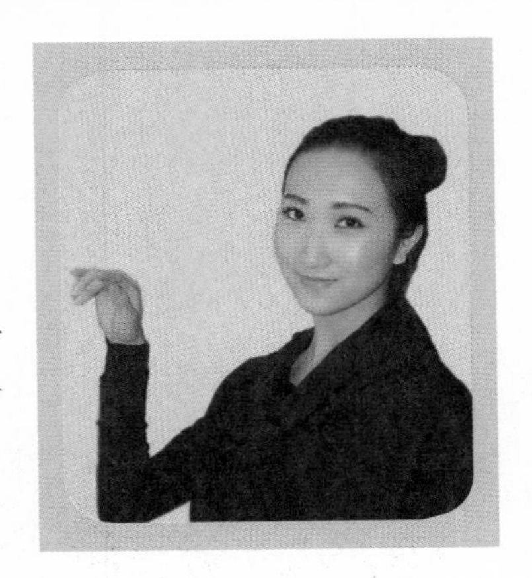

煸炒鸡肝

原料： 芹菜10克，红椒1个，鸡肝100克，洋葱半个，香芹10克，生抽、盐、料酒、葱、姜、蒜各适量。

做法：

第一步：芹菜、红椒切段，葱花、姜蒜切末，香芹切段、洋葱切丝。

第二步：鸡肝去筋膜切片，用料酒腌渍。

第三步：锅一定要烧热，在锅中放油，下入葱、姜、蒜煸香。

第四步：放入鸡肝片，迅速爆炒出香味。

第五步：放入芹菜段、红椒段继续煸炒。

第六步：盖上锅盖，改小火稍微焖1分钟左右，锁住水分和营养，可以使鸡肝更为鲜嫩多汁。

第七步：最后加盐、生抽调味，别忘了放入香芹段、洋葱，翻炒均匀即可出锅。

挑选小窍门

新鲜鸡肝充满弹性，有着扑鼻的肉香，颜色为淡红、土黄或灰色。而不新鲜或变质者边角干燥，有腥臭等异味。而颜色呈黑色、鲜红色的鸡肝，或是酱腌，或是加了色素，选购时需仔细辨认。

功效：

维持正常视力，防止眼睛干涩、疲劳。

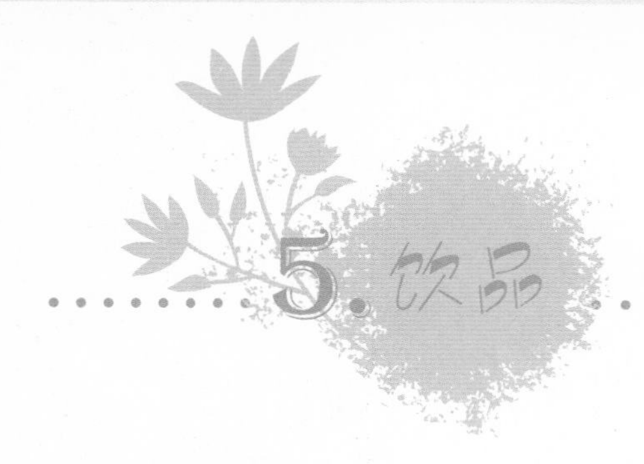

5. 饮品

（1）金银花饮

原料：金银花10克，车前叶10克，霜桑叶10克，白芷10克。

做法：

将上述食材放入锅内，加水适量，煎汤，再加入白糖适量。

功效：

能祛风清热，可治外感风热之目赤肿痛、多泪等。

（2）菊槐绿茶

原料：菊花3克，槐花3克，绿茶3克。

做法：

将上述食材放入杯中，以沸水冲泡5分钟即可。

功效：平肝潜阳，清热明目。

（3）黑豆核桃饮

原料：黑豆500克，核桃仁500克。

做法：

第一步：黑豆炒熟后待冷，磨成粉。

第二步：核桃仁炒微焦去衣，待冷后捣如泥。

第三步：每次食用时，取以上两种食材各1匙，冲入煮沸的牛奶1杯后加入蜂蜜1匙。

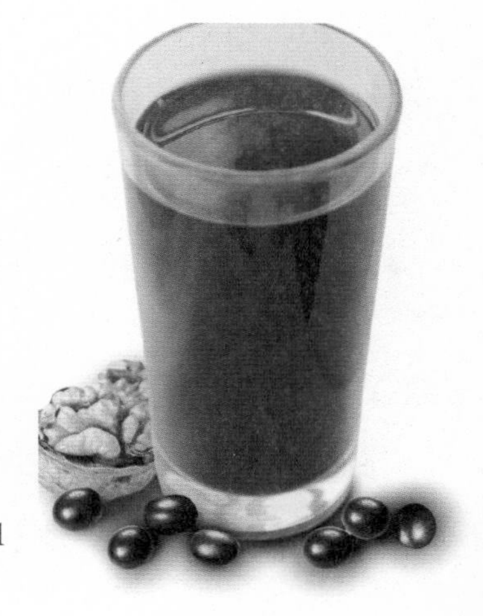

功效：

能增强眼内肌力，加强调节功能，改善眼疲劳的症状；早晨或早餐后服食效果更好。

（4）山楂决明子茶

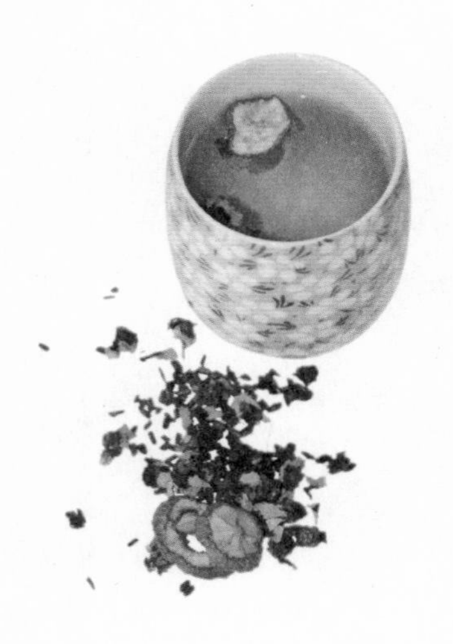

原料： 山楂15克，决明子10克，菊花5克。

做法：

决明子略捣碎后，加入菊花、山楂，以沸水冲洗，加盖焖约30分钟，即可饮用。

功效：

主治头部晕眩，目昏干涩，视力减退。

（5）明目茶

原料： 桑叶、菊花、谷精草、密蒙花各6克。

做法： 泡茶饮用。

功效：

有疏散风热、清肝明目之效；宜于急性结膜炎、风热目赤肿痛、头胀痛的女性。

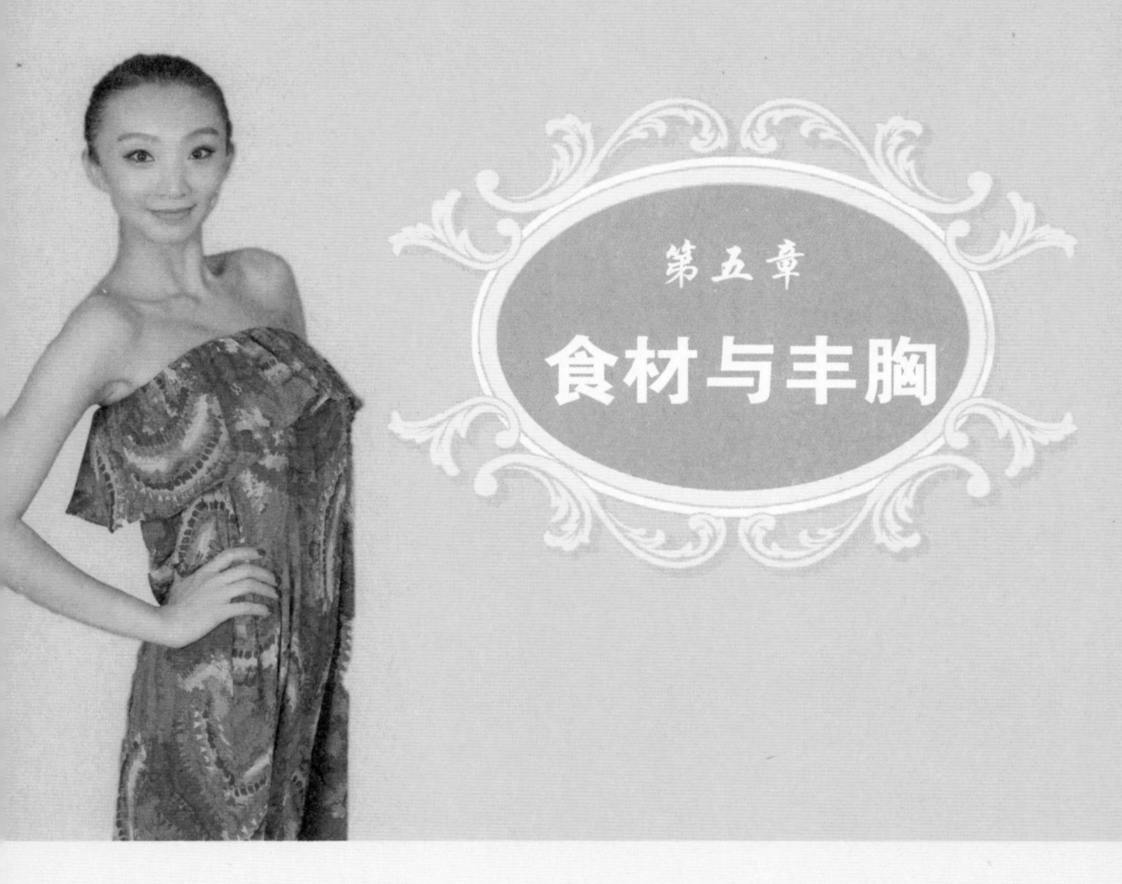

第五章

食材与丰胸

丰满的胸部是性感女人的象征，于是女人们纷纷迷上了丰胸，但是她们想隆胸又觉得不安全，例如吃丰胸丸，花了大钱又没效果；做隆胸手术，更让她们备受皮肉之苦。因此我们特别推荐以下丰胸食材，坚持下去，相信你在享受美食的同时，同样可为你的性感加分哦。

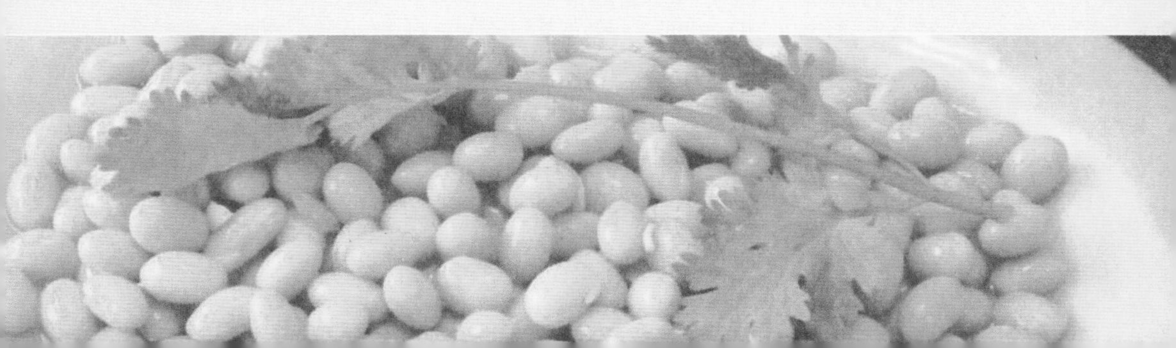

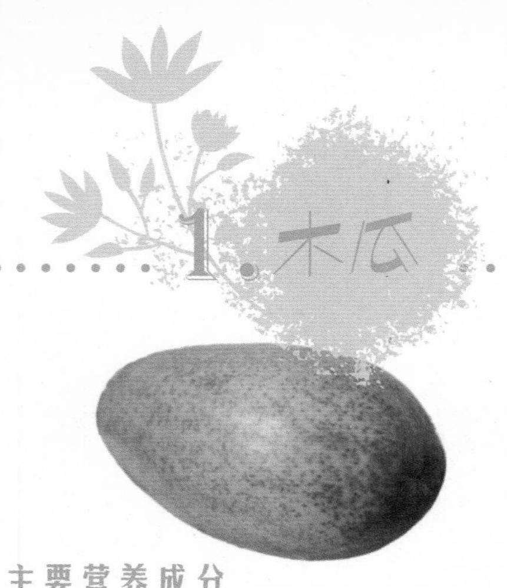

1. 木瓜

性味：味酸，性温
归经：入肝经
食疗功能：助消化、消暑解渴、润肺止咳
食用建议：患有肝病、高血压和冠心病的女性慎食

◎主要营养成分

木瓜酵素、木瓜蛋白酶、凝乳蛋白酶、β-胡萝卜素、维生素A、维生素B_1、维生素B_2、维生素C，并富含17种以上氨基酸及钙、铁等多种营养元素。

◎丰胸原理

木瓜内所含的木瓜酵素（青木瓜的木瓜酵素是成熟木瓜的两倍左右），不仅可分解蛋白质、糖类，更可分解脂肪；木瓜中丰富的木瓜酶对乳腺发育很有益，而木瓜酵素中含丰富的丰胸激素及维生素A等养分，能刺激女性荷尔蒙分泌，并能刺激卵巢分泌雌激素，使乳腺畅通，从而达到丰胸的效果。

◎吃法

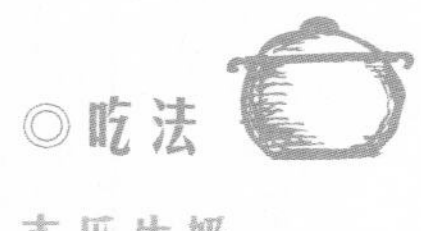

木瓜牛奶

原料：木瓜150克，牛奶200毫升，香草冰淇淋（1小盒），糖1小匙（如果不太喜食甜品的话，可不加）。

做法：

木瓜去皮、切块，放入果汁机中，加入200毫升鲜奶，糖、冰淇淋适量，用中速搅拌几分钟即可。

> **挑选小窍门**
>
> 木瓜在挑选时，需要以自己想要生吃或煲汤而定。若以口感而论，应选择全部黄透的熟木瓜，用手轻按，有一点软的感觉为好，其口感佳；若要煲汤，则以青木瓜为首选。借助瓜蒂可以辨别木瓜的新鲜程度。新鲜木瓜的瓜蒂，会流出像牛奶一样的液汁；而不新鲜的木瓜瓜蒂呈黑色。

功效：

木瓜酵素能促进肌肤代谢，排除毛孔中堆积的皮脂及老化的角质，加之鲜奶中的钙质，不仅可以调经益气，还能让胸部变得更加丰满坚挺。

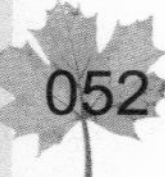

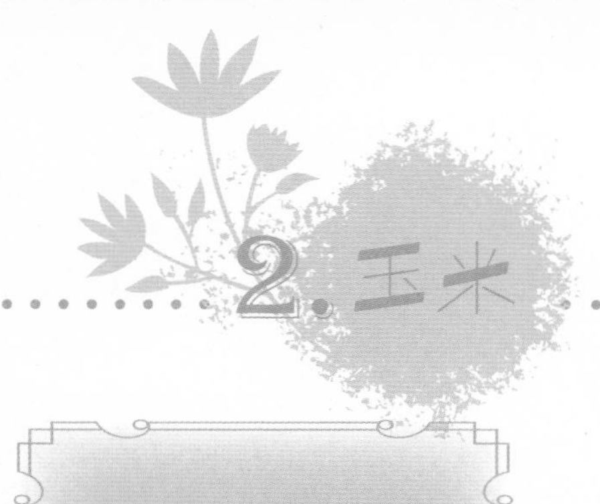

2. 玉米

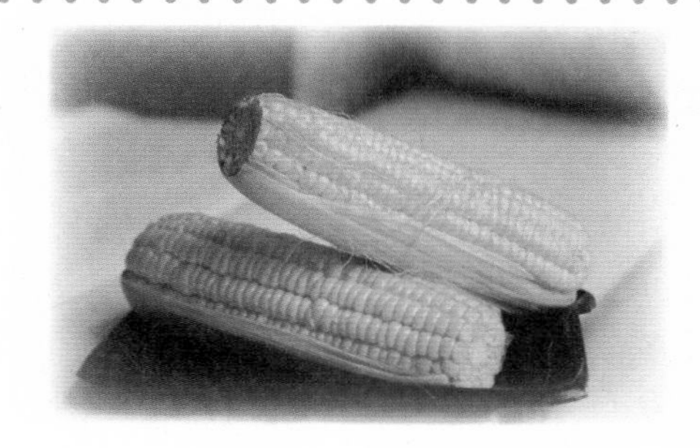

性味：味甘、性平
归经：入胃、膀胱经
食疗功能：调中开胃、益肺宁心
食用建议：忌和田螺、牡蛎同食

◎主要营养成分

糖类、脂肪、蛋白质、钙、磷、镁、铁、硒及维生素A、维生素B_1、维生素B_2、维生素B_6、维生素E和胡萝卜素等。

挑选小窍门

优质的玉米味淡色黄，表面光滑，无酸、霉等异味。选购玉米时，以新鲜的玉米为宜，少选择冷冻的玉米。嫩玉米水分多，相对老玉米要清甜、香软；老玉米淀粉多，味浓，可根据个人口味挑选。

◎丰胸原理

玉米属于莴苣类蔬菜，其丰胸效果和胶质不相上下，其含丰富的维生素A，可刺激女性体内荷尔蒙的分泌；玉米中大量的B族维生素和维生素E，能促进雌激素的合成，促进乳房发育。

◎吃法

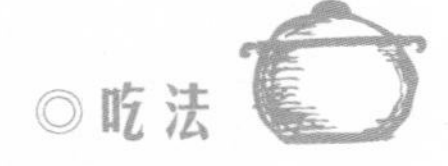

（1）玉米炖排骨

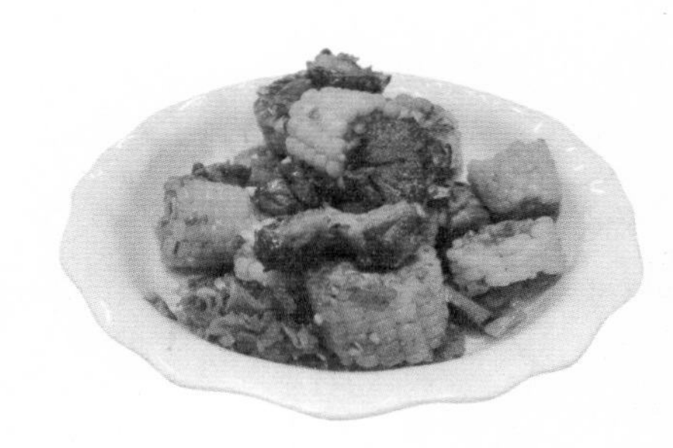

原料：肋排100克，老玉米半根，架豆20克，小土豆1个（约50克），胡萝卜1/3根，南瓜20克，长茄子1/3根，料酒、八角、花椒、桂皮、大葱、姜片、油、盐各适量。

做法：

第一步：肋排用流动的水冲洗干净，再剁成5厘米长的小段，随后放入凉水中煮沸约5分钟，去除血沫后捞出沥干水分待用。

第二步：土豆和胡萝卜洗净去皮，切片。长茄子洗净，带皮切成3厘米大小的菱形块。

第三步：老玉米切成1厘米厚的圆段。南瓜去籽带皮切成3厘米大小的滚刀块。架豆洗后去筋，掰成两半。

第四步：中火烧热锅中的油，待烧至五成热时（将手掌置于炒锅上方，能感到有热气升腾），将八角、花椒、老姜片、大葱段和桂皮放入爆香，翻炒出香味。

第五步：将肋排小段、胡萝卜片、土豆片、南瓜块、架豆和老玉米放入锅中翻炒均匀，随后加入适量的水，大火烧沸后放入料酒，转小火盖上盖子炖约40分钟。

第六步：最后将茄子块放入继续炖煮15分钟后放入盐即可。

功效：

除了玉米的功效外，这款汤中的南瓜、胡萝卜在限制高脂饮食的同时，还能预防乳腺癌的发生；此汤在益气养血、通乳、丰胸的同时，还能有效改善乳房下垂。

专家提醒：在排骨炖熟之前不要放盐，以免让排骨肉质变硬，不易煮烂。盐的量不宜过多，保持汤口味的清淡，更有利于女性美容养生。

（2）玉米蜂蜜饮

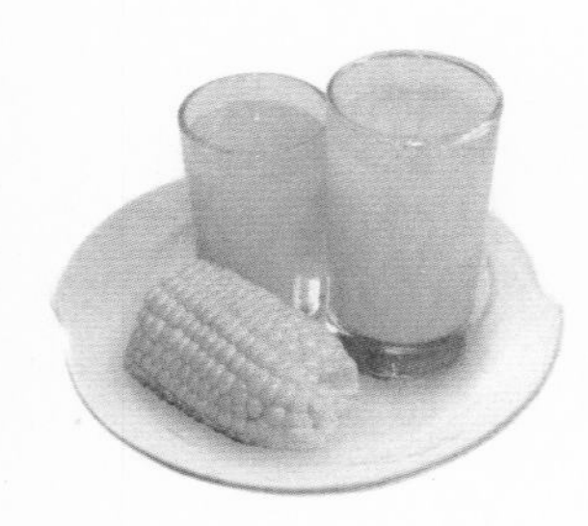

原料：玉米粉2匙，牛奶1匙，麦片1匙。

做法：

将材料用开水冲饮即可。

功效：每日早晚各一次；适宜熟女丰胸。

（3）香甜玉米粥

原料：玉米粉、粳米各50克。

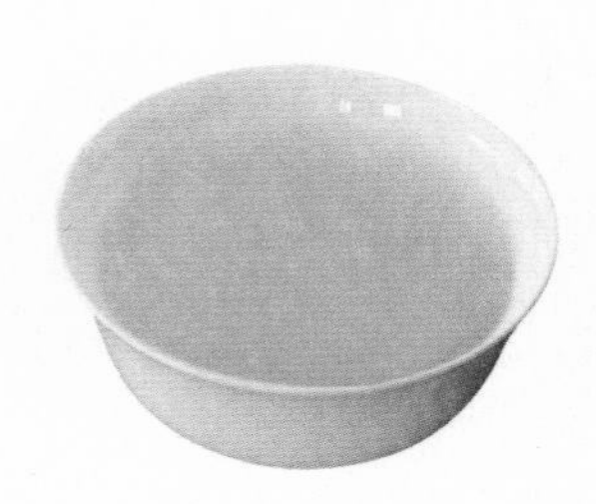

做法：

先将玉米粉加清水适量调匀，待粳米煮粥将成时加入，同煮至稠即可。

功效：

每日服食1～2次，丰胸的同时还能瘦身，特别适合于瘦身加丰胸的朋友。

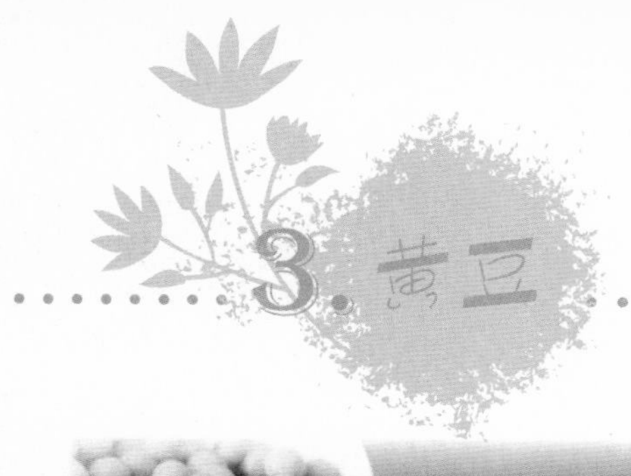

3. 黄豆

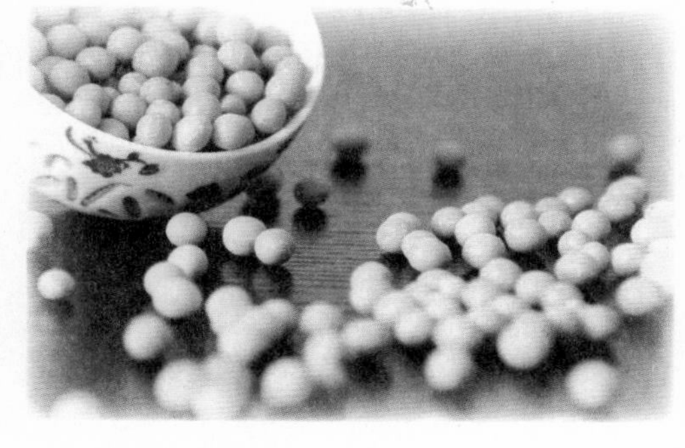

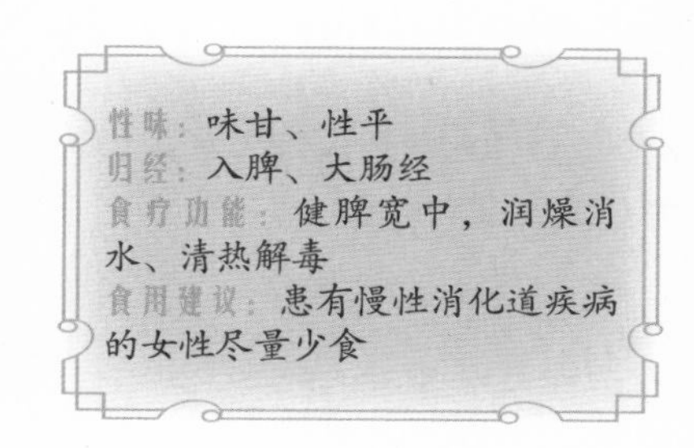

◎主要营养成分

蛋白质、脂肪、糖类、钙、磷、铁、胡萝卜素、卵磷脂、大豆皂醇、维生素A、维生素B、维生素C、维生素D、维生素E等。

◎丰胸原理

黄豆、青豆和黑豆都是有名的丰胸食品，不仅富含蛋白质、卵磷脂，还含有"植物雌激素"与"异黄酮类"等物质，能有效提高体内雌激素的水平，促进乳房发育和成熟，从而保持乳房的青春美感，起到丰胸的效果。

◎吃法

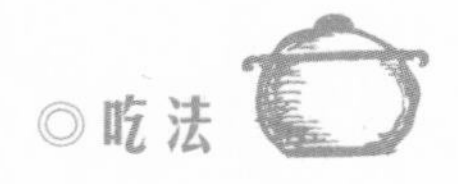

（1）水煮黄豆

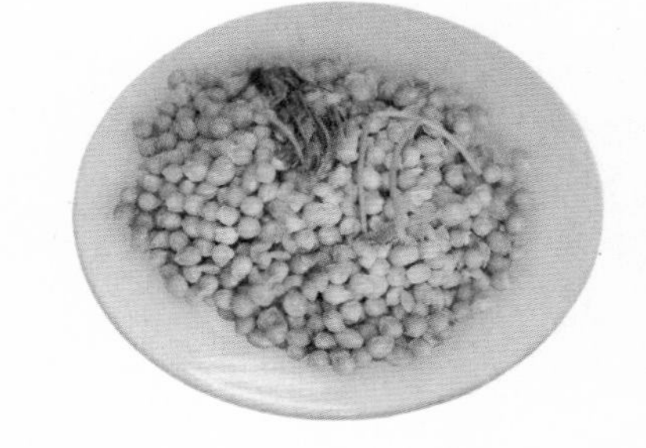

原料：黄豆100克，葱丝、姜丝、酱油、红葡萄酒、白糖各适量。

做法：

首先将黄豆洗净，泡水12小时，泡涨后，放锅中煮熟捞出。炒锅烧热，加入适量油，倒入葱、姜、黄豆，翻炒一会儿，放入白

糖、葡萄酒、酱油，煮开，改小火焖一会儿，再大火收汁，盛出，晾凉即可。

功效：丰胸、美颜。

（2）黄豆炖鸡翅

原料：黄豆100克，鸡翅50克，盐、味精、料酒各适量。

做法：

首先，将黄豆、鸡翅放入砂锅，加入适量高汤，用小火炖熟，最后用盐、味精、料酒调味后即食。

功效：

黄豆、绿豆都是著名的丰胸食品，不仅富含蛋白质、卵磷脂，还含有“植物雌激素”。

挑选小窍门

优质的黄豆鲜艳有光泽，颗粒饱满，整齐均匀，无破瓣、缺损、虫害、霉变及挂丝等现象。潮湿的黄豆不易贮存，可用牙咬豆粒，若发音清脆，成碎粒，表明为干燥黄豆，是选购的最佳对象。

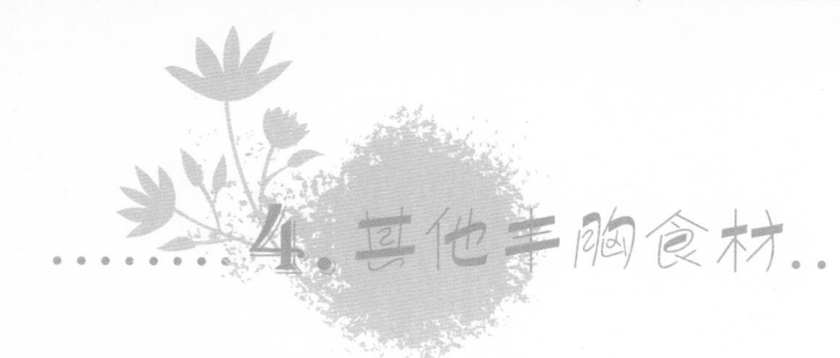

4. 其他丰胸食材

（1）橙、葡萄、西柚及番茄等含维生素C的食物，可防止胸部变形。

（2）芹菜、核桃及红腰豆等含维生素E的食物，有助胸部发育。

（3）椰菜、椰菜花及葵花籽油等含维生素A的食物，能刺激女性荷尔蒙分泌，促进乳房发育。

（4）牛肉、牛奶及猪肝等含维生素B的食物，有助于雌激素的合成，从而促进乳腺发育。

（5）多吃海产食品，如虾贝类等，其所含的锌是制造荷尔蒙的重要元素，并能促进葡萄糖的吸收，在乳房等部位产生脂肪，达到丰胸效果。

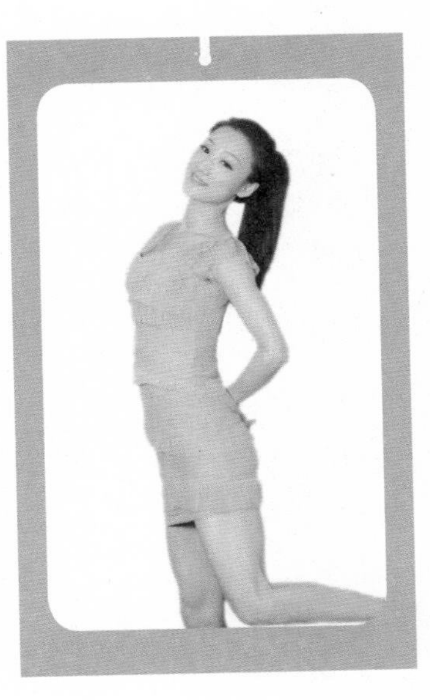

（6）蜂王浆——连续服用数月，即能有一定的丰胸功效，因为蜂王浆有刺激荷尔蒙分泌的功用。

（7）中药材方面，有助于丰胸的有当归、人参、枸杞、淮山药、蒲公英。

（8）酒酿蛋：酒酿中加入煮好的蛋，再加入一点糖，月经来前早晚吃一碗，养颜又丰胸。主要是甜酒酿含有糖化酵素，是天然的荷尔蒙，而营养丰富的蛋也是热量来源。

（9）富含胶质的食品物如海参、猪蹄、蹄筋等，也是丰胸圣品。

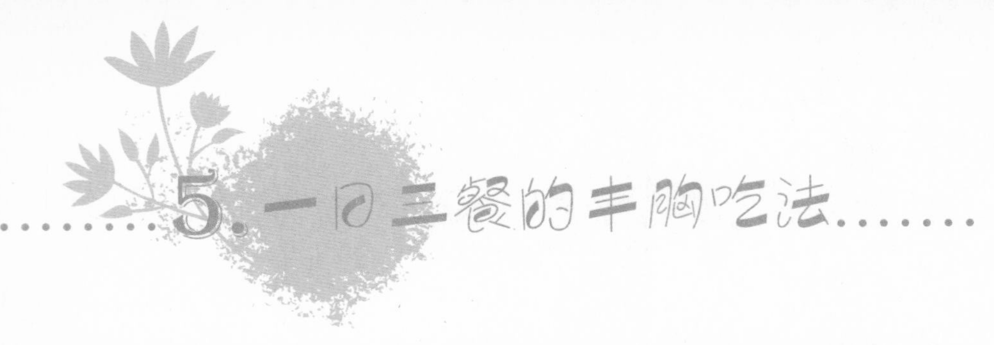

5. 一日三餐的丰胸吃法

怎样吃东西才能让胸部更健美呢？在这里我们给不同年龄段的女性朋友推荐了不同的丰胸套餐，有时间的话不妨尝试一下，效果可是很神奇的哦！

（1）12~18岁的女性

可以多吃一些富含维生素E、维生素B、蛋白质以及能促进性激素分泌的丰胸食品，从而达到胸部健美的目的。此时不妨食用下列丰胸食谱：

早餐：牛奶麦片粥

原料：牛奶、麦片各适量。

做法：

将两种原料以小火拌煮约10分钟，待麦片膨胀即可熄火。

功效：

牛奶麦片粥富含钙质和高蛋白的牛奶及麦片，不但可以丰胸，做法也很简单方便。

午餐：猪尾凤爪香菇汤+黄芪红枣茶

猪尾凤爪香菇汤

原料：猪尾1只，凤爪3只，香菇3朵，盐适量。

做法：

香菇泡软、切半，凤爪对切。猪尾切块并汆烫。将以上备妥之原料一起放入水中，并用大火煮滚再转小火，约炖1小时，再加入少许盐即可。

功效：

猪尾和凤爪皆含丰富的胶质，对丰胸很有帮助，即使是只喝汤，效果也很不错。

黄芪红枣茶

原料：黄芪3～5片，红枣2粒。

做法：

用滚水200毫升冲泡，温热时饮用。

功效：

黄芪含有丰富的卵磷脂及蛋白质；红枣能生津调节内分泌，促进第二性征发育，二者搭配到一起，能起到很好的丰胸效果。一般喝半个月停半个月。

晚餐：羊肝焖黄鳝

原料：羊肝20克，黄鳝50克，黑枣5克，

花生6克，生姜片、酱油各适量。

做法：

羊肝切片，黄鳝切段，加味料腌20分钟，然后用油爆羊肝及黄鳝，加入黑枣、花生、生姜片、调味酱油等，焖熟即食，每晚食一次。

功效：

此道菜能补充维生素E、维生素B、蛋白质，促进性激素分泌，从而达到乳房健美的目的。

（2）18~30岁的女性

这一时期的女性往往体形偏瘦，胸部脂肪积聚也较少，故胸部不够丰满。此时应多吃一些热量高的食物，如蛋类、肉类、豆类和含植物油的食品。此种丰胸食谱有：

早餐：当归花生枸杞粥

原料：小米100克，当归片10克，花生10粒，枸杞15粒。

做法：

当归洗净，花生仁切碎，枸杞洗净，小米微淘加入适量的水，将当归、花生、枸杞加入小米锅内，煮开后改小火熬20分钟即可。

功效：

当归入汤，可以治疗血虚引起的头昏、眼花、心慌、疲倦、面少血色、脉细无力等症状，如果再加入红枣，补养气血的功效更强；加之当归、枸杞和花生都是丰胸食材，小米中含有丰富的膳食纤维，是女性朋友减肥丰胸养颜的佳品。

午餐：木瓜炖鱼

原料：青木瓜半颗，鲜鱼1尾（最好是适合熬汤的鲫鱼），盐适量。

做法：

将木瓜洗净并切块，再放入水中熬汤，先以大火煮滚，再转小火炖约半小时，将鱼切块，放入一起煮至熟，加盐即可。

功效：

青木瓜对胸部发育有很大的帮助，也可依自己的喜好，搭配肉类等。

晚餐：玫瑰猪肝汤

原料：玫瑰花3朵，猪肝100克，橄榄油、料酒、太白粉、盐、葱、姜各适量。

做法：

将玫瑰花放入锅内，加3碗水，煮5分钟出味后，熄火，去渣留汤。猪肝洗净，切成薄片，加太白粉拌匀，葱洗净切段。再将汤汁煮沸，滴数滴橄榄油，放入猪肝、葱、姜，快火煮片刻，加入盐、料酒调味即可。

功效：可以丰胸，还能调理经期，疏肝解郁。

（3）30岁以上的女性

女性过了三十岁以后，胸部就开始

下垂，除了注意睡姿、采取按摩等方法纠正外，丰胸食谱为：

早餐：木瓜牛奶蒸蛋

原料： 新鲜木瓜半个，鸡蛋2个，红糖（如果没有红糖就用白糖）1小勺，牛奶。

做法：

第一步：木瓜切块，平铺碗底。

第二步：鸡蛋加红糖打散。

第三步：牛奶用微波炉稍微加温，加入蛋液内（牛奶和蛋液的比例大概是1∶4）。

第四步：把牛奶和打好的蛋液倒入装木瓜的碗里，放入锅内蒸，水开后大概蒸10分钟即成。

功效：

牛奶和鸡蛋，都是营养极高的食品，它们和丰胸的最佳水果木瓜搭配，在丰胸养颜的同时，也让你享受早间美；此餐需坚持每天吃才有效果哦。

午餐：海带煨鲤鱼

原料： 鲤鱼100克，海带50克，猪蹄半只，花生20克，绿豆10克，葱、姜、油、盐、料酒各适量。

做法：

第一步：将猪蹄清洗干净，切块，入沸水中焯一下，捞出。海带洗净切条。猪蹄、海带、花生同入锅中，加水炖烂。

第二步：将鲤鱼清洗干净，切块。锅中加花生油烧热，葱、姜炝锅，入鱼块煎至半熟。

第三步：将鱼块、绿豆放入猪蹄锅中，中火煮至鱼熟，加入精盐、料酒调味，急火收汁即成。

功效：

此菜具有补充蛋白质和碘、钙等矿物质的作用，具有丰乳作用。每周吃两次。

晚餐：胡萝卜炖牛肉

原料： 胡萝卜半个，牛肉150克，盐、酱油、八角、胡椒少许，砂糖1汤匙。

做法：

胡萝卜、牛肉同时加热，再加入酱油、八角、胡椒、砂糖和盐炖至肉烂即可。

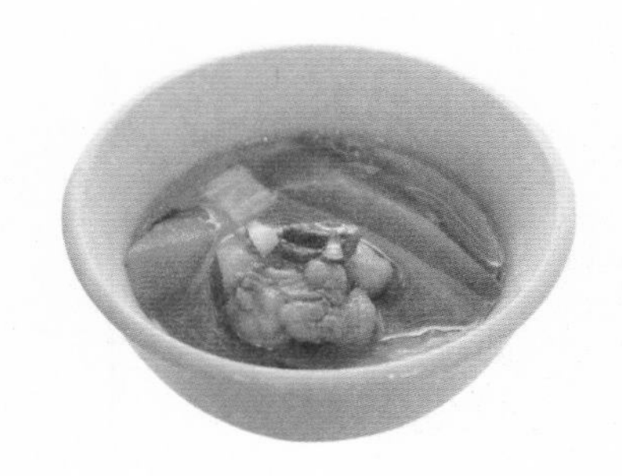

功效：

胡萝卜炖牛肉是菜谱里的常见菜，具有健身和丰胸的作用。

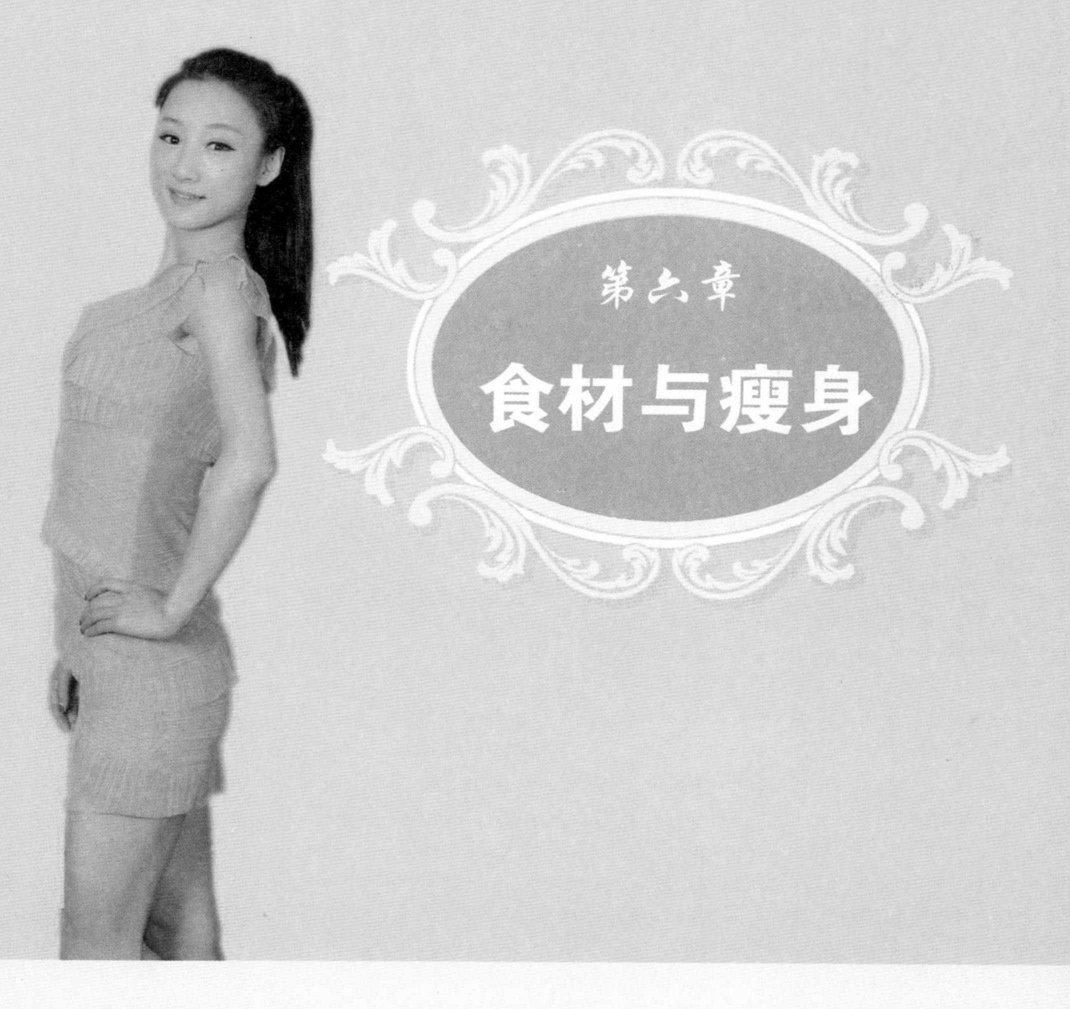

第六章 食材与瘦身

在这个以瘦为美的时代，如何瘦身，成为女人们永久不衰的话题。然而，如何才能让曼妙的身材在你身上散发出恒久迷人的光彩？那就让下面的食物，来实现你的瘦身愿望吧。

1. 冬瓜

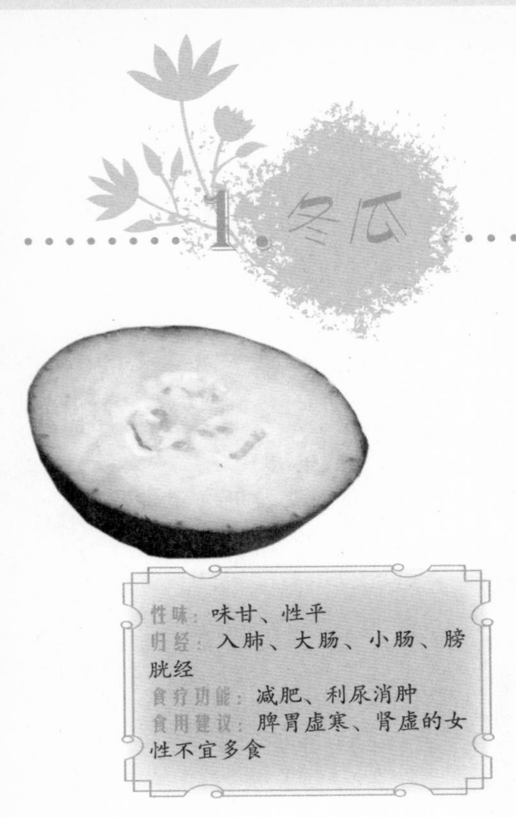

性味：味甘、性平
归经：入肺、大肠、小肠、膀胱经
食疗功能：减肥、利尿消肿
食用建议：脾胃虚寒、肾虚的女性不宜多食

◎主要营养成分

蛋白质、糖类、膳食纤维、维生素B_1、维生素C、维生素E，尤其以维生素B_1含量相当丰富。

◎瘦身原理

冬瓜与其他蔬菜不同，它不含脂肪，而且含钠量极低。钠含量低，不会造成水潴留，不含脂肪，就没有了肥胖的威胁，因此就不会使人肥胖起来。冬瓜中含有的维生素B_1可以促使体内糖类转化为热能，但不会变成脂肪，这也是冬瓜减肥的突出功效之一；另外，冬瓜富含膳食纤维，容易产生饱腹感，可以解除人在减肥时的饥饿感。

◎吃法

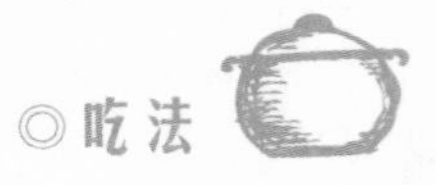

（1）消脂冬瓜汤

原料：冬瓜100克，豌豆10克，豆腐20克。

做法：

第一步：切冬瓜、豆腐：将冬瓜洗净去皮切块，豆腐切小块，豌豆洗净，备用。

第二步：锅中倒入少许底油，加入冬瓜块翻炒一会儿。

第三步：随后倒入豌豆和豆腐块，倒入清水没过菜。

第四步：待水煮开后，再煮两分钟即可关火。

第五步：加入少许盐和香油，即可食用。

功效：

可解暑除热，消除体内脂肪及胆固醇，减肥效果明显。

（2）芦荟红枣冬瓜饮

原料：冬瓜100克，芦荟3片，红枣6个，雪梨一个，蜂蜜和盐适量。

做法：

第一步：芦荟、冬瓜洗净切段，红枣、雪梨洗净切块。

第二步：将冬瓜放入锅中，加入5杯水煮开，转小火煮至熟，再加入红枣、雪梨、芦荟、蜂蜜及盐略煮即可。

功效：

此汤最能预防肥胖和消除因肝火、燥热而引起的体湿与水肿。

（3）冬瓜薏米汤

原料：冬瓜100克、水发薏米20克、姜、大葱、绍酒、味精、香葱花、熟鸡油、精盐各适量。

做法：

第一步，冬瓜刮去皮，洗净，切成5厘米长、1厘米厚的块。

第二步：薏米、大葱、姜洗净切片，葱切段。

第三步，净锅置中火上，掺清水烧开，放入冬瓜条、薏米、姜片、葱段、绍酒煮熟，拣出葱、姜，下熟鸡油、精盐、味精，再撒上香葱花即成。

功效：

冬瓜煮熟，清热利水，消肿；薏米味甘淡，甘能益脾，淡能渗湿；上述两种食材制成此道汤，其功效重在清热利水，健脾减肥。适用于身体肥胖、水肿、小便不利等症。

挑选小窍门

选购冬瓜时，以表皮光滑、没有深的划痕，墨绿色为宜。冬瓜一般个大，因此经常是切开来卖，购买时，可用手指轻轻碰一下，若手感软，表明已不是很新鲜了，应挑选稍硬一点的。

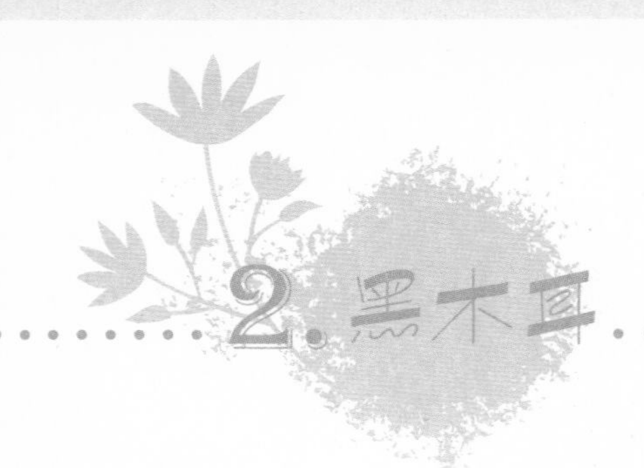

2. 黑木耳

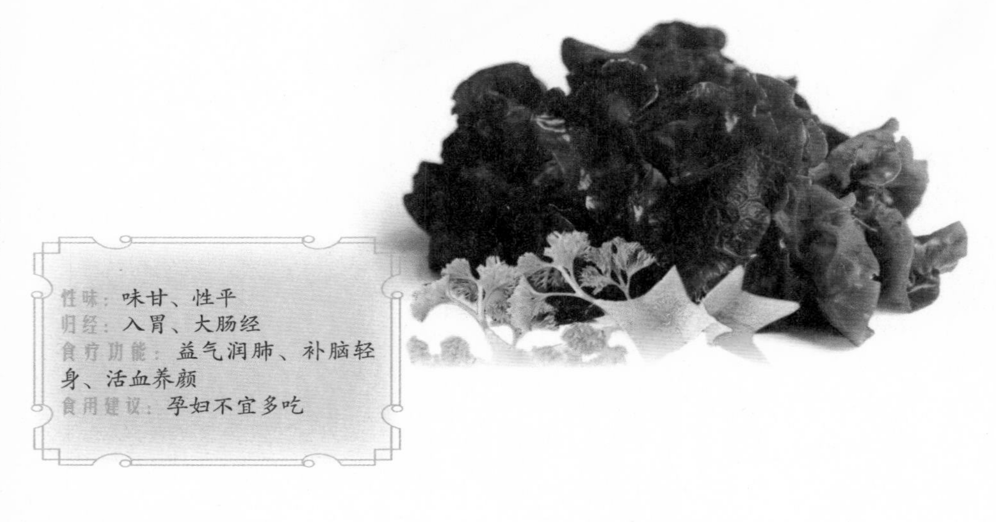

性味：味甘、性平
归经：入胃、大肠经
食疗功能：益气润肺、补脑轻身、活血养颜
食用建议：孕妇不宜多吃

◎主要营养成分

糖类、蛋白质、脂肪、植物胶质、膳食纤维、铁、钙、磷、胡萝卜素、维生素A、维生素B_1、维生素B_2、维生素B_3、维生素C、维生素E、胆固醇。

◎瘦身原理

黑木耳含有对人体有益的植物胶质以及一种叫做“多糖体”（糖分和蛋白质结合的化合物）的物质，这是一种天然的滋补剂，和黑木耳中丰富的膳食纤维共同作用，能促进胃肠蠕动而防止便秘，可将残留在人体消化系统内的灰尘、杂质等有毒、有害物质及时清除和排出，同时促使肠道脂肪食物的排泄，减少食物中脂肪的吸收，从而起到防止肥胖和减肥的作用。

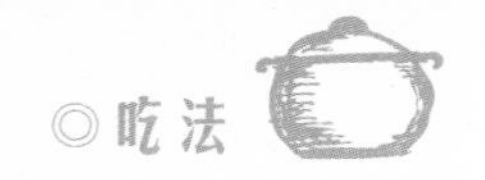

◎吃法

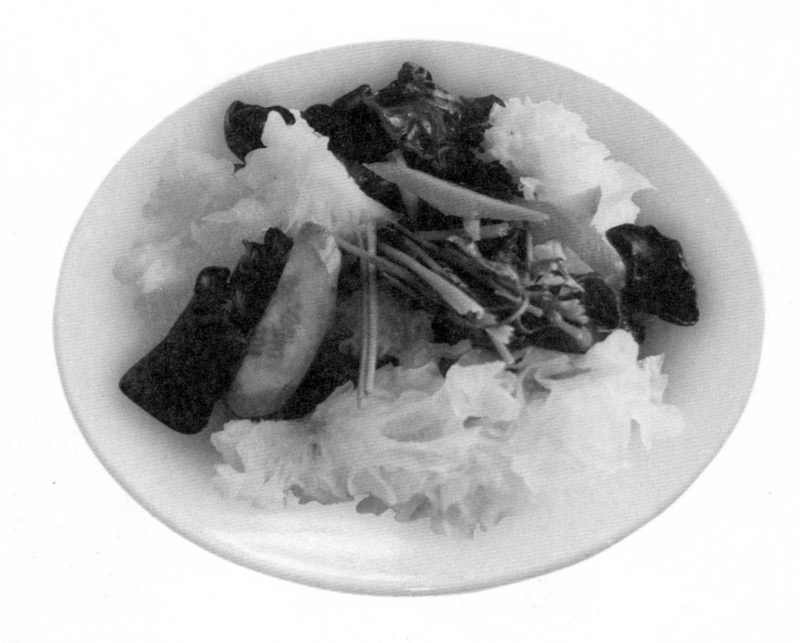

凉拌双耳

原料：水发黑木耳100克，水发银耳100克，黄瓜1/4个，胡萝卜1/4个，精盐、味精、白糖、麻油、胡椒粉各适量。

做法：

第一步：水发黑木耳和水发银耳洗净，入沸水中烫一下立即捞出，冷却后沥干装盘；黄瓜、胡萝卜洗净后切片。

第二步：取盘1个，放入精盐、味精、白糖、麻油、胡椒粉及少量冷开水，调匀后将黑木耳、银耳、黄瓜片和胡萝卜片倒入盘中拌匀即成。

挑选小窍门

优质黑木耳朵大、肉厚，表面平滑，脆而易断，无杂质和霉烂等现象，尝之有清香味。劣质黑木耳朵小且薄，表面有白色或微黄色附着物，易粘朵结块，尝时有酸、涩、咸等异味。另外，优质黑木耳放入水中后，先漂在水面，慢慢吸水后均匀悬浮在水中；假黑木耳则先沉底，然后才慢慢吸水浮起，有异味，发黏发软。

功效：

黑木耳能排毒，净化血液，银耳能美容养颜；此道凉拌菜不仅能减肥还能美容，经常吃一定会有效果。

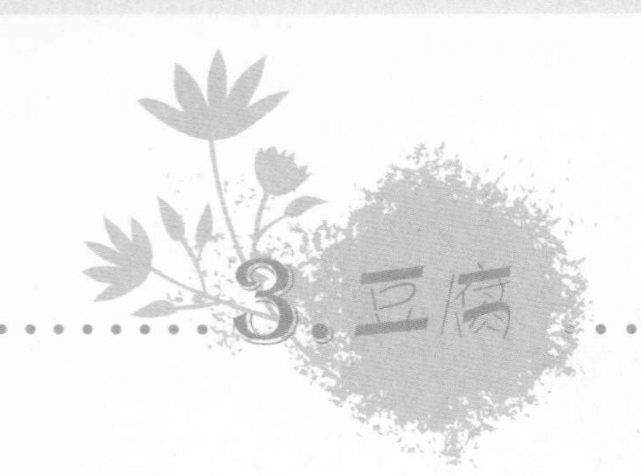

3. 豆腐

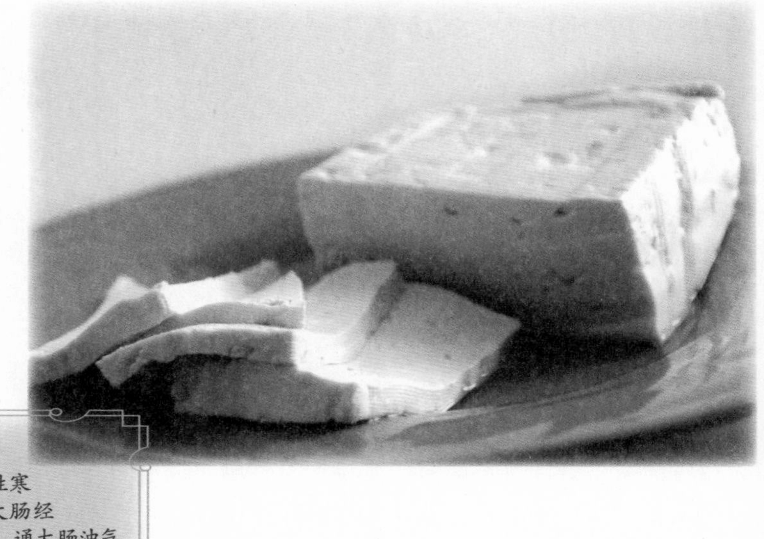

性味：味甘、咸，性寒
归经：入脾、胃、大肠经
食疗功能：调和脾胃、通大肠浊气
食用建议：忌与羊肉、柿子同食

◎主要营养成分

蛋白质、维生素B_1、维生素B_2、维生素B_3、维生素E、叶酸、钙、镁、铁、锌、钾、铜、磷、硒等矿物质，以及少量糖类和脂肪。

◎瘦身原理

豆腐中的蛋白质是优质蛋白质，容易为人体消化和吸收，不会造成肠胃负担；低热量但却容易产生饱腹感，豆腐当中含有大豆卵磷脂，能有效防止多余的脂肪堆积；B族维生素促进代谢；大豆配醣体可阻断中性脂肪（甘油三酯），瘦身效果明显。

◎吃法 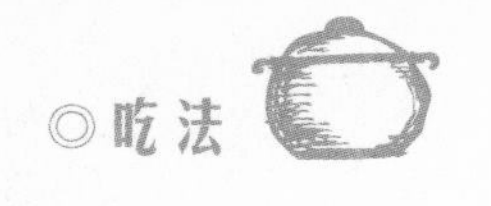

豆腐菠菜汤

原料：豆腐20克，菠菜10克，虾皮、精盐、味精、葱末、姜末、蒜片、花椒水、花生油各适量。

做法：

第一步：将豆腐切成片；把菠菜洗净，去根，切成段；将豆腐、菠菜分别用开水烫一下，捞出沥净水备用。

第二步：锅内加底油烧热，用葱、姜、蒜炝锅，添汤，放入虾皮、花椒水、精盐、豆腐片，烧开，放入菠菜，点味精，装碗即成。

功效：

菠菜营养丰富，含蛋白质、维生素及矿物质元素等多种成分；豆腐补中益气，润燥通便，配以含钙、磷质较高的鲜虾皮，既可减肥，又可很好地补充人体所需的矿物质元素。

挑选小窍门

豆腐本身是高蛋白食品，极易腐败，最好到有良好冷藏设备的场所选购。优质的豆腐应略呈黄色，过白的可能添加有漂白剂，不宜选购。在买回家，应立刻将豆腐浸泡于水中后，或放入冰箱冷藏，烹调时再取出，并最好在4小时内食用，以保持新鲜的口感。

专家提醒：

多吃豆腐，尤其是冻豆腐，对于许多急于减肥的朋友非常有效。因为新鲜的豆腐虽然经过冷冻，但是主要营养成分不会受到破坏，不会造成明显的饥饿感，冻豆腐还会产生一种酸性物质，能够破坏人体内积存的脂肪，达到减肥的目的。

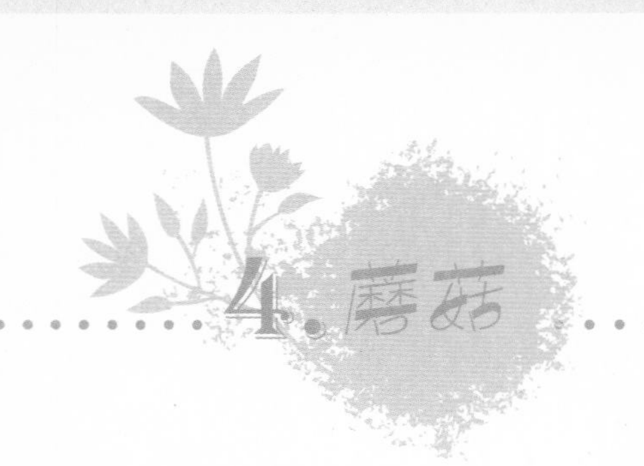

4. 蘑菇

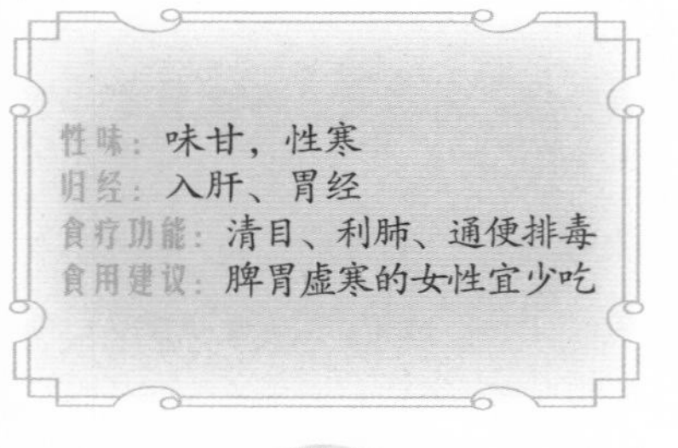

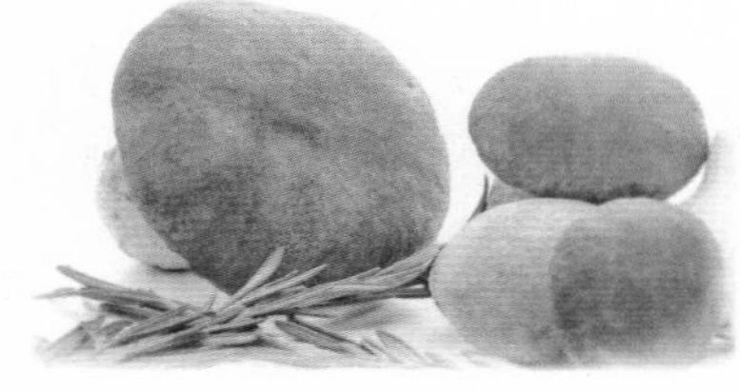

◎主要营养成分

蛋白质、碳水化物、膳食纤维、维生素A、维生素B_1、维生素B_3、维生素B_6、维生素C、维生素D、维生素E、钾、叶酸、多种游离的氨基酸、钙、磷、铁、钠、钾、锰、铜、锌、氟、氯、碘等。

◎瘦身原理

蘑菇所含的膳食纤维具有防止便秘、降低血液中胆固醇含量的作用；而且蘑菇属于低热量食品，几乎没什么热量，不用担心食用过量的问题。蘑菇还有解毒作用，能够帮助各种有害物质排出体外。蘑菇可以替代主食，数据显示，如果人们每餐用100克菌类代替炒饭之类的主食，并且坚持一年，就算饮食结构不做任何变动，可以少摄入1.8万千卡的热量，相当于两公斤脂肪。要知道，减去两公斤体重不难，但要减掉两公斤脂肪，可能需要你在健身房苦练几个月。

◎吃法

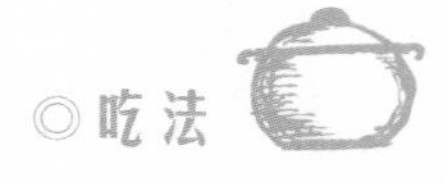

（1）蘑菇冬笋汤

原料：蘑菇20克，冬笋10克，酱油、白糖、料酒、精盐、味精、湿淀粉、花椒水、姜块、鸡汤、食油、明油各适量。

做法：

第一步：将蘑菇去根，用开水泡15分钟，择洗好，切成两半；冬笋剥去笋衣，去根，切两半，用开水烫透，切成厚片；姜洗净，用刀拍松。

第二步：锅内放入少量油，油烧热后用生姜块炝锅，加入酱油、鸡汤、料酒、盐、味精、白糖、花椒水，烧开后，取出姜块，放入蘑菇、冬笋再烧开锅，移置小火上焖3分钟，用湿淀粉勾稀芡，出锅，淋上明油（可用食油）即成。

功效：

冬笋具有低脂肪、低糖、多纤维的特点，食用竹笋可以促进肠道蠕动，帮助消化，去积食，防便秘；与蘑菇、冬笋相配，有补中益气、生津止渴、清热利水的功效，是减肥之佳肴。

（2）三菇香菜汤

原料：水发口蘑10克，水发平菇10克，水发蘑菇10克，香菜5克，料酒、味精、精盐、鸡油、白糖、高汤各适量。

做法：

第一步：将口蘑去根、去杂质，洗净，下沸水锅中焯一下，捞起，放入冷水中浸凉。

第二步：平菇、蘑菇去杂，洗净；香菜切末。

第三步：将平菇、口蘑、蘑菇同放入炖盅内，加入高汤、精盐、白糖、料酒、味精、鸡油，盖上盅盖，上笼蒸半小时后，取出，撒上香菜末即成。

功效：

此菜原料口蘑、平菇、蘑菇为女性滋补强壮的食用菌珍品，具有滋补、降压、降脂、抗癌的功效；肥胖女性或患有高血压、高血脂症、冠心病、动脉硬化的人以及各类癌症患者吃此食品，可强身健体和辅助治疗疾病。

（3）烧四宝

原料：水发香菇20克，鲜蘑菇10克，水发竹荪10克，竹笋10克，菜苞（菜的嫩心）3克，料酒、精盐、味精、酱油、白糖、淀粉、蚝油、鸡油、香油、高汤、猪油各适量。

做法：

第一步：选大小均匀的水发香菇，去杂洗净，挤干水分，放入碗内，加入高汤、猪油、白糖上笼蒸半小时取出；将水发竹荪、竹笋去杂洗净，均切成5厘米长的段。

第二步：鲜蘑去杂洗净，下沸水锅焯一下捞出，挤干水分备用。

第三步：烧热锅，加入猪油、料酒、高汤、蚝油、酱油、精盐、白糖、味精、香油，投入香菇、竹笋、竹荪、蘑菇同焖，烧至汤汁浓稠时捞出，分档摆在浅碗内，保留原汤，加入浅碗内。食时上笼蒸熟后，扣在另一盘中，揭去扣碗即可。

第四步：菜苞拉油后捞起，再下锅，加入精盐、高汤烧出味后起锅，围放在四宝（香菇、竹笋、竹荪、蘑菇）边上。

第五步：用猪油起油锅，烹入料酒，加入高汤、精盐、酱油，烧沸后用湿淀粉勾芡，淋上鸡油、香油，浇在四宝、菜苞上面即成。

功效：

香菇、蘑菇有提高人体免疫力的作用；竹笋、竹荪有减肥的作用；菜苞含丰富维生素及植物膳食纤维，有润肤减肥的作用；女性常吃此菜可保身材苗条，体现女性的曲线美，而且可防治老年性疾病，延缓衰老及肥胖。

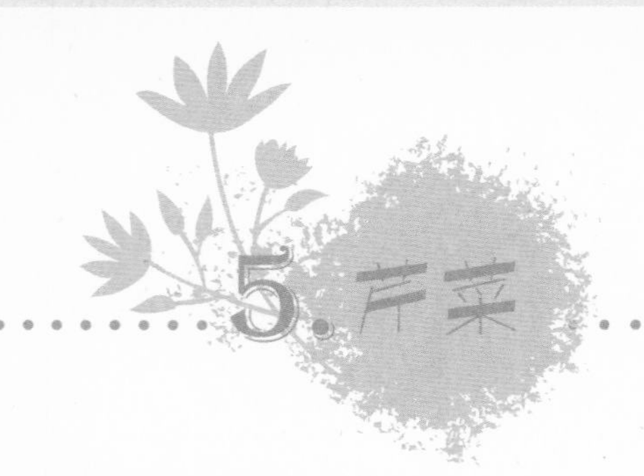

5.芹菜

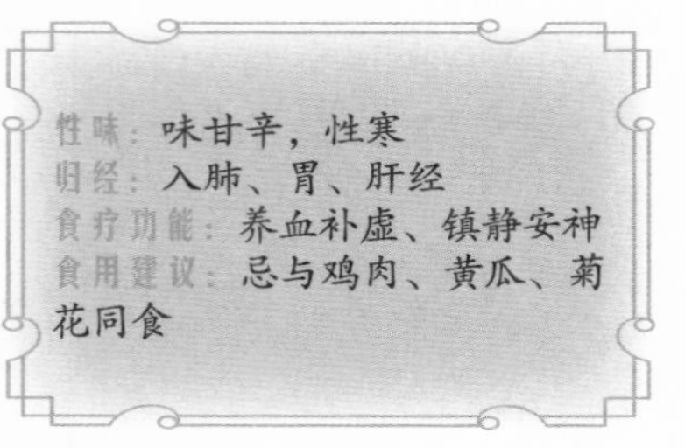

性味：味甘辛，性寒
归经：入肺、胃、肝经
食疗功能：养血补虚、镇静安神
食用建议：忌与鸡肉、黄瓜、菊花同食

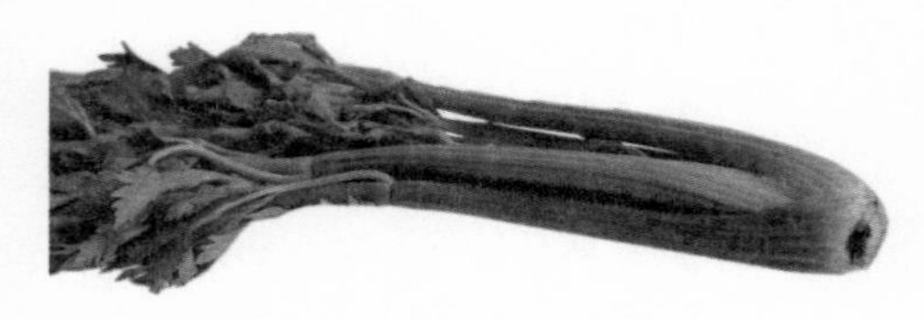

◎主要营养成分：

蛋白质、脂肪、糖类、膳食纤维、维生素、矿物质等。其中，维生素B、维生素P的含量较多；矿物质元素钙、磷、铁的含量更是高于一般绿色蔬菜。

◎瘦身原理：

芹菜是高纤维蔬菜，可以刮洗肠壁，减少脂肪被肠壁吸收；芹菜中含有大量的膳食纤维、钾、维生素B_2、维生素P等成分。这些成分可以帮助我们人体润肠通便，调节钠钾平衡；芹菜这样的低热量食物不管是在中国还是在西方国家都是减肥食谱中不可缺少的食材，减肥中的女性朋友们可以放心食用。

◎吃法

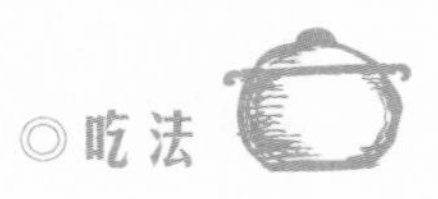

芹菜炒木耳

原料： 芹菜150克，水发黑木耳100克，姜、大葱、大蒜（白皮）、盐和植物油各适量。

做法：

第一步：黑木耳用清水发透去蒂根。

第二步：芹菜洗净后切成段。

第三步：姜切成片，葱切段。

第四步：蒜去皮，切成片。

第五步：将炒锅置武火上烧热，加入素油，待油烧热至六成时，放入姜片、葱段、蒜片爆香。

第六步：随即放入芹菜、木耳、盐，炒至芹菜断生即成。

功效：

清肠排毒、净化血液；经常食用可降压降脂、降糖减肥。

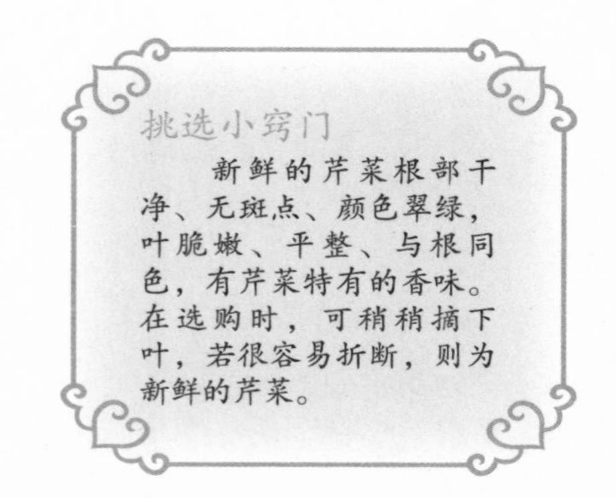

挑选小窍门

新鲜的芹菜根部干净、无斑点、颜色翠绿，叶脆嫩、平整、与根同色，有芹菜特有的香味。在选购时，可稍稍摘下叶，若很容易折断，则为新鲜的芹菜。

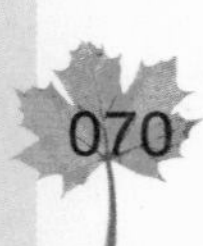

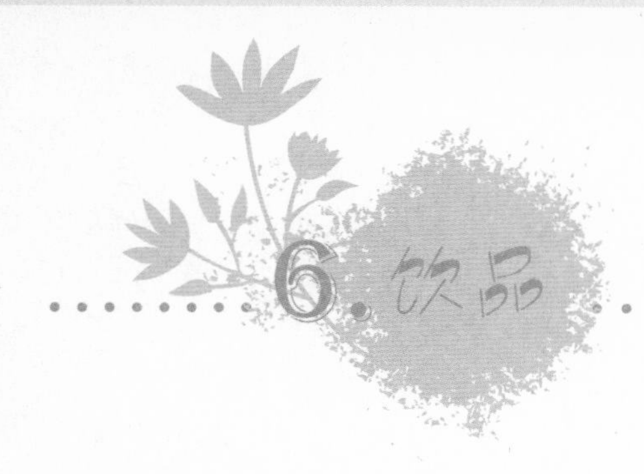

6.饮品

（1）五味减肥茶

原料：荷叶干10克（大约半块），山楂干15粒，薏米10克，陈皮10克，冰糖3小块，水4碗。

做法：

第一步：将荷叶干、山楂干、薏米和陈皮清洗干净；陈皮泡软后刮去白瓤。

第二步：将上述材料放入锅中，注入4碗水，大火煮开，转小火煲30分钟。

第三步：放入冰糖，待冰糖融化后即可关火饮用。为2～3次用量。

功效：

调理脾胃、清肠排毒、降脂减肥；美白、改善肤质。

（2）双花山楂茶

原料：菊花、金银花、山楂各15克。

做法：

将上述原料与500毫升的沸水一起放入锅中，煎煮半小时即成。

功效：

消脂、解燥、消暑、助消化。

（3）番茄苹果汁

原料：番茄100克，苹果100克，白糖适量。

做法：

第一步：将番茄去皮、切块；将苹果去皮、去核、切块。

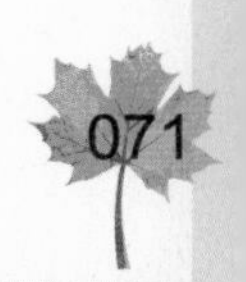

第二步：将上述材料都放入水果搅拌机中，打成汁，倒入杯中，加白糖饮用。

功效：

苹果和番茄均含大量的膳食纤维和维生素，可促进脂肪代谢，减肥又养颜。

（4）绿茶优酪乳

原料：绿茶粉1汤匙，低脂酸奶200毫升。

做法：

一汤匙的绿茶粉加进200毫升的低脂酸奶中。

功效：

在三餐前的1～2小时服用，就算三餐正常摄取，仍可以起到较好的减肥效果。

（5）绿茶苹果汁

原料：苹果1个，绿茶粉1汤匙。

做法：

苹果榨汁，加绿茶粉。

功效：

苹果含有丰富的钾，可以缓和过量的钠引起的水肿，还有利尿的功用；苹果含有丰富的膳食纤维，可以预防便秘，从而达到减肥目的。早晚各喝1次，最好连苹果渣一起喝，在饭前饮用；适合无法控制食欲的减肥者饮用。

（6）健脾减肥茶

原料：橘皮10克，荷叶15克，炒山楂、生麦芽各3克。

做法：

将上述原料加入500毫升的沸水一起放入锅中，用小火煎煮20分钟即成。

功效：强健脾脏、降脂减肥。

（7）芦荟红茶

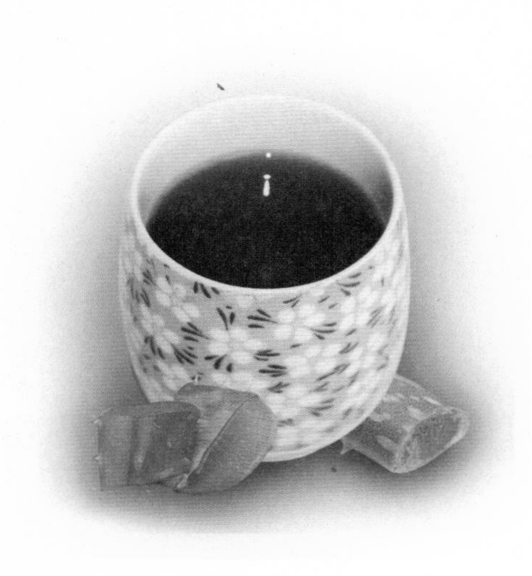

原料：芦荟1段（20厘米），红茶包1个，蜂蜜1勺，干菊花3朵。

做法：

将芦荟去皮只取内层白肉；将芦荟和菊花放入水中用小火慢煮，水沸后加入红茶包和蜂蜜即可。

功效：

提高细胞活力，加速脂肪燃烧，调节人体的生理机能，改善肌肤光泽，减慢皮肤老化，是女性瘦身养颜的良方。

（8）麦香柠檬红茶

原料：大麦20克，冰糖10克，红茶包1袋，柠檬1个（70克），冷水1000毫升。

做法：

第一步：将大麦放入冷水中放炉上煮10分钟，加入冰糖煮溶，滤出茶汁。

第二步：将红茶包浸入茶汁中，煮2~3分钟，待凉。最后将柠檬切开、挤汁，倒入茶汁中搅匀即可。

功效：

大麦本身含有丰富的食物纤维，可以减肥、改善便秘、改善皮肤粗糙并可清除肠内毒素。

（9）玫瑰蜜枣茶

原料：加州蜜枣6颗，粉红玫瑰8朵。

做法：

首先准备500～600毫升的水将蜜枣跟粉红玫瑰都放进去，在炉火上加热煮沸即可。

功效：

玫瑰，有疏肝解郁，保护肝脏，促进新陈代谢，强效去脂的作用；蜜枣也可提供一定的膳食纤维；长期饮用此茶，可清除宿便，维持新陈代谢的功能正常，当然就能让皮肤看起来细嫩，而且也不容易在体内堆积肥油，可达到减肥的效果。

玫瑰虽然有去脂的作用，但也不要一次弄得太多、太浓，不然会出现腹痛、水泻的情形。初期可以一天饮用一杯，天天食用，等到宿便被清除得差不多就可以把间隔时间拉长，一星期喝一两次就可以了。事实上，这类会造成腹泻效果的茶，都不适合长期连续地饮用，因为长时间饮用容易造成营养吸收不良，尤其是容易导致脂溶性维生素A、维生素D、维生素E等的流失，还会有脱水的危险。

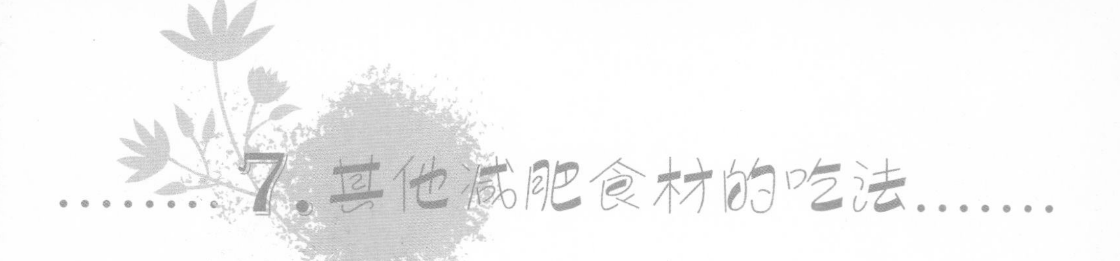

7.其他减肥食材的吃法

饮食减肥是最适合“懒女人”的减肥方法，你不必天天泡在健身房里，也不必让自己饿肚子，就可以收到良好的减肥效果，对女人来说，还有比这更奇妙的事吗？下面我们就向大家推荐一些可以减肥的家常菜，让爱美的女士在不知不觉中打造完美身材。

◎黄瓜的3种减肥吃法

黄瓜含糖类、多种氨基酸、胡萝卜素、维生素B_2、维生素C、磷、铁等矿物质，有润肤的作用。黄瓜是一种普通蔬菜，但对减肥却很有帮助，减肥菜肴中更是少不了它的身影。

（1）五物减肥酿

原料： 黄瓜50克，豆腐30克，蛋清1只，冬笋20克，水发香菇50克，精盐、味精、葱花、姜末、香油各适量。

做法：

第一步：将黄瓜去蒂，洗净，顺切成两半，再改切成4厘米长的大段，然后除去瓜瓤。

第二步：将水发香菇去根，洗净；冬笋去皮洗净，切成碎末；豆腐压碎成泥，放在碗中；加入香菇、冬笋、葱、姜、精盐、味精、蛋清、香油调拌均匀。

第三步：将调拌好的豆腐泥酿在黄瓜中间，上笼蒸5分钟左右，取出码在盘中即成。

功效：

黄瓜含糖类、多种氨基酸、胡萝卜素、维生素B_2、维生素C、磷、铁等矿物质，有润肤的作用，它还含有丙醇二酸这类减肥物质，可抑制糖类转化为脂肪，起到减肥的作用；黄瓜配以豆腐、香菇、冬笋，其润肤、减肥、清热、解毒、宽中利水之作用更佳，能使常吃此菜的女性达到瘦身健美的目的。

（2）黄瓜拌木耳

原料：黄瓜500克，水发木耳50克，白芝麻、精盐、酱油、味精、白糖各适量。

做法：

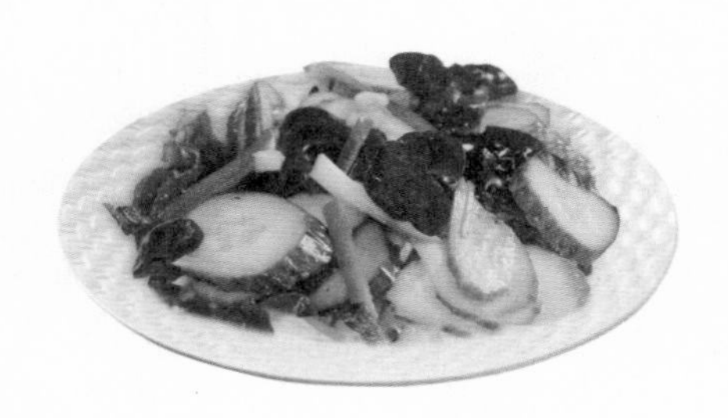

第一步：将黄瓜去蒂把，洗净，切为2厘米厚的圆片，撒上精盐腌10分钟左右，挤去水分放在盘中；将酱油内加白糖、味精、白芝麻调匀，备用。

第二步：将水发木耳去杂洗净，放入开水锅中汆烫1分钟，捞出挤干水分，撕成小片，放入黄瓜盘内，食用时加入白芝麻、酱油、味精、白糖调成的调料拌匀即成。

功效：

生黄瓜内含多种糖类、甙类、咖啡酸、多种氨基酸和维生素，具有清热除烦、生津止渴、解毒利水的功效，减肥作用明显；木耳具有滋补强壮、和血益容、排毒瘦身的作用。所以，此菜减肥作用显著，是减肥美容佳肴。

（3）凉拌黄瓜

原料：嫩黄瓜100克，大蒜3瓣，醋、红油、白糖、精盐、味精、酱油各适量。

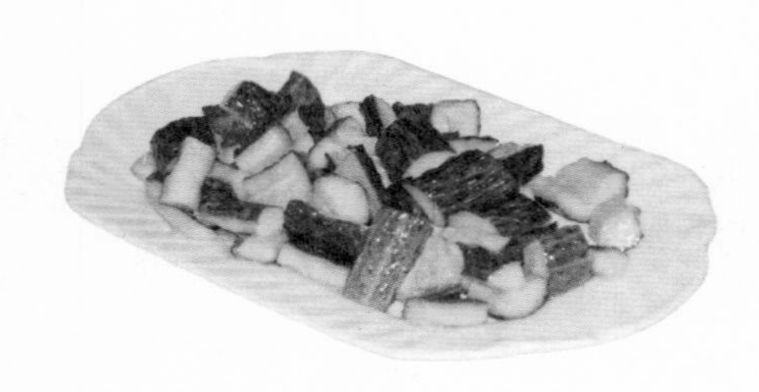

做法：

第一步：大蒜去外皮，用冷开水洗净，拍烂剁成泥。黄瓜用冷开水洗净去蒂，切成条或薄片，盛入碗中，加盐浸渍几分钟，滗去水。

第二步：放入蒜泥、醋、白糖、酱油、红油、味精调匀即成。

功效：

黄瓜含膳食纤维、丙醇二酸、维生素E、葫芦素C、咖啡酸、绿原素等，性味甘寒，有清热利水、解毒消炎、润肠通便、解热止渴、利水减肥之功效，身体肥胖的妇女食之也可起到明显的减肥效果。

◎豆浆瘦身的妙用

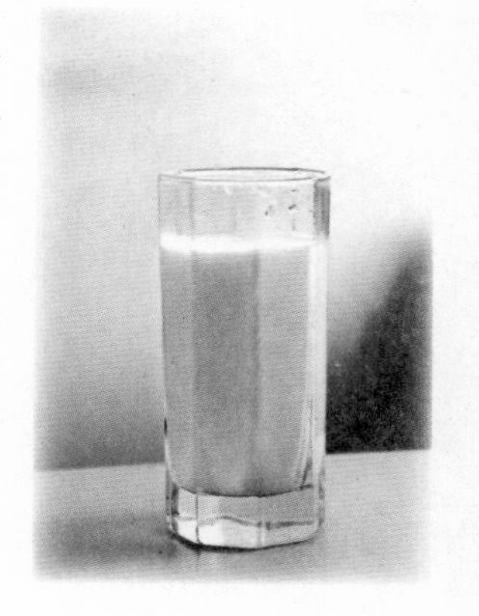

豆浆对女人来说是美容佳品，奇妙的是它对瘦身也颇有帮助，为什么光饮用豆浆就能达到瘦身效果呢？其实，豆浆主要榨取了含有丰富高优质植物性蛋白质的大豆，除了大豆蛋白质，还含有大量的大豆异黄酮、大豆配糖体等成分。这些成分可以抑制吸收体内的脂质和糖类，发挥燃烧体脂肪的效果。因此从饮用豆浆的那一刻起，经过消化、吸收、燃烧脂肪的各个阶段，这些有效成分都在发挥瘦身效果呢！

不过，即使豆浆具有瘦身效果，若只是随意饮用也不见得就好。瘦身成功与否，就在于饮用的方式。

利用豆浆瘦身成功的三大法则：

（1）餐前或用餐中饮用豆浆

豆浆可在消化吸收的过程中，不断地发挥瘦身效果，所以用餐中饮用更佳。如果想利用豆浆的饱食感来防止饮食过量，也可在餐前喝。每天饮用的最好时机，是肌肉活动量大的上午到傍晚。活动量小的夜间，因为容易囤积脂肪，所以应尽量避免。

（2）瘦下来后1个月观察状况

豆浆所带来的各种令人喜悦的效果中，最早出现的就是便秘的改善，快的人在隔天就会见效。不过，关键的瘦身效果出现时间平均是在1～2个月，慢的话要半年。瘦身效果出现的时间因人而异，总而言之不要操之过急，应该等待一段时间再观察状况。

（3）搭配食物纤维丰富的食品

如果觉得光喝无糖豆浆味道有点单调，可以试着加入可可或黄豆粉、水果搅拌后饮用。其实，这不只是将豆浆调得顺口易饮，也有助于提升瘦身的效果。因为豆浆在制作过程中，大豆的食物纤维就被丢弃了。所以和可可或黄豆粉等含有丰富食物纤维的食材一起搭配食用的话，可以提高饱食感，也就不容易觉得饿啦。

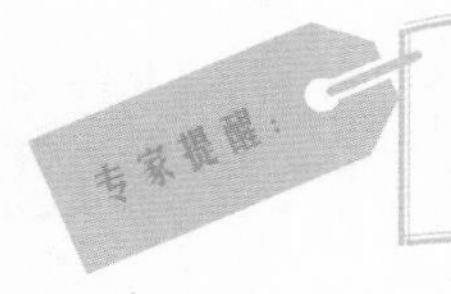

饮用豆浆也有禁忌，不要用豆浆送服药物，另外肾虚的女性也要远离豆浆，因为它可能会加重你的病情。

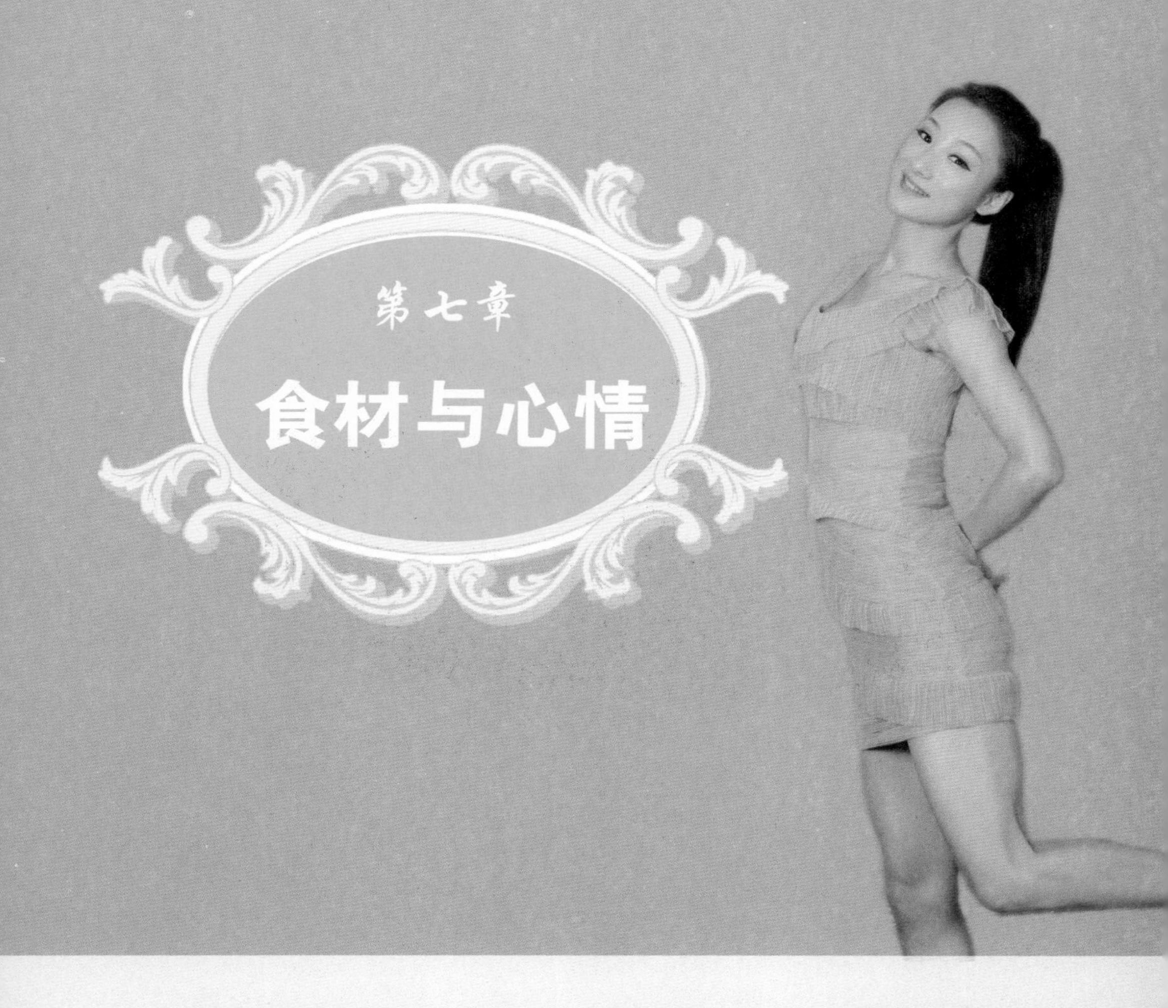

第七章 食材与心情

食物从一定程度上反映了一个人的性格和情绪，因此，了解了食物与情绪之间的微妙关系，相信你会在自己处于情绪的低谷时选择适当的食物，从而吃出你的美好心情。那就快来看看以下愉悦你心性的食物，让它们来打造你开朗、快乐的美好心情吧！

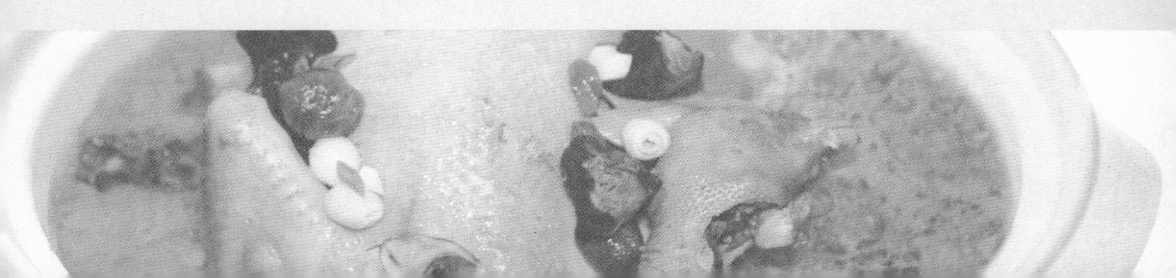

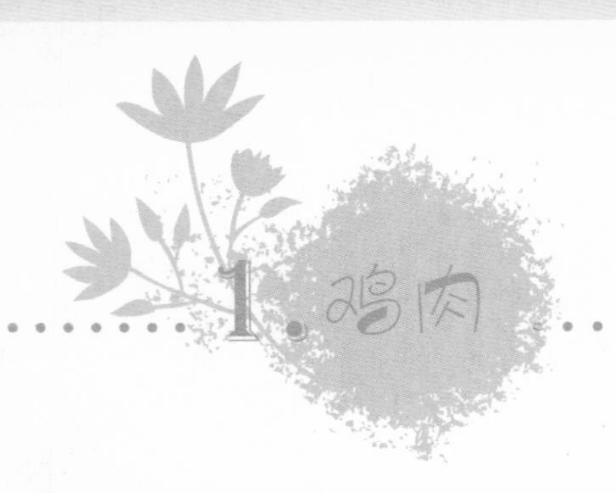

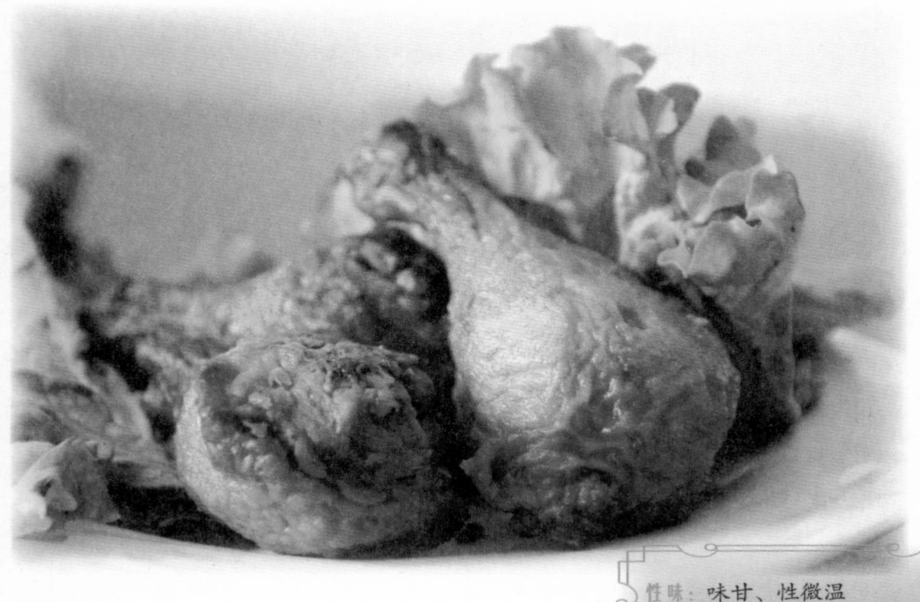

性味：味甘、性微温
归经：入肺、胃、肝经
食疗功能：温中益气、养血乌发、滋润肌肤
食用建议：忌与芹菜、菊花、芥末同食

◎主要营养成分

蛋白质、脂肪、钙、磷、铁、铜、镁、钾、锌、硒以及维生素A、维生素B_1、维生素B_2、维生素B_3、维生素C、维生素E等。

◎静心原理

鸡肉可以调节人情绪很重要的原因之一就是它含有丰富的钾、镁、硒等矿物质，能有效缓解疲劳，尤其是硒，可让人精神愉悦，思维敏捷。

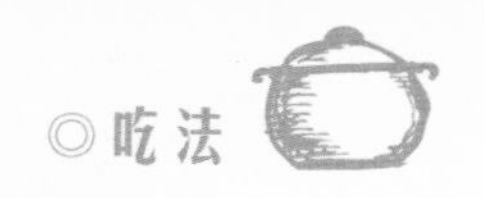

◎吃法

莲子木耳炖鸡

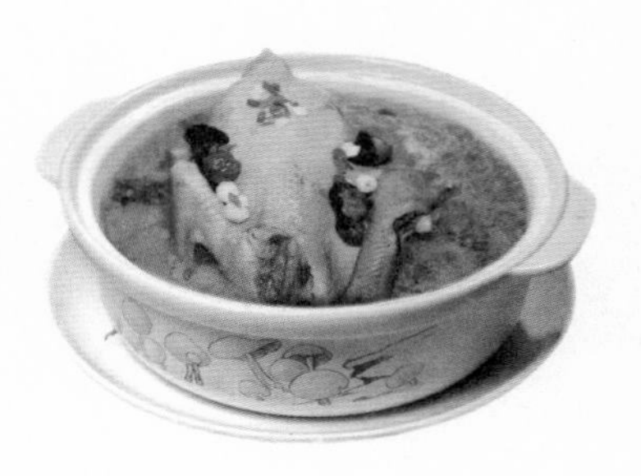

原料：鸡肉150克，带芯莲子60克，水发黑木耳10克，枸杞10粒，葱姜段、香葱末、姜、花椒、盐、胡椒粉各适量。

做法：

第一步：仔鸡洗净，焯水除去瘀血杂质。

第二步：砂锅中加4碗热水，加入焯水处理后的仔鸡，放入带芯莲子、葱姜段、花椒粒、枸杞，小火煲半小时。

第三步：加入黑木耳、带芯莲子，继续煮1分钟。

第四步：用胡椒粉略调味，加入食盐，撒上香葱末，出锅即可食用。

功效：

除鸡肉可起到调节情绪的作用外，莲子芯所含生物碱具有显著清心火的作用；黑木耳具有补气益肾，凉血止血的功效；加之，浓浓的鸡汤含有多种游离氨基酸，能平衡身体的需要，提高大脑中的多巴胺和肾上腺素，使人体充满活力和激情，克服悲观厌世的情绪，尤其适宜于体弱的女性食补。

挑选小窍门

购买生鸡肉时要注意鸡肉的外观、色泽、质感。新鲜的鸡肉白里透红，色泽光亮，手感平滑。而注过水的鸡肉，细看可观察到其皮上有红色针点，且周围呈乌黑色，用手摸其表面，会感觉高低不平，似乎有肿块般。

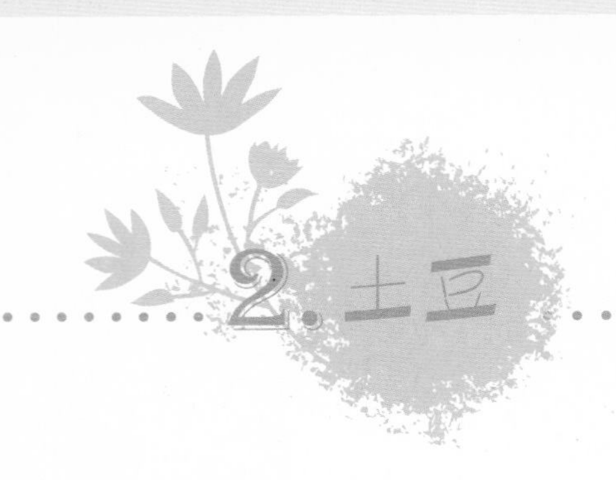

2. 土豆

性味：性平、味甘
归经：入脾、胃、大肠经
食疗功能：健脾利湿、宽肠通便、活血益气、抗衰老
食用建议：孕妇慎食

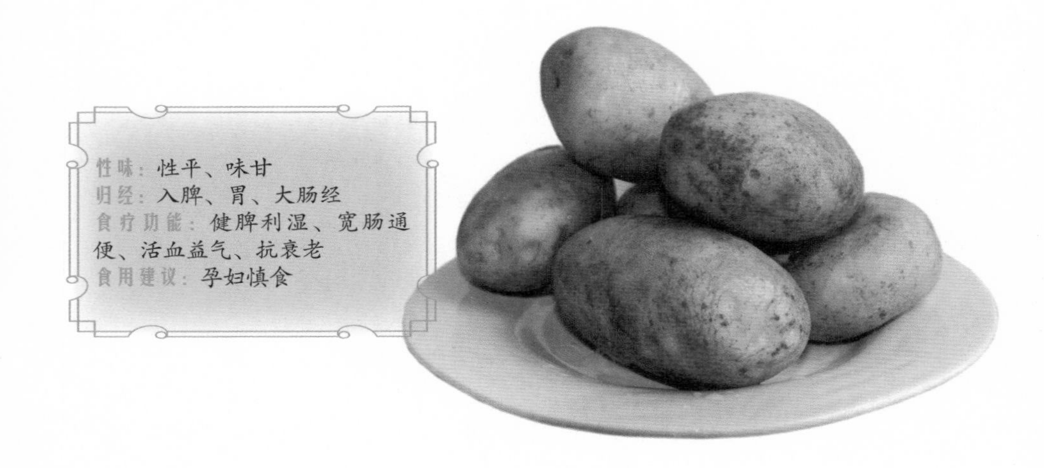

◎主要营养成分

蛋白质、脂肪、糖类、膳食纤维、胡萝卜素、维生素B、维生素C、钙、磷、铁等。

◎静心原理

土豆块茎水分多、脂肪少、单位体积的热量相当低，所含的维生素C是苹果的10倍，有助于缓解情绪紧张；微量元素钙则有助于维持情绪稳定。生活在现代社会的上班族，最容易受到抑郁、不安等负面情绪的困扰，土豆可以帮你解决这个难题。

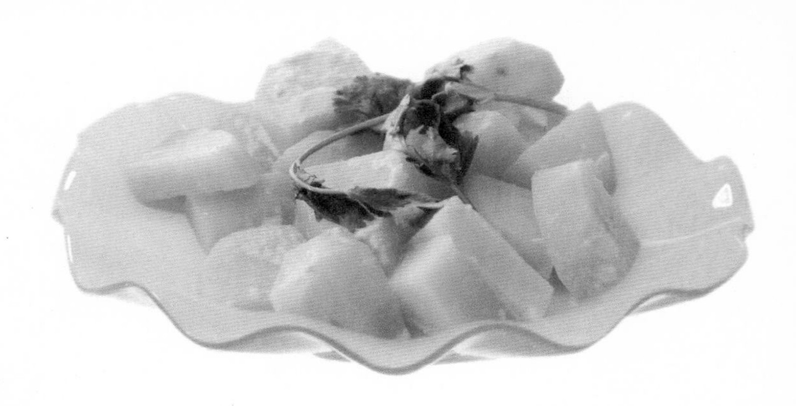

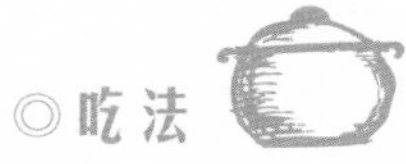

牛奶炖土豆

原料：土豆1个，牛奶1袋，黑胡椒粉、鸡精、盐各适量。

做法：

第一步：土豆洗净，去皮，一切两半，在水里泡5分钟。

第二步：锅内加水，将土豆煮大约25～30分钟，用筷子扎，能扎透土豆即证明熟透。

第三步：将土豆切成2厘米左右的小块。

第四步：把改好的土豆放入锅内，倒入牛奶。

第五步：开火，切记小火，然后不停地搅拌、碾压土豆。

第六步：等土豆和牛奶充分融合后（煮得黏稠），放入鸡精、盐、黑胡椒粉即可。

> 挑选小窍门
>
> 起皮的土豆既面又甜，适合蒸、炖；表皮光滑者比较脆，适合炒；黄肉的比较粉面，白肉的比较甜。可按自己的意愿选择。在挑选时，要特别注意有芽和皮变为绿色的土豆，它们均含有毒性，不宜选购。

功效：

人只靠土豆和全脂牛奶可以基本维持生命和健康，因为土豆的营养成分非常全面，营养结构也较合理，只是蛋白质和维生素A的量稍低，而这正好用全脂牛奶来补充，能够很好地舒缓情绪，改善你的精神状态。

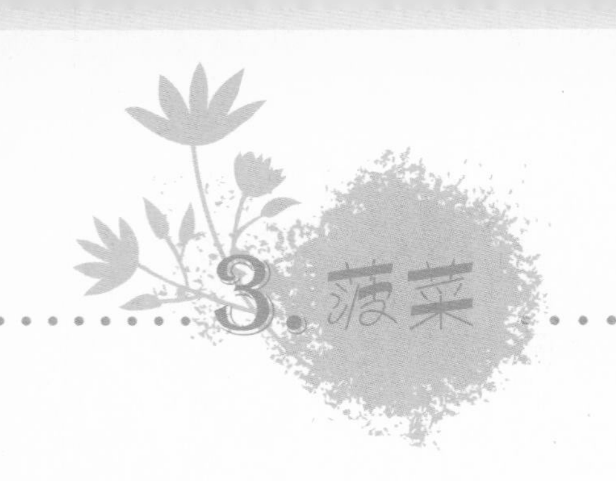

3. 菠菜

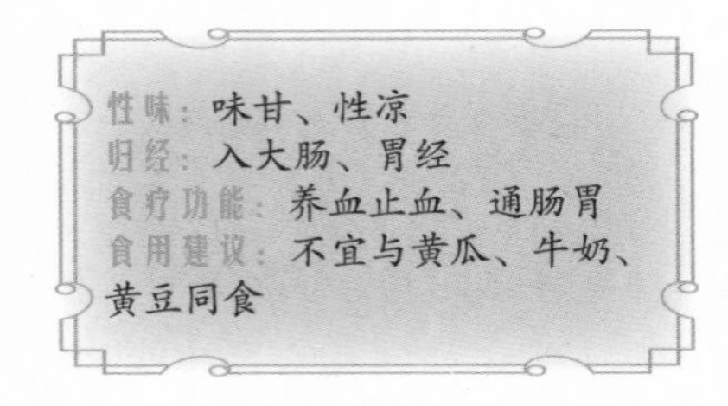

性味：味甘、性凉
归经：入大肠、胃经
食疗功能：养血止血、通肠胃
食用建议：不宜与黄瓜、牛奶、黄豆同食

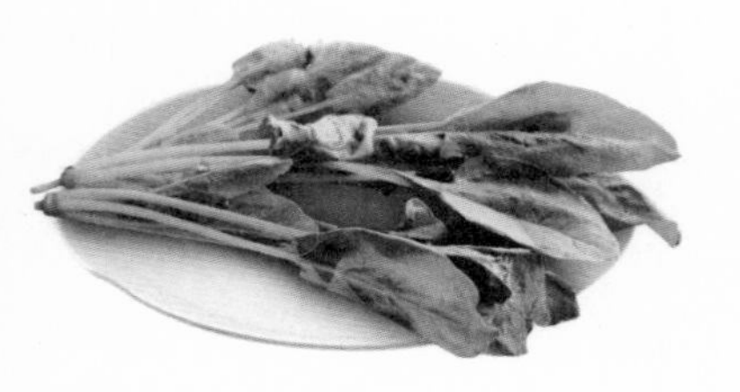

◎主要营养成分

叶酸、蛋白质、脂肪、糖类、胡萝卜素、维生素A原、维生素B、维生素C、膳食纤维、钙、磷、铁等微量元素。

◎静心原理

人体缺乏叶酸会导致精神疾病，包括抑郁症和早发性痴呆等。研究也发现，那些无法摄取足够叶酸的人，可引起失眠等症，并可产生健忘和焦虑等症状，菠菜是蔬菜中叶酸含量最为丰富的蔬菜之一，常食可有效改善女性抑郁、焦躁等不良情绪。加之，菠菜富含的蛋白质和微量元素铁，也可使你保持气血旺盛，精力充沛。

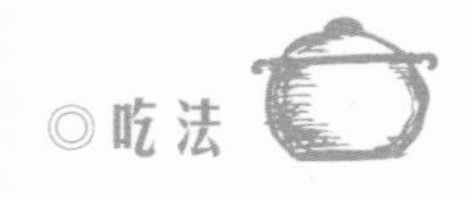

◎吃法

菠菜粥

挑选小窍门

选购菠菜时，以色泽浓绿、根部红色者为佳。若发现菠菜叶有局部暗黄、变色等现象，不宜选购。选购叶子厚度较大的菠菜时，用手托住根部后，能够伸张开来的菠菜较好；选择叶子较大的菠菜时，以叶面较宽、叶柄较短者为好。

原料：菠菜50克，粳米100克。

做法：

第一步：将粳米加水熬成粥。

第二步：熟后再加入菠菜煮沸即可。

功效：

健脾益气，养血补虚，能够很好地缓解心脾两虚导致的焦虑、紧张。

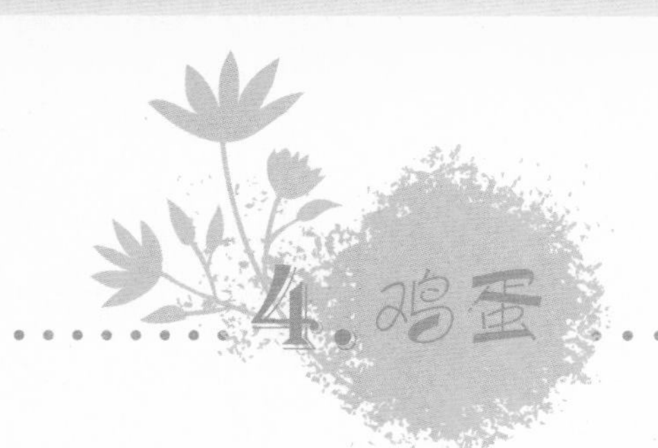

4. 鸡蛋

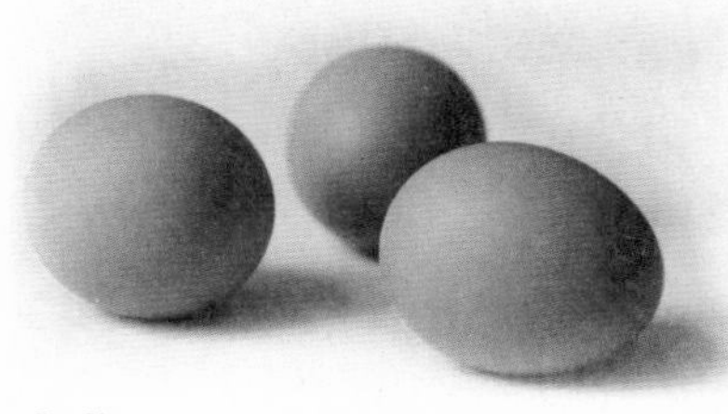

性味：味甘、性平
归经：入肺经
食疗功能：滋阴养血、安胎、延缓衰老
食用建议：不宜与黄瓜、牛奶、黄豆同食

◎主要营养成分

蛋白质（主要为卵白蛋白和卵球蛋白）、脂肪、卵磷脂、固醇类、蛋黄素、胆碱以及钙、磷、铁、维生素A、维生素D及B族维生素。

◎静心原理

鸡蛋富含胆碱，胆碱是维生素B复合体的一种，能够维护神经系统的稳定，增加能量的代谢，有助于对抗压力，是抗抑郁的好食物。

◎吃法

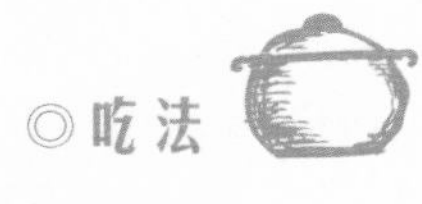

开心蒸蛋

原料： 鸡蛋1个，桂圆干3颗，枸杞6粒，红枣6颗，冰糖适量。

做法：

第一步：取一只碟子，倒入半碗温水，在温水中再打入1个鸡蛋，不要打散，保持鸡蛋原形。

第二步：在打了鸡蛋的碟中放入桂圆干、枸杞、红枣、冰糖。

第三步：将碗放入蒸锅内，大火隔水蒸，锅开后，再蒸十分钟取出即可。

功效：

桂圆、大枣、枸杞补气血，安神；鸡蛋滋阴润燥，养心安神，适宜于肝阳上亢导致的急躁易怒的女性。

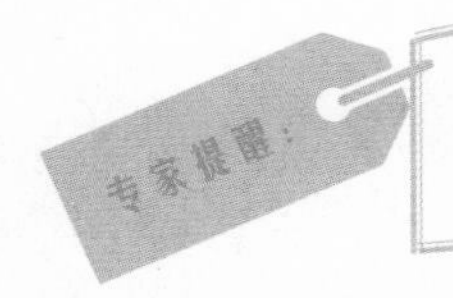

水温很关键，鸡蛋要打在温水中，水温大概在40℃，手指放入时有温热感，不能有烫的感觉。

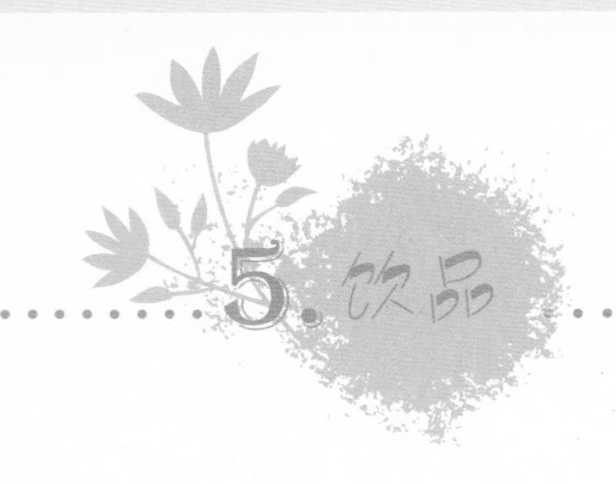

5.饮品

（1）香蕉牛奶饮

原料：香蕉1个，牛奶300克，蜂蜜适量。

做法：

将香蕉去皮，切成3厘米长的小段，而后与牛奶一起放入榨汁机中榨汁，按自己口味，放入适量蜂蜜即可。

功效：

消除疲劳，减轻心理压力，缓解情绪，适宜于心脾两虚引起的焦虑、紧张。

（2）薄荷玫瑰饮

原料：薄荷叶5克、干玫瑰花3克、茴香2克、姜3片。

做法：

将薄荷叶、干玫瑰花、茴香和姜片一起放入茶壶，用开水泡5～8分钟即可。

功效：

薄荷可疏肝解郁，解除疲劳；玫瑰和血散瘀；茴香和胃理气；姜片温肾散寒。以上几种食材泡成茶饮，可起到提神、解乏的功效。

（3）人参茶

原料：人参15克，白芍5克，麦冬5克，冰糖适量。

做法：

将人参、白芍切为薄片，与麦冬一起洗净后，放入砂锅，加入400克水，武火煮开后，改文火继续煮30分钟，加入冰糖即可。

功效：

人参可补阳安神；白芍补血敛阴；麦冬养阴生津、补气安神。三物共煎，可补气血、宁心静神，适宜于心阴不足引起的焦虑、紧张。

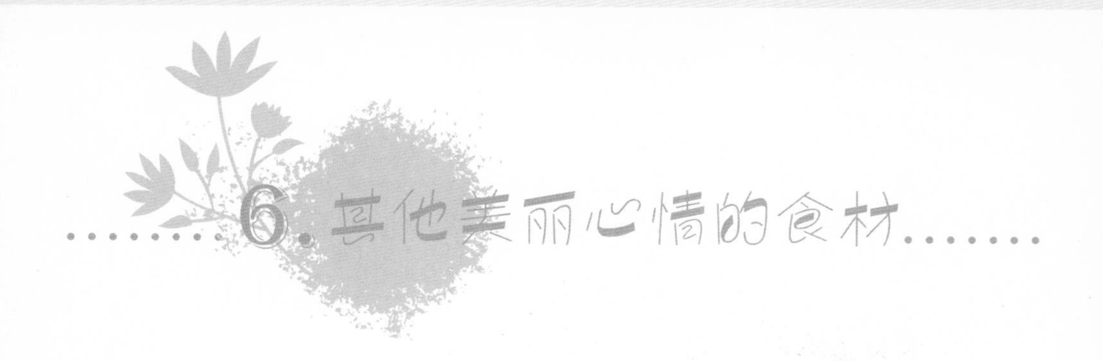

6. 其他美丽心情的食材

（1）全麦面包

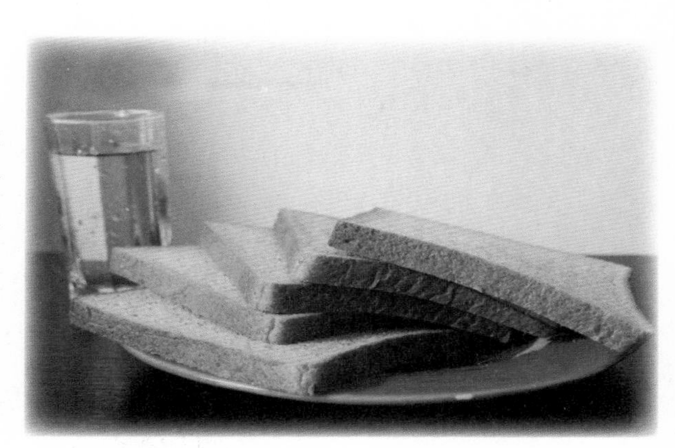

全麦面包可以说是一种能吃的“抗忧郁剂”，它是复合糖类，可缓慢释放能量，能够镇定、放松心情；全麦面包富含的B族维生素，还可有效维护神经系统的稳定，增加能量代谢，抵抗外界压力。

（2）海鱼

海鱼如鲑鱼、金枪鱼、沙丁鱼、凤尾鱼等，含有一些对改善情绪有益的脂肪酸，特别是Ω-3脂肪酸，能有效阻断神经传导路径，促进人体血清素的分泌，减轻心理焦虑。

（3）莲藕

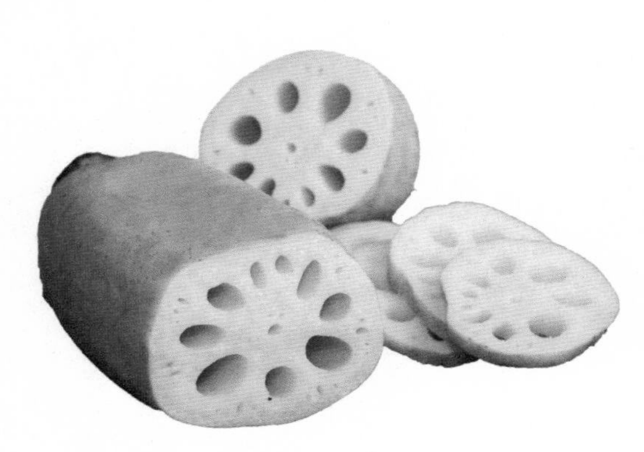

莲藕富含膳食纤维和一些抗氧化物质，具有提高免疫力、保护心脏的作用；莲藕味甘性凉，能通气、养阴清热、养心安神，亦属顺气的食补佳品。

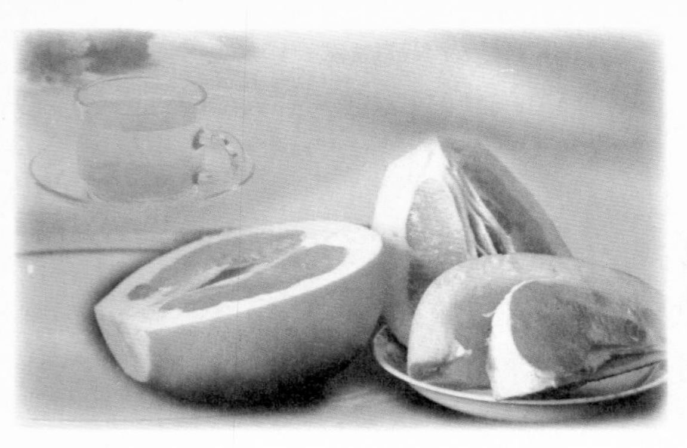

（4）柚子

柚子浓郁的香味，可以净化繁杂思绪、提神醒脑，其所含的维生素C也极为丰富，可以维持红细胞数量的稳定，增强身体抵抗力。

（5）香蕉

香蕉中含有的泛酸等成分，是人体的“开心激素”，能促进大脑产生一种神经递质，将神经信号送到大脑的神经末梢，使人的心情变得安宁、快活；其富含的镁能缓解紧张情绪；香蕉含有的生物碱可以振奋精神和提高信心；它还是色胺素和维生素B_6的有效来源，有利于调节、改善情绪。

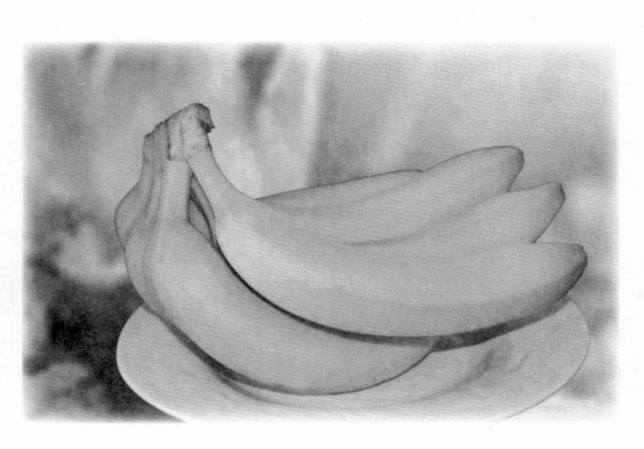

（6）樱桃

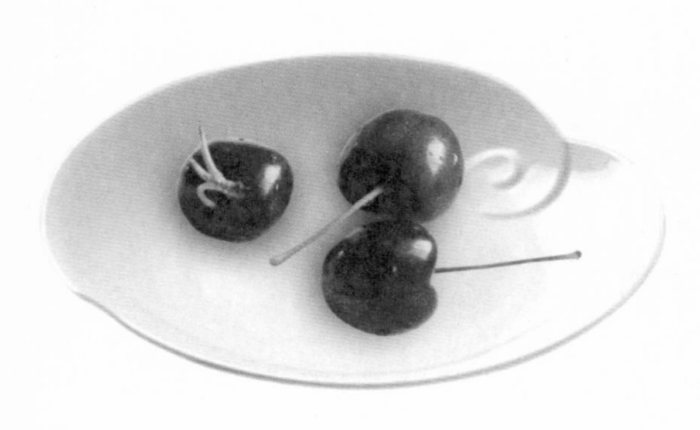

美国密歇根大学的研究发现，樱桃中有一种叫做花青素的物质，可以快乐心境；樱桃的颜色也能够起到促进人体血液循环，振奋心情的功能，平常食物中的苹果、草莓等也属此列。

（7）瓜子

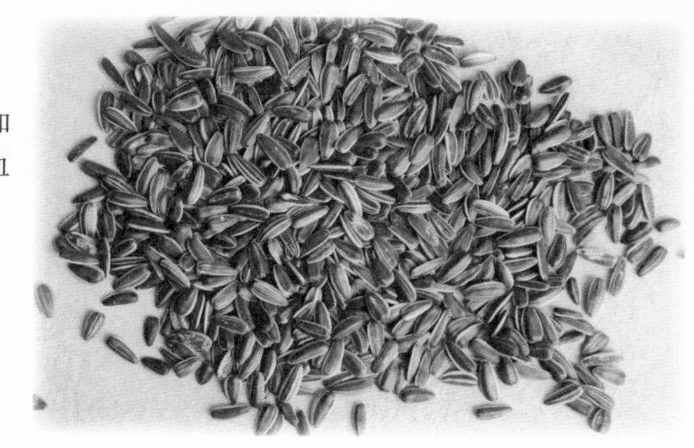

瓜子富含维生素B和微量元素镁，能够平稳血糖，有助于你心情平静。

（8）牛奶

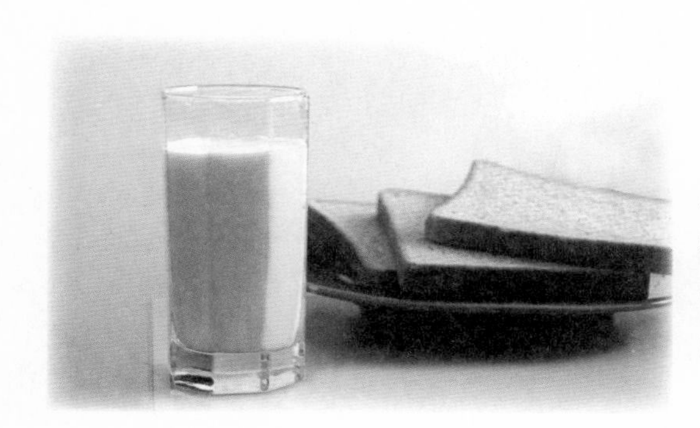

牛奶有镇静、缓和情绪的作用，原因就在于牛奶中微量元素镁的含量极高，能够增强心脏的耐疲劳力，改善烦躁心情，减少紧张、暴躁和焦虑的情绪。

（9）燕麦

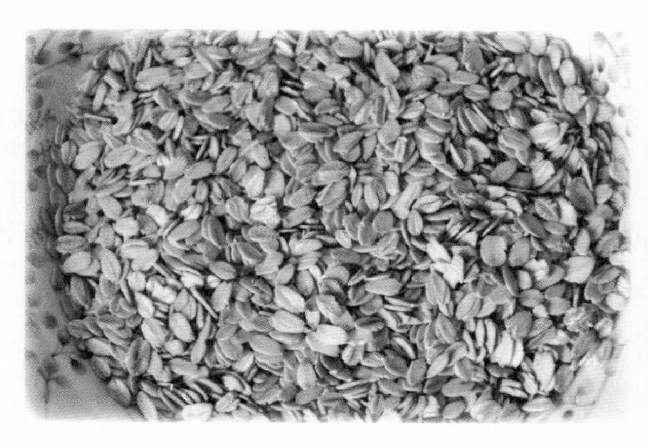

燕麦富含亚油酸和B族维生素，以及大量的水溶性纤维素，经常服食，有助于平衡中枢神经系统，养心安神，让心情慢慢平静下来。

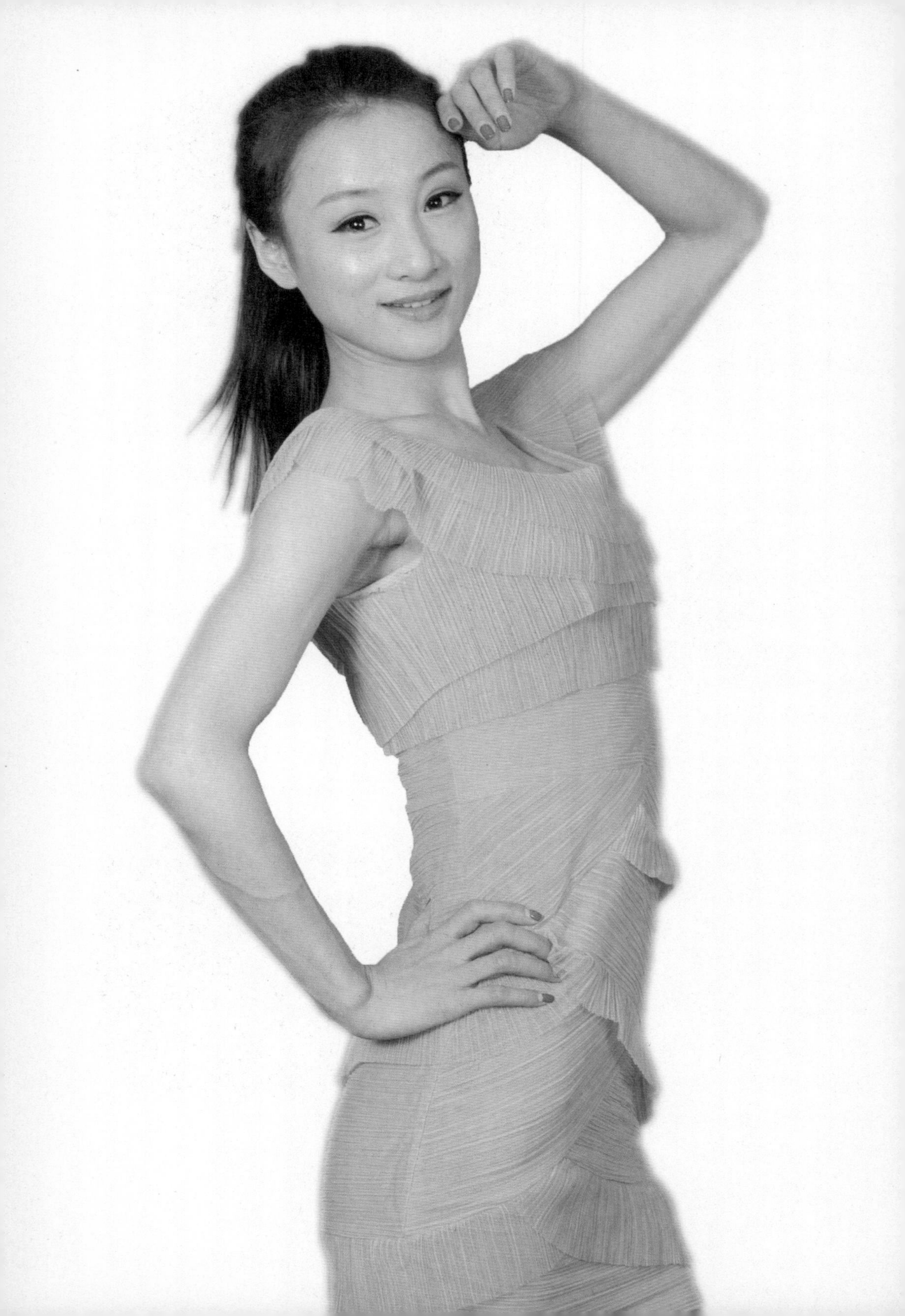

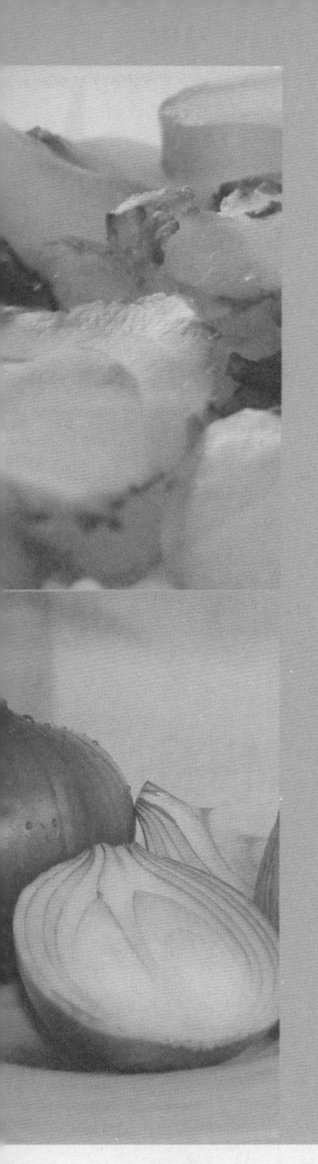

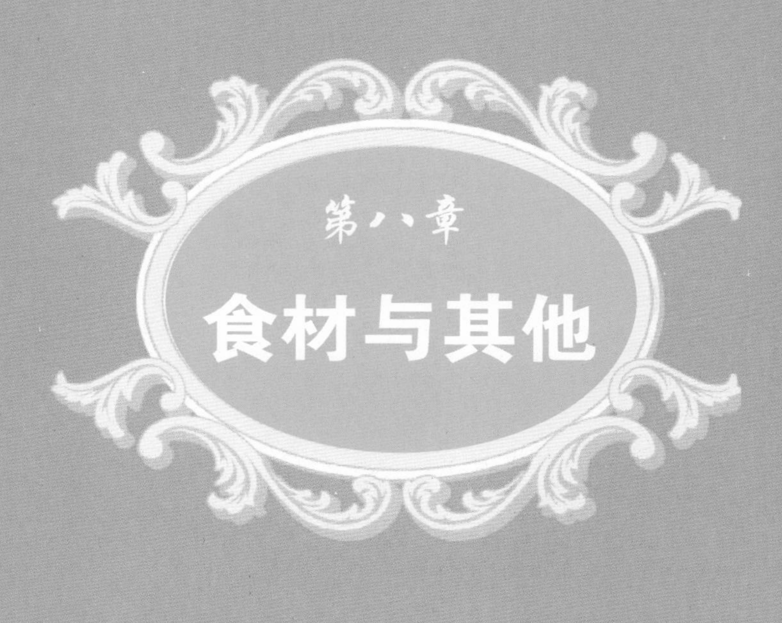

第八章

食材与其他

健康洁白的牙齿，性感娇嫩的嘴唇，靓丽的指（趾）甲，淡淡的体香，都是女人美的细节。怎样通过“吃”，来让它们接近你心目中的完美状态呢？下面让我们走进缤纷的食物世界，相信会带给你一份惊喜。

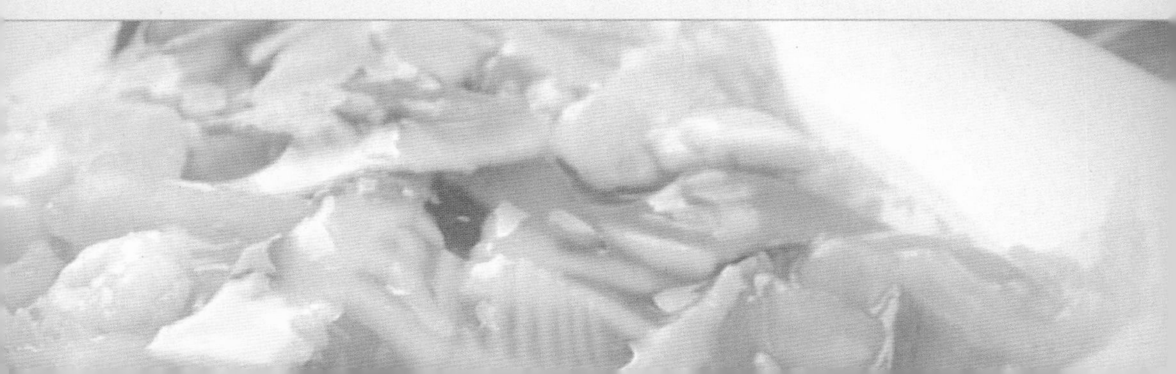

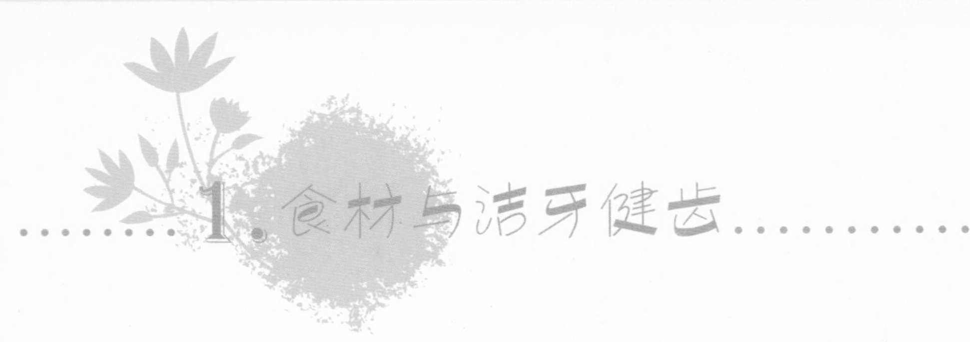

1.食材与洁牙健齿

拥有一口洁白坚固的牙齿，是每个爱美女性的愿望。除了坚持良好的卫生习惯外，常吃一些护牙食物也有帮助。

（1）洋葱

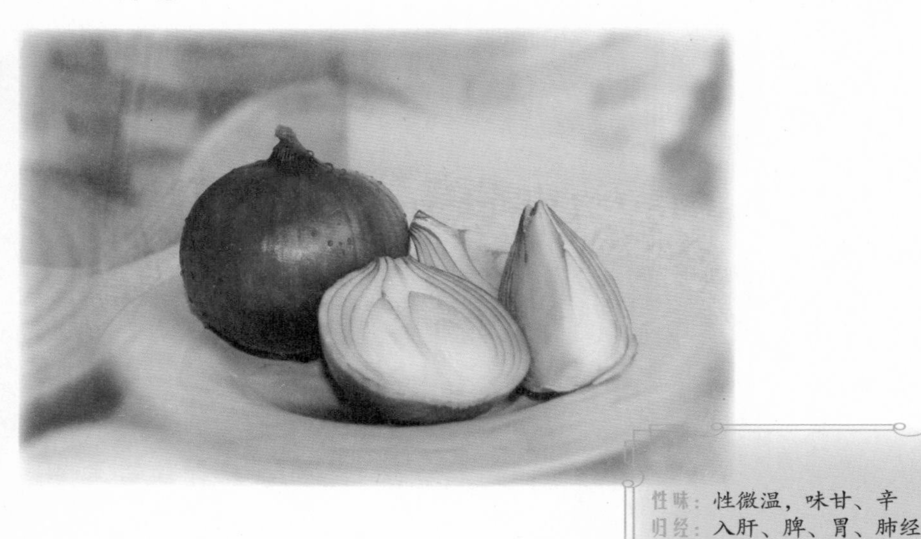

性味：性微温，味甘、辛
归经：入肝、脾、胃、肺经
食疗功能：健胃润肠、解毒杀菌
食用建议：不宜与虾、蜂蜜同食

◎主要营养成分

蛋白质、糖类、膳食纤维、B族维生素、维生素C、维生素E、钙、铁、磷、硫、硒。

◎美牙原理

洋葱中含有大量的硫化物，这是强有力的抗菌成分，能杀死多种细菌，其中包括导致蛀牙的变形链球菌，以新鲜的生洋葱效果最佳。

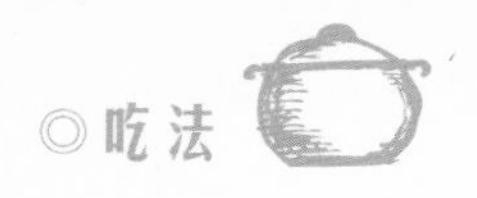

◎吃法

什菜沙拉

原料：洋葱50克，西红柿一个，胡萝卜30克，东北葱20克，黄瓜30克，生菜40克，盐、鸡精、橄榄油、胡椒、桂皮粉各适量。

做法：

西红柿切片摆盘边缘，洋葱、胡萝卜、东北葱、黄瓜、生菜都切丝，加入盐、鸡精、橄榄油、胡椒、桂皮粉，用筷子拌匀装盘即可。

功效：

在预防蛀牙的同时，还有助于降低胆固醇、预防心脏病及提升免疫力；也可在汉堡、三明治里夹上一些生洋葱丝，可起到同样的效果。

挑选小窍门

优质洋葱表皮干、包卷度紧密，透明表皮中带有茶色纹理。洋葱表皮颜色有橘黄色和紫色两种，橘黄皮的洋葱水分较多，层次较厚，口感脆甜；紫皮的水分少，层次较薄，口感较辣，购买时可根据自己的意愿选择。

（2）香菇

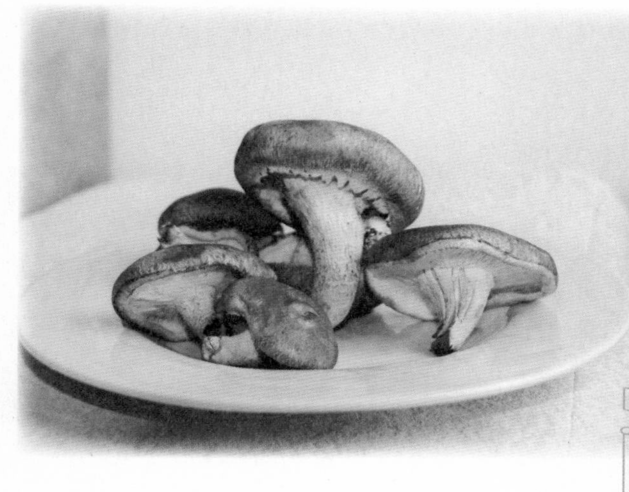

性味：味甘、性平
归经：入胃、肾、肝经
食疗功能：益气补饥、化痰理气
食用建议：不宜与鹌鹑蛋、番茄、河蟹同食

◎主要营养成分

蛋白质、脂肪、灰分、糖类、膳食纤维、胡萝卜素、维生素B_1、维生素B_2、维生素B_3、维生素C、钙、钾、钠、镁、磷、铁、锰、锌、铜、硒、香菇多糖等。

◎美牙原理

香菇中含有大量的香菇多糖，可以抑制口腔中细菌制造的牙菌斑。

◎吃法 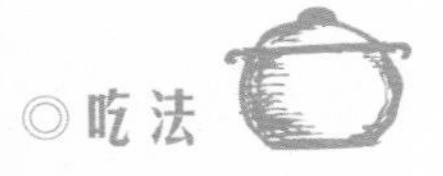

香菇炒油菜

原料：水发香菇100克，油菜50克，油、盐、糖、酱油、醋、鸡精各适量。

做法：

第一步：将油菜根部用刀剖成十字、洗净。

第二步：油锅烧热后先炒香菇，2分钟后盛起。

第三步：油锅置火上，放入油烧热，下油菜炒大约1分钟后倒入香菇一起炒，同时加调料：盐、糖、酱油、醋和鸡精，1分钟后出锅即可。

功效：

香菇、油菜同有美容、抑菌消炎的功效，是你洁牙健齿的佳品。

（3）薄荷

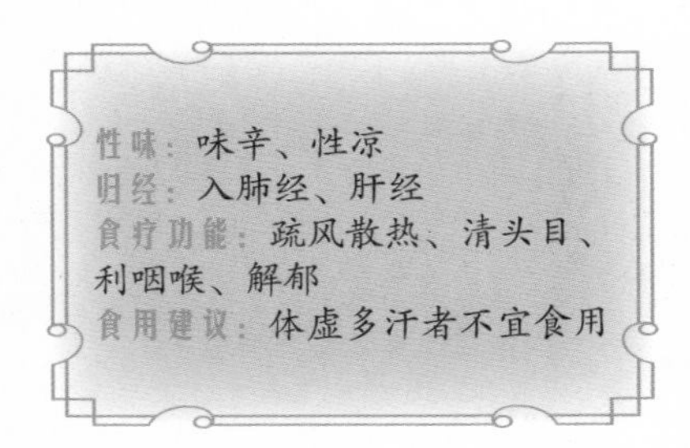
性味：味辛、性凉
归经：入肺经、肝经
食疗功能：疏风散热、清头目、利咽喉、解郁
食用建议：体虚多汗者不宜食用

◎主要营养成分

蛋白质、糖类、薄荷油（主要成分薄荷醇、薄荷酮）、薄荷霜、樟脑萜、柠檬萜、矿物质及多种维生素。

◎美牙原理

薄荷辛能发散，凉能清利，其含有的薄荷油等成分不仅能清新口气、减少口腔内细菌滋生，还可缓解牙龈发炎和肿胀等不适。

（4）洁牙健齿的其他食材及饮食妙方

1）白开水

适量喝水，能使牙龈保持湿润，刺激唾液分泌；尤其在吃完食物后，喝白开水可以顺便带走残留在口中的食物残渣，从而不易形成牙菌斑，减少蛀牙的形成概率。

2）红茶

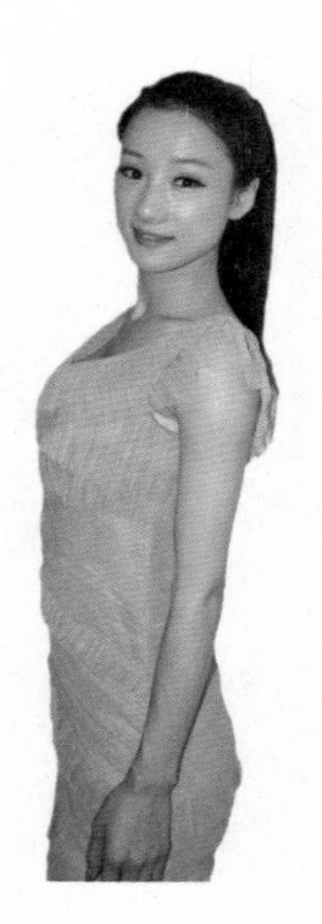

芝加哥伊利诺斯大学进行的一项研究显示：红茶能够防止牙斑，预防蛀牙及齿龈疾病。红茶能够产生这种功效，原因在于其本身含有一种叫做“多酚”的化学物质，能够抑制细菌产生葡萄糖基转移酶，将蔗糖分解，生成一种黏性的“胶状物”，与牙斑中300多种细菌相混合，并将它们固定在牙齿表面。

3）绿茶

绿茶中含有大量的氟，与牙齿中磷灰石结合，起到抗酸防蛀的效果；绿茶中的茶酚还能减少口腔中造成蛀牙的变形链球菌，能除口腔中难闻气味。绿茶里含有咖啡因，所以孕妇应该限量饮用。

4）富含维生素C的果蔬

如甜椒、球茎甘蓝、绿花椰菜、西红柿、猕猴桃，以及柑橘类水果、木瓜、草莓等，其富含的维生素C是维护牙龈健康的重要营养素，严重缺乏的人牙龈会变得脆弱，容易出现牙龈肿胀、流血、牙齿松动或脱落等症状。在每天的饮食中，均衡摄取3种蔬菜、2种水果，大约就能满足身体对维生素C的需求。

5）芥末

芥末中含有的异酸氰酸具有抑菌杀菌的功效，能有效抑制口腔中变形链球菌的繁殖，防止蛀牙的形成。

6）黄豆炖排骨

原料：黄豆50克，猪排骨100克，料酒、精盐、味精、葱段、姜片、青蒜片、酱油各适量。

做法：

黄豆洗好后，放入清水中浸泡5小时；排骨洗净，切成3～4厘米长的块，放入砂锅内，加入葱段、姜片、料酒、酱油、适量水，煮沸后，撇去浮沫，再把黄豆加进去，用文火炖至黄豆酥软后，撒上青蒜片，加精盐和味精调味即可。

功效：

黄豆和排骨均富含钙质、蛋白质、多种维生素等营养成分，有利于牙齿的坚固和健美。

7）海带烧豆腐

原料：海带50克，豆腐100克，虾子少许，精盐、葱花、姜末、菜油、清汤各适量。

做法：

第一步：海带用温水泡发后洗净，切成菱形块。豆腐切小丁，放沸水锅中煮一下，捞出沥水。

第二步：将锅放在火上，放油烧热，下葱花、姜末煸香，随即放入清汤烧开，放入海带烧一会儿，再放入豆腐丁、虾子，盖上盖，炖半个小时，海带熟烂后放精盐调味即可。

功效：

此道菜海带软、豆腐嫩、味鲜美，并富含钙、磷、氟，常食能使牙齿更坚固、更漂亮。

8）石斛绿茶煎

原料：鲜石斛10克，绿茶4克。

做法：

将鲜石斛洗净，切成节，放入砂茶壶内，加入绿茶，用沸水冲入茶壶内，用文火炖四五分钟，每天冲泡一壶饮之。

功效：

石斛能滋养胃肾生阴液，清胃肾之热；绿茶健脾清胃肾热，清食化积，有白齿固齿的功效。此茶适用于胃阴不足，肾阴亏损所致的烦热、口渴、口臭、牙龈出血或溃烂等。

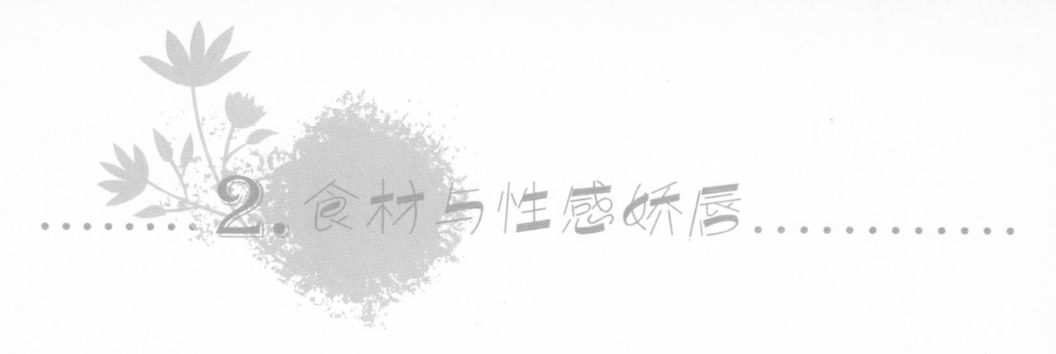

2. 食材与性感娇唇

嘴唇与眼睛一样，是增添脸部神韵的灵魂之处，是女人脸上最性感的部位。娇嫩的嘴唇，可以体现一个女人的美丽、成熟、高贵。因此，我们一定要保护好我们的嘴唇。

如果日常饮食中缺乏维生素A、维生素B_2、维生素C、维生素E，或缺乏水分和油脂，以及阴虚低热、气候干燥，极易引发嘴唇干裂、脱皮，尤其在缺乏维生素B_2时，会引发口角炎、唇炎；不少女性朋友常见嘴唇发白，这大多由贫血引起，需要补血补铁了哦。记住以下食材，可帮你改善上述症状，还你娇嫩、性感的嘴唇！

（1）梨

性味：味甘、微酸、性凉
归经：入肝、脾、胃、肺经
食疗功能：促进消化、润肺清心、消痰止咳
食用建议：女性在月经期间或刚生产后忌食生梨

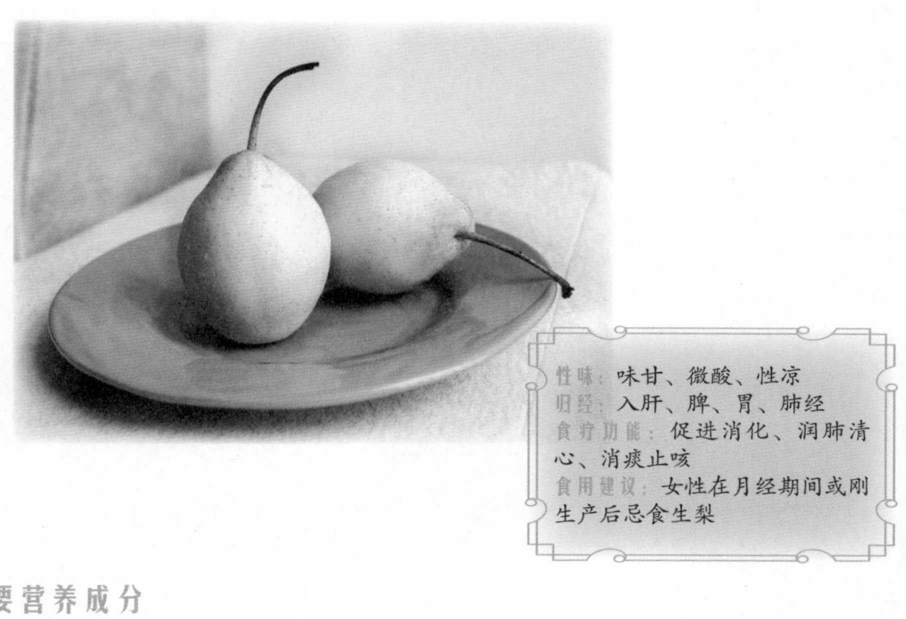

◎主要营养成分

蛋白质、脂肪、糖类、钙、磷、铁、胡萝卜素、维生素B_1、维生素B_2、维生素B_3、维生素C。

◎美唇原理

维生素B_2的缺乏会导致口角炎、唇炎，而体内维生素B_2的储存是很有限的，因此每天都要由饮食提供。梨中所含的维生素B_2能够促进人体蛋白质、脂肪和糖类的新陈代谢，维护唇部皮肤和细胞膜的完整性，使你的嘴唇娇嫩起来。

◎吃法

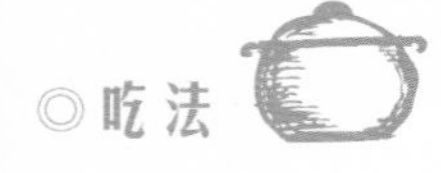

蜜酿白梨

原料：大白梨1只，蜂蜜50克。

做法：

取大白梨1只去核，放入蜂蜜50克，蒸熟食。

功效：

顿服，日2次，连服数日；适用于口唇干裂，咽干渴，手足心热，干咳，久咳，痰少等症。

挑选小窍门

优质的梨为金黄色，果皮光洁，无虫眼和损伤，气味芳香。选购时，以“雌梨”汁多，口感佳。梨的雌雄可从它项部的深浅看出，较深的为雌性；雄性除项部较浅外，果身带有麻点，水少干涩。

（2）鸭血

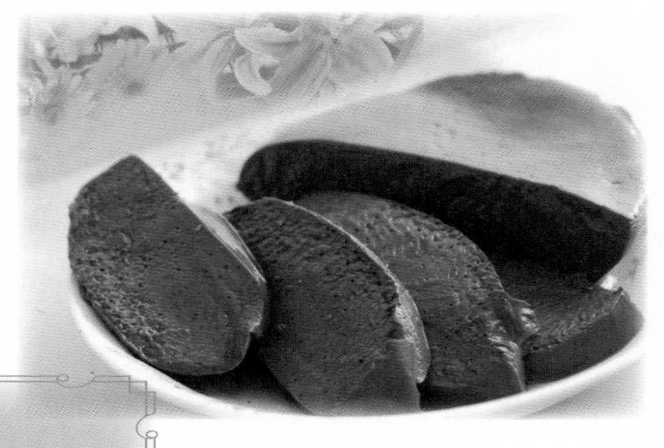

性味：味咸、性寒
归经：入肝、脾经
食疗功能：补血解毒
食用建议：患有高血压和冠心病的女性应少食

◎主要营养成分

蛋白质和多种微量元素，如铁、铜、钙等。

◎美唇原理

女性很容易出现贫血症状，导致唇色发白，鸭血中含铁量非常丰富，是红细胞成熟过程中合成血红蛋白必不可少的原料，常食可使人体气血充盈，嘴唇红润。

◎吃法

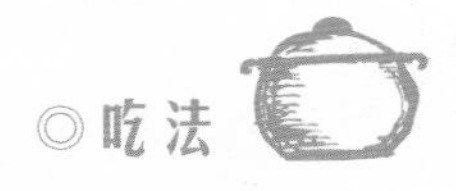

鸭血粉丝汤

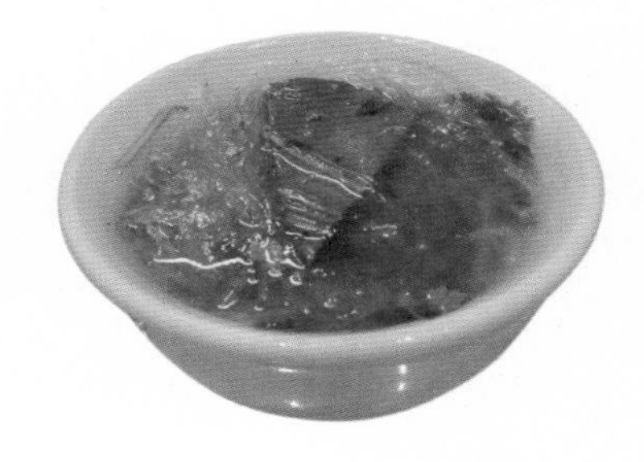

原料：鸭血100克，粉丝30克，豆腐泡4粒，鸭肠10克，香葱花、姜丝、盐、白胡椒粉、白醋、香菜碎各适量。

做法：

第一步：鸭血和鸭肠用清水反复冲洗后，鸭血切成1.5厘米的方丁。

第二步：粉丝用温水烫软备用。

第三步：煮锅中加入适量水，大火煮开后，放入切好的鸭肠和姜丝，再次煮滚后加入泡软的粉丝、豆腐泡和切好的鸭血丁，调入盐，继续煮约2分钟关火。

第四步：将煮好的鸭血汤盛到碗里，撒上香菜碎和香葱花，加入白胡椒粉和白醋即可。

功效：

鸭血、豆腐均性凉，具有清热解毒之功效；粉丝有良好的附味性，能吸收各种鲜美汤料的味道，再加上粉丝本身的柔润嫩滑，更加爽口宜人。此汤清淡可口，营养丰富，适宜于缺铁性贫血引起的唇色发白。

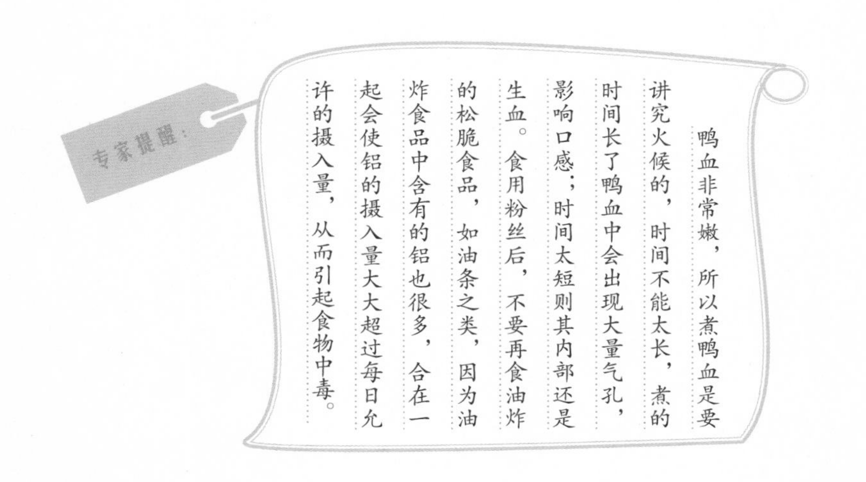

（3）牛蹄筋

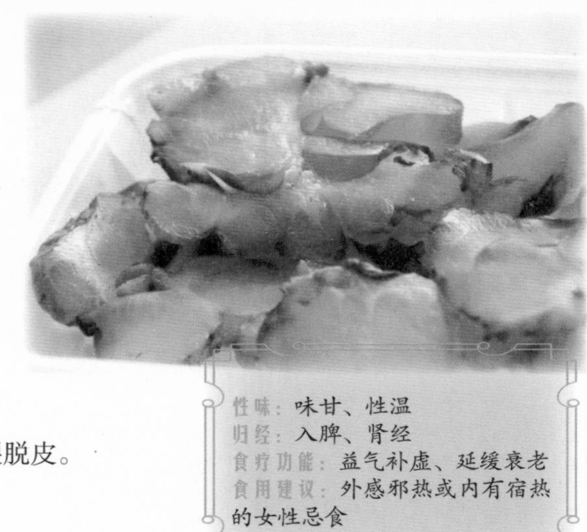

◎主要营养成分

蛋白聚糖、胶原蛋白质、少量脂肪和微量矿物质。

◎美唇原理

牛蹄筋中胶原蛋白极高，可有效锁住唇部水分，防止嘴唇皲裂脱皮。

性味：味甘、性温
归经：入脾、肾经
食疗功能：益气补虚、延缓衰老
食用建议：外感邪热或内有宿热的女性忌食

◎吃法

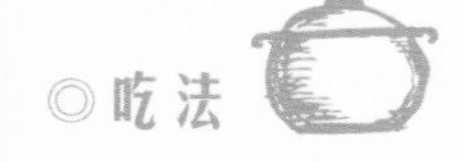

山药烧蹄筋

原料：蹄筋100克，山药50克，葱、姜片、酱油、蒜香卤肉汁、绍兴酒各适量。

做法：

第一步：将蹄筋洗净，切适当大小，入滚水汆烫后捞起；山药去皮，切成与蹄筋相当大小之长条状；葱洗净切段备用。

第二步：热油锅，放入葱段、姜片炒香，加入蹄筋翻炒一下后，倒入酱油、绍兴酒及蒜香卤肉汁转大火煮开后，再加山药条转小火焖煮10分钟即可。

挑选小窍门

新鲜的牛蹄筋色泽白亮、富有光泽，肉质透明，而无残留腐肉，且质地紧密，有很大的弹性。若牛蹄筋呈黄色，质地松软，失去弹性，说明存放的时间过久，不宜选购。

功效：

山药可益气养血，促进血液循环，与牛蹄筋配成此菜，对唇部干裂和唇色发白都有一定的食疗功效。

（4）银耳

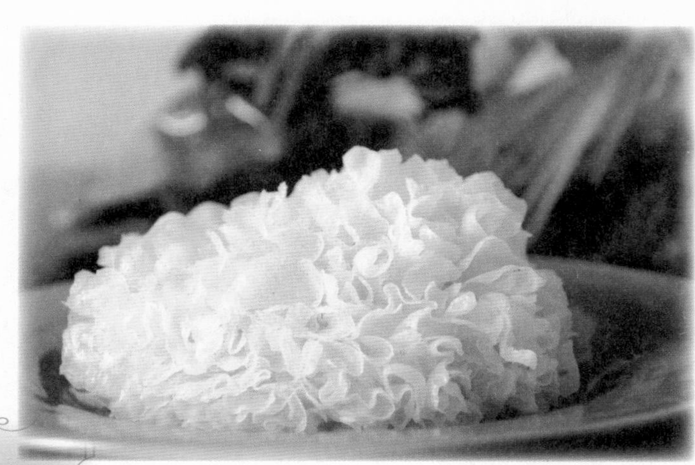

性味：性平、味甘
归经：入心、肺、肾、胃经
食疗功能：美容嫩肤、益气清肠、滋阴润肺
食用建议：风寒咳嗽及湿痰体质的女性慎食

◎主要营养成分

蛋白质、脂肪、糖类、几丁质、维生素B_1、维生素B_2、维生素B_3、钙、磷、铁。

◎美唇原理

银耳中含有丰富的矿物质铁和维生素B_1，因此，对缺铁性贫血引起的唇色发白和对缺乏维生素B_1引发的口角炎、唇炎，都有很好的食疗功效。

冰糖炖银耳

原料：水发银耳100克，冰糖适量。

做法：

锅里加水和冰糖，放在火炉上，待冰糖溶解后，倒入容器里，将水发银耳放入浸泡；五分钟后放入蒸锅里蒸1个小时即可。

功效：

银耳和冰糖都具有滋阴润肺、生津止咳的功效，可有效改善唇部干裂的症状；一天分3～4次饮用；此饮也适宜秋冬燥咳、干咳无痰、咽干口燥、肺结核咳嗽痰中带血、虚热口疮等症，或作体质虚弱者滋补之用。

专家提醒：银耳富含天然植物性胶质，加上它的滋阴作用，长期食用还可以润肤，并有祛除脸部黄褐斑、雀斑的功效。

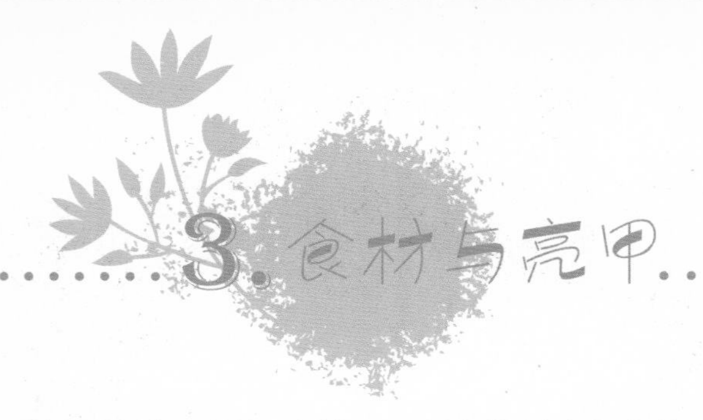

3. 食材与亮甲

女人的手和脚是否漂亮，跟她的指甲有很大关系。同时，通过一个人的指甲，还可以看出人的身体状况。特别从指甲的颜色，有无正常人的甲白，就可以看出本人是否健康。针对指甲上面反映出来的疾病征兆，就需要通过饮食来调养，调养出健康好身体，也调养出美丽亮甲。

（1）防治指甲脆、裂的食材

指甲脆、裂一般是由于饮食中蛋白质及钙、硫、锌等元素或维生素A、维生素B、维生素C不足所致，不妨分别采取以下的矫治法：

①每天口服两汤匙酵母及胆碱1000毫克，最好将此类营养物加入流体或牛奶中内服，这将有助于改善指甲的强度。

②鉴于缺乏铁元素可引起指甲干燥、脆弱，平素最好能多吃些富含铁的食物，如：动物肝脏、肾脏、瘦肉、蛋黄、鸡、鱼、虾和豆类，苜蓿、菠菜、芹菜、油菜、苋菜、荠菜、黄花菜、番茄等绿叶蔬菜，此外，杏、桃、李、葡萄干、红枣、樱桃等水果，核桃等干果，其他如海带、红糖、芝麻酱也含有铁，同时须摄取维生素C以提高吸收铁的能力。

（2）改善指甲长得奇形怪状的食物

若长期缺乏蛋白质或铁元素，通常易造成匙样或扁平指甲，通过改善饮食营养即可以矫正。可以适当多吃一些含蛋白质及铁质丰富的食物，如猪肝、蛋类、菠菜、黑木耳、蛤蜊等。

（3）改善指甲无光泽的食物

若指甲呈现波浪状且无光泽，表示可能缺乏蛋白质，缺少维生素A及维生素B或者矿物质不足。对此可改善日常的膳食并每天补充多种维生素，多食用含维生素丰富的果蔬，如荔枝、菠萝、柿子、大枣等。

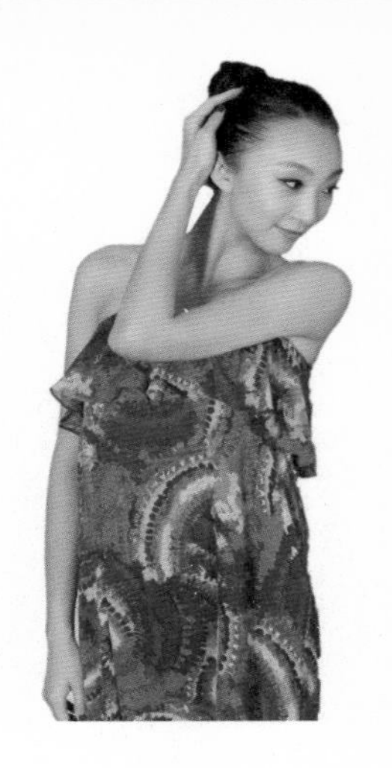

（4）以下食物帮你改善指甲苍白

指甲苍白也许是缺乏锌元素或维生素B_6不足的征象，抑或由于贫血所引起。可食用牛排、猪排、鱼、豆腐、韭菜、甜瓜、甘蓝、大豆等食物来补充锌和维生素B_6。但如果改善饮食营养状况后，指甲苍白的症状仍然持续存在，那么就该向医生求教，查明原因。

（5）指甲出现凹痕时要吃这些食物

指甲出现凹痕提示身体内缺乏钙质、蛋白质、硫元素，这些营养物质可以从蛋类、大蒜中取得，经常食用为好。

（6）线条状隆起样指甲需要的营养

此种外观挺好看的异样指甲常常发生在情绪欠佳或疾病之后，如能每天吃富含蛋白质的饮食，同时摄取维生素C外加15毫克锌增补剂即可加速新生指甲的生长，从而可使水平隆起线条状指甲逐渐消失。可多吃橘子、草莓、柠檬、油菜、香菜、白菜和萝卜等食物。

（7）竖沟状指甲如何纠正

竖沟状指甲可能揭示维生素A、钙质或铁元素不足。要从动物肝脏、菠菜、苜蓿、豌豆苗、红心甜薯、胡萝卜、青椒、南瓜等食物中摄取。

（8）巧治软、弱状指甲的食物

软、弱状指甲常因过度与水或指甲化妆品类中的化学物质接触所致。其次与情绪不佳，饮食不良亦有关联。日常生活中不妨多吃些向日葵籽，以增加维生素A的摄入。

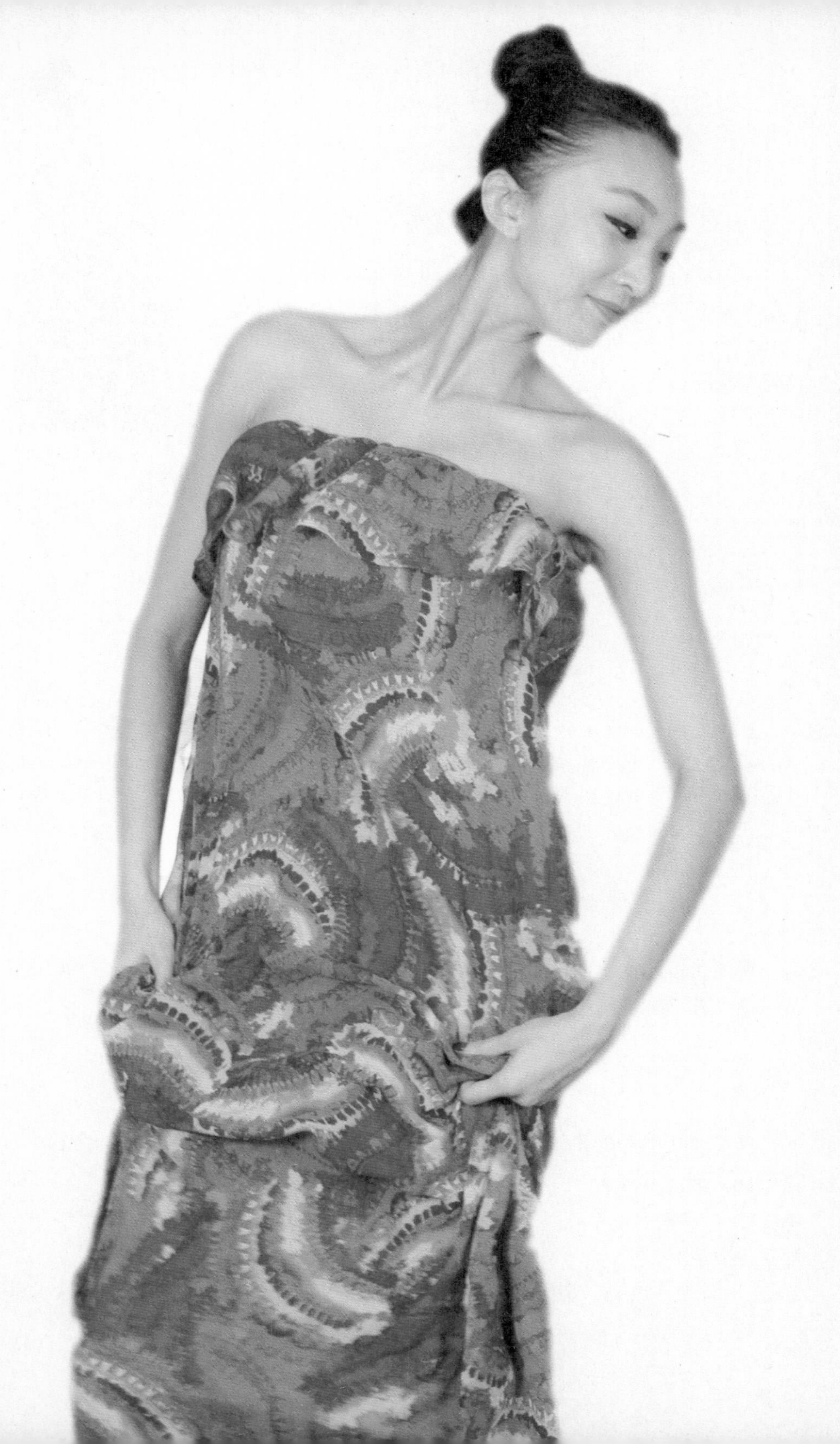

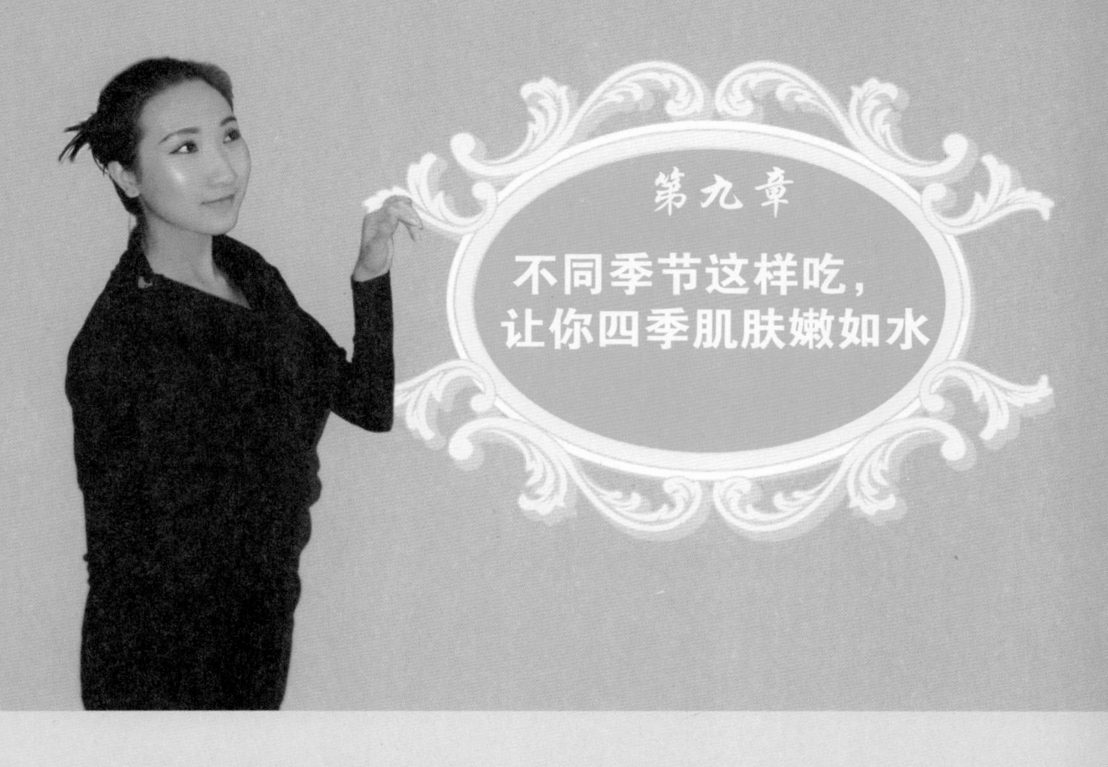

第九章

不同季节这样吃，让你四季肌肤嫩如水

四季气候的周期性渐变，会在人体内引起各种复杂的反应，人体肌肤状况也会有所变化，这就需要通过正确的饮食来进行调养。在这里我们介绍一些四季应该注意的饮食事项、有助于养颜护肤的食物及相关的美肤食谱等，让你既享口福，又达到自己想要的护肤效果！

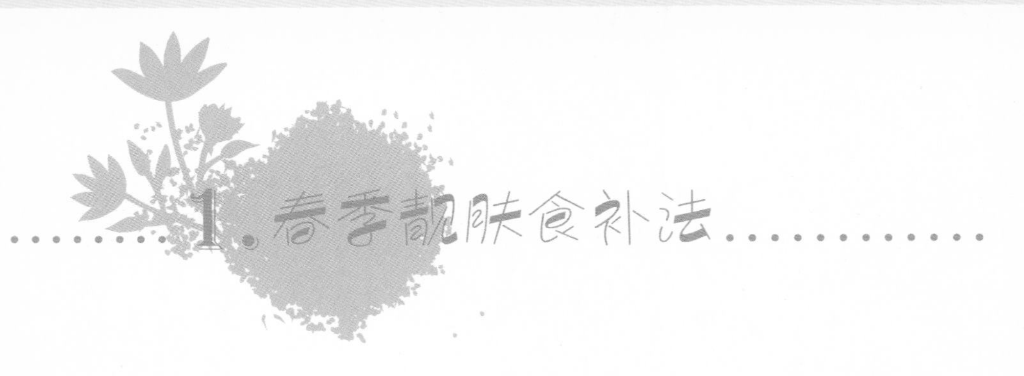

1.春季靓肤食补法

（1）春季饮食嫩肤，宜忌知多少

中医认为，春天是万物生发、人体肝旺之时，因此是通过养肝来调畅气血、预防疾病、美容养颜的大好时机。肝脏不好，尤其肝血不足的人往往面色发白，双目无神，养肝血首选的食物为谷类，其次为桂圆、栗子、红枣、核桃；蔬菜有豆芽、芹菜、莴笋、香椿、香菜、春笋等。而辛辣、刺激、大鱼大肉及油炸的食物会增加肝的负担，应尽量少吃或忌食。

春天是皮肤最易过敏的季节。女性朋友应该尽量少吃或不吃诱发春季皮炎的食物，如田螺、荠菜、油菜、菠菜等。而富含维生素和微量元素的莴笋、小白菜、雪里红、柿子椒、番茄、卷心菜、花菜、柠檬等果蔬是春季的必备，恰巧可以补充冬季的摄取不足，起到很好的美容功效。

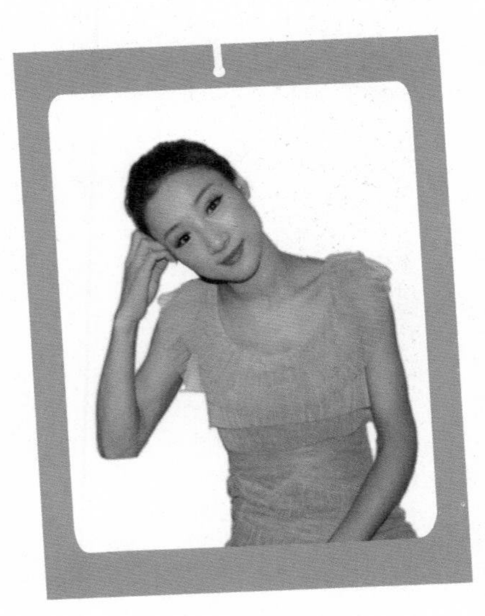

春天不需要特别进补，如因为气温上升，人体阳气逐渐升发，温补药反而会加重身体内热，尤其对于体质较虚弱的女性，一般可选用莲子、芡实、薏米、花生、核桃、猪肝等平性食物。

（2）春季5款美容花茶的妙用

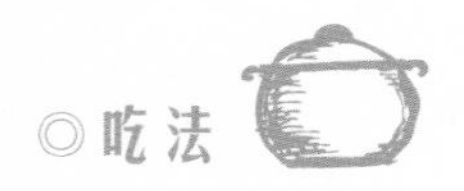

◎吃法

1）玫瑰花茶

原料：干玫瑰花6～10片、热水适量。

做法：

将干玫瑰花放入茶杯中，冲入热水，即可饮用。

功效：

玫瑰花性微温，并含有丰富的维生素，具有活血调经、疏肝理气、平衡内分泌等功效，对肝与胃有调理作用，并能消除疲劳、改善体质，适于春季饮用；此外，此茶还能有效缓解心血管疾病，并能美容养颜，有助改善皮肤干枯，去除皮肤上的黑斑。

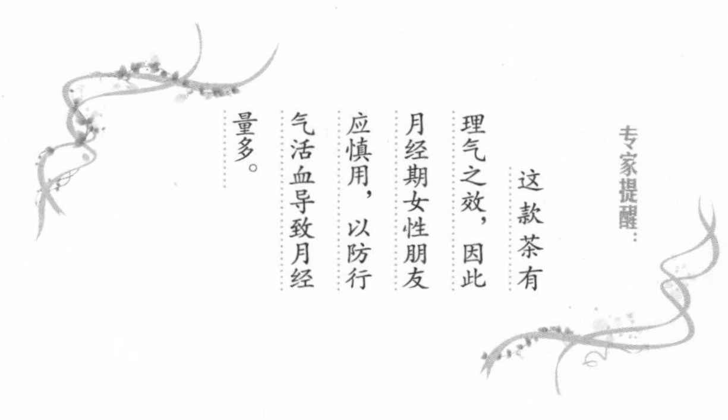

专家提醒：这款茶有理气之效，因此月经期女性朋友应慎用，以防行气活血导致月经量多。

2）菊花茶

原料：菊花6朵，龙眼蜜1/2盎司，冰糖1平匙，水350毫升。

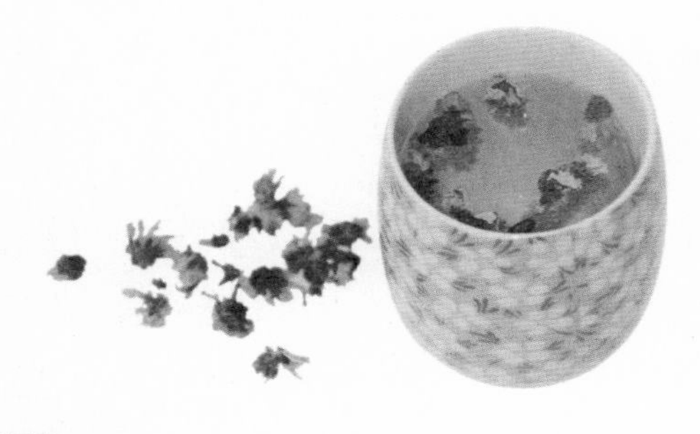

做法：

第一步：将菊花与水放入平底锅煮沸。

第二步：加入龙眼蜜、冰糖，搅拌溶化后即可。

功效：

菊花具有养肝平肝、清肝明目的功效，特别适宜春季饮用；同时，还可排毒健身、祛邪降火、疏风清热、利咽消肿，对体内积存的有害化学或放射性物质有抵抗、排除的功效，还有抑制多种病菌，增强微血管弹性，减慢心率、降低血压和胆固醇，并有利气血、润肌肤、养护头发的美容之效；另可配合枸杞同服，更能增强养阴之力。

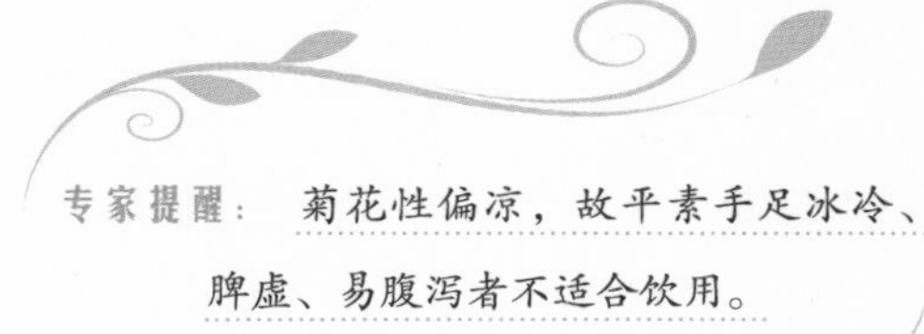

专家提醒：菊花性偏凉，故平素手足冰冷、脾虚、易腹泻者不适合饮用。

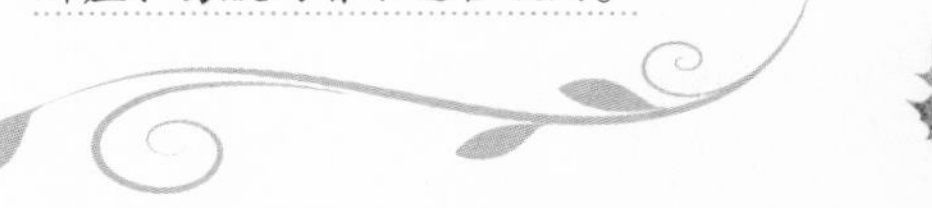

3）茉莉花茶

原料： 茉莉干花2/3匙，欧薄荷1/3匙，蜂蜜适量。

做法：

用100℃的沸水冲泡茉莉干花、欧薄荷，加入蜂蜜即可。

功效：

茉莉花茶在各种花草茶中，香气最为醇厚，是春季饮茶之上品，有“去寒邪、助理郁”的功效；喝茉莉花茶除了可以安定情绪、振奋精神，还能健脾化湿、减轻肠胃不适。

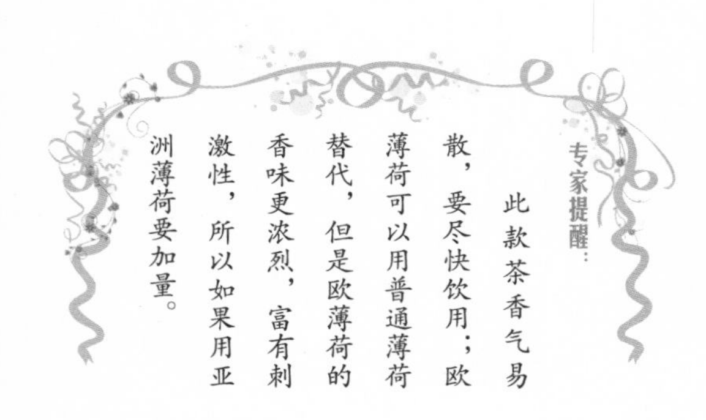

4）金银花茶

原料： 干金银花30克，开水500毫升，冰糖适量。

做法：

将金银花干品放入杯中，用沸水冲泡，晾凉，加入冰糖即可。

功效：

此茶具有清热解毒、疏散风热、消肿止痛的功效；因春季风气善行，易外感风邪，金银花茶正可缓解春季常见的上呼吸道感染、流行性感冒、扁桃体炎、牙周炎等病症，对疖痛、肠炎也有缓解之效，有助于凉血止痢、利尿养肝。因此金银花茶适合在出现轻微外感症状时服用，如感冒症状较重，仍需采取药物治疗。

5）柠檬草茶

原料： 柠檬草干品5克或新鲜柠檬草半根，水150毫升。

做法：

将柠檬草干品或新鲜柠檬草放入茶壶中，加入开水，盖上盖子，闷泡10～15分

钟即可饮用。

功效：

柠檬草，也称柠檬香茅，整株植物散发出沁人心脾的清香；属稻科多年生草本植物，是热带的芳香草，气味芬芳而且有杀菌抗病毒的作用，从古至今受到医家的推崇，取其杀菌、调整血液循环的作用；经常饮用柠檬草茶，可以帮助女性改善贫血、调和肠胃、调节油脂分泌和降低血脂、缓解神经衰弱等。

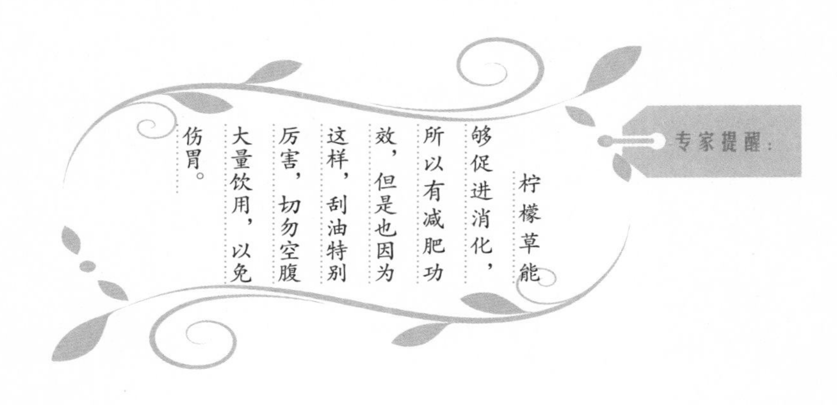

专家提醒：
柠檬草能够促进消化，所以有减肥功效，但是也因为这样，刮油特别厉害，切勿空腹大量饮用，以免伤胃。

（3）春季美白又抗老的营养食谱

◎吃法

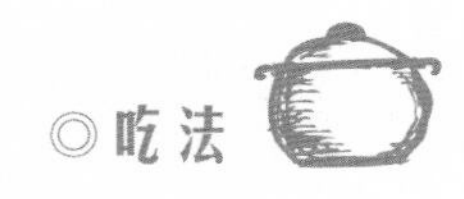

1）猪肝绿豆粥

原料：新鲜猪肝80克，粳米80克，绿豆50克，食盐、味精各适量。

做法：

先将绿豆、粳米洗净同煮，大火煮沸后，改用小火慢慢熬，八成熟之后，再将切成片或条状的猪肝放入锅中同煮，煮后加调味品即成。

功效：

此粥补肝养血、清热明目、美容润肤，可使人容光焕发；也适合于视力减退、面色蜡黄、视物模糊的体弱的女性。

2）瘦肉蛋花枸杞汤

原料：鲜枸杞10克，瘦肉100克，胡萝卜1/2个，生姜一块。

做法：

枸杞清洗干净，摘下叶子，枸杞茎切成段；锅里放3～4碗水，放进姜片和枸杞茎，大火煮开后转慢火煮15分钟；转大火，把提前用盐、油腌好的瘦肉和枸杞叶放进锅里；接着加入切得很薄的胡萝卜片，不用盖盖子，煮5分钟，放盐调味即可。

功效：

枸杞叶中医称之为“天精草”，含有与果实（枸杞子）单位量近似的各种营养物质，其性味甘寒，枸杞素有清肝明目、清热舒肝的食疗作用。

3）核桃丹参佛手汤

原料：核桃仁5个，佛手片6克，丹参10克，白糖适量。

做法：

将丹参、佛手片煎汤，核桃仁、白糖捣烂成泥加入丹参佛手汤中拌匀，用小火煎煮10分钟冷却即可饮用。

功效：

核桃仁补气养血，润肠通便；佛手收肝解郁，理气和中；丹参活血凉血，除烦安神；配白糖补脾益气，有克服春困之功效。

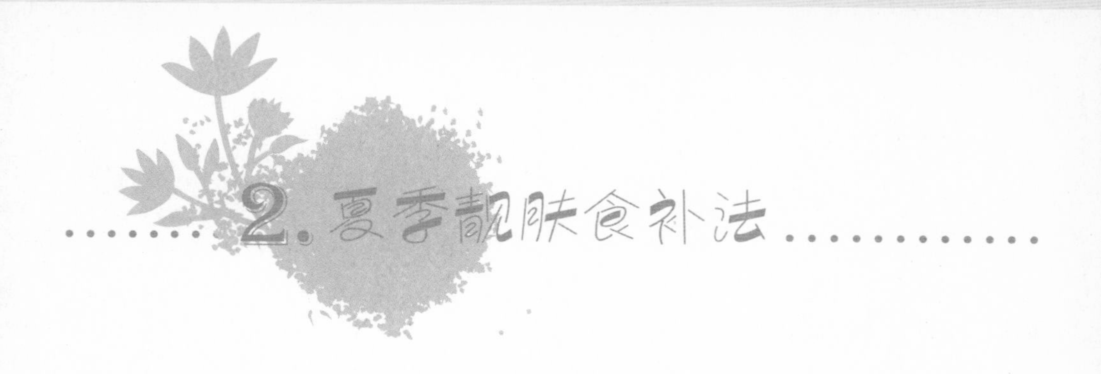

2. 夏季靓肤食补法

（1）女性夏季怎么吃才既靓肤又健康

夏季可以说是果蔬最丰富的季节，因此，也成为女性美容护肤的最佳时机。像猕猴桃、草莓、圣女果等富含维生素C的水果，更是女性“永远的美肤圣品”。

夏季酷暑炎热，女性容易闷热、困倦和烦躁不安，需多吃如苦瓜、苋菜、菜瓜、丝瓜、茄子、鲜藕、马兰头、豆豉、绿豆芽等具有清热化湿功效的蔬菜，主食以清淡、质软为宜，如薏米粥、绿豆粥、荷叶粥、银耳汤、百合汤等，既易于消化，还可防暑敛汗、增进食欲，自然吃出女人好气色。

夏季由于气温较高，病原菌滋生蔓延较快，是人类疾病尤其是肠道传染病多发季节，影响女性身体和皮肤的健康。这时适当吃些“杀菌”蔬菜，如大蒜、洋葱、韭菜、大葱、香葱、青蒜、蒜苗等，可起到预防疾病、护养肌肤的作用。

另外，可适当饮用樱桃汁、菊花茶、酸梅汤等清凉饮料，在促进体内废物排出的同时，也达到解暑、养颜之效。不过，注意早餐不宜喝，每次饮用量以150毫升为宜，不应过多，否则会损伤脾胃之气，引起食欲减少、胃痛、腹泻等症状，时间长了还会损伤肾的阳气，导致脾肾阳虚。

专家提醒：
性味苦寒的食物易伤脾胃，影响脾胃的运化功能，因此，脾胃虚弱的女性，应尽量少食或忌食。

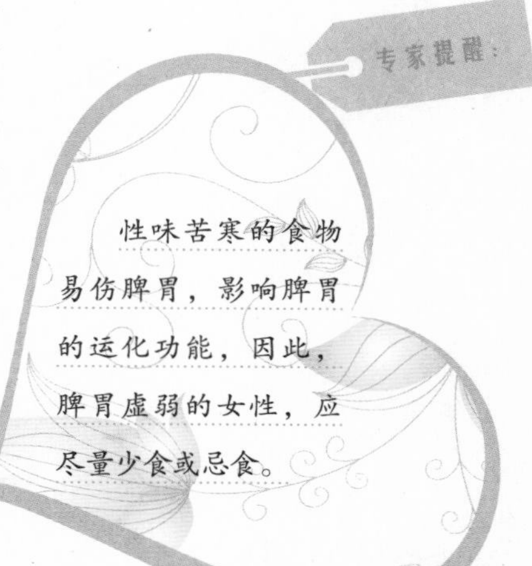

（2）夏季5款消暑嫩肤饮品

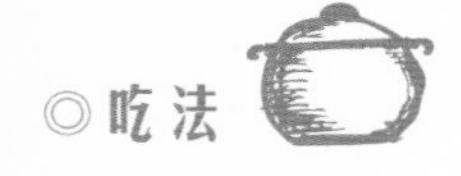

◎吃法

1）芒果樱桃汁

原料： 芒果2个，樱桃30颗。

做法：

芒果去皮、去核，切成块状，放入粉碎机中粉碎成果泥，倒入杯中加冰水混合成果汁。樱桃洗净去把，放入杯中混合点缀。

功效：

芒果和樱桃都是帮助肾脏代谢的绝佳水果，在炎热的夏天适当地饮用这两种果汁，可以达到排毒和养颜的双重功效。

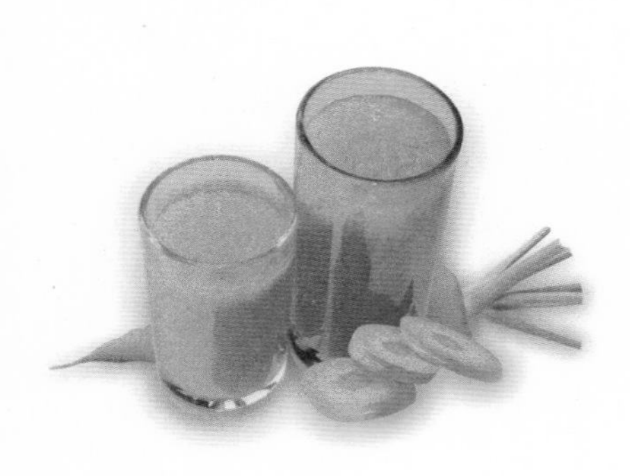

2）胡萝卜牛奶椰汁

原料： 胡萝卜1根，脱脂牛奶1杯，椰子1个。

做法：

将椰子打开后倒出椰汁，与牛奶混合，胡萝卜榨汁或切成片状、丁状放入混合。

功效：

牛奶因为富含钙质，可以消耗多余脂肪；椰汁可以促进人体新陈代谢，去除身体中有害的毒素，防止色斑现象。

3）香橙汁

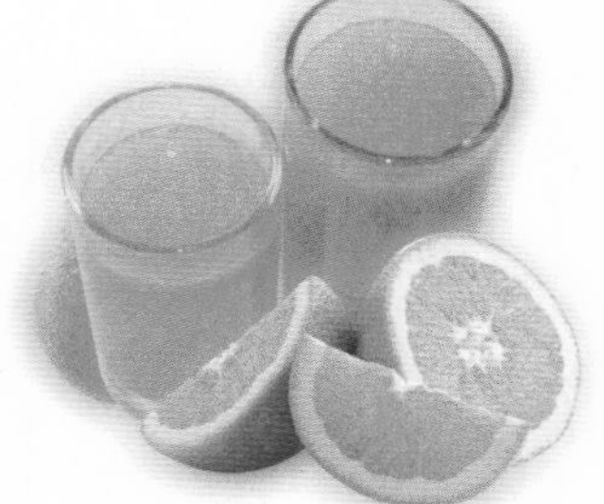

原料： 香橙2只，盐适量。

做法：

将香橙榨出丰富汁水，如果果汁太浓，可以兑入少许凉水冲淡，在饮用前加入盐即可。在果

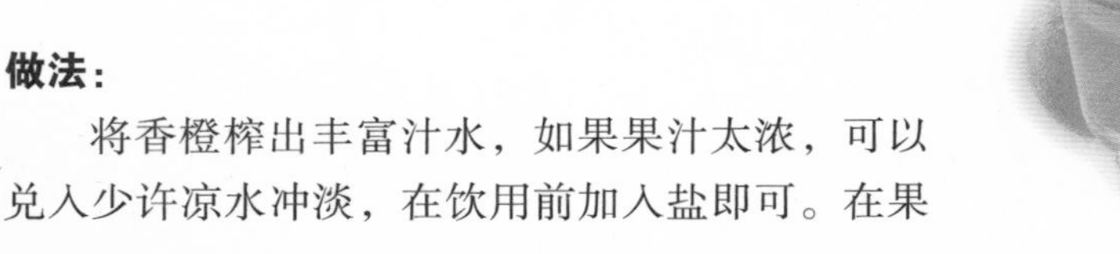

汁氧化之前尽快饮用，口感自然是酸酸甜甜，还有点咸！

功效：

帮助身体迅速补充水分，促进肠蠕动的加快，而起到排毒养颜的效果。

4）猕猴桃黄柠檬汁

原料：猕猴桃4只，柠檬半只，蜂蜜适量。

做法：

将猕猴桃去皮后放入家用搅拌机，打成果泥状。将半只柠檬榨汁，调入适量冰水，将冰水倒入果泥中混合调匀即可。如果感觉口感过于酸涩，可以调入少许蜂蜜，那样口味就变得酸酸甜甜了！

功效：

猕猴桃有解热、止渴、利尿、健胃的功能，上述饮料在夏天适当地饮用，可以帮助身体排出毒素，养出你的好肌肤。

5）荔枝绿茶

原料：荔枝10枚，绿茶适量。

做法：

荔枝连皮泡入盐水中，放入冰箱冰镇数小时，取出后去皮；取绿茶少许冲泡，其间加入荔枝。

功效：

荔枝可以补心安神、改善肝功能，从而促进身体排毒，美颜靓肤。

专家提醒：
荔枝吃多了容易上火，因此可以先冷冻再食用，不仅可以去火，还能除掉荔枝的一点涩味，加在清热凉肺的茶中饮用，更能帮助毒素迅速的排除。

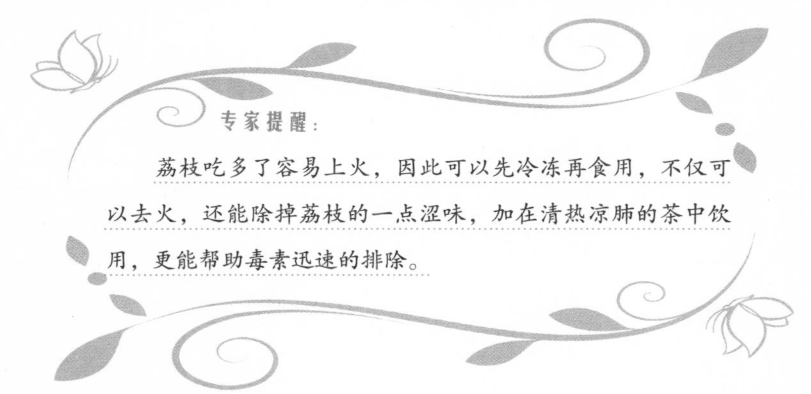

（3）夏季消暑美容食谱

◎吃法

1）冬瓜绿豆汤

原料：鲜冬瓜肉20克，绿豆75克，枸杞10粒，红糖适量。

做法：

第一步：洗净冬瓜，并去皮及瓜籽，将瓜肉切成小条状。干绿豆洗净（有条件可去除绿豆皮）。枸杞洗净。

第二步：将准备好的绿豆放入砂锅内，加清水煎煮，待豆粒将煮成豆糜状时，加进切好的冬瓜、枸杞继续煲20分钟后，加入适量红糖调味即可。

功效：

绿豆性凉味甘，有清热解毒、止渴消暑、利尿润肤的功效；绿豆特有的保湿成分及矿物质，能够有效改善皮肤干燥，对汗疹、粉刺、痘痘等各种皮肤问题效果极佳；鲜冬瓜味甘性淡，能清热解暑；枸杞性味甘平，润肺生津，补血养颜；红糖甘甜能解毒润燥。三种食品合用既清甜可口，又可清热解暑、除烦止渴，是夏季养生美颜的上品。

2）西洋参桂圆水鸭煲

原料：西洋参10克，水鸭肉100克，桂圆肉6克。

做法：

第一步：将西洋参洗净，用刀切成薄片或打碎成幼粒，备用。

第二步：剖杀水鸭，去除毛及内脏、头、颈及脚，用清水洗净血污，然后用刀砍成粗件备用。

第三步：桂圆肉去除杂质，并用清水略洗净。

第四步：以上汤料准备就绪后，同放进汤煲内，加入适量清水，用中火到慢火煲汤，煲一个半小时左右，加食盐调味，待温饮汤，食鸭肉及桂圆肉。

功效：

本汤水中的西洋参乃暑热伤气之清补佳品，能益气养阴，清火生津；水鸭乃长年生长于水面之血肉有情之物，能滋阴补血、益胃生津、补而不燥，特别适合湿热、虚火过重之人，被誉为“补虚劳的圣药”；桂圆肉乃补气养颜之妙品，善于养血，宁心益智；三种食品配合就能益气生津，宁心养血除烦，使面色红润；本汤还对暑热天气，自我感觉疲劳乏力，汗出过多，口干口渴，精神不足甚为适宜。

3）苦瓜肉糜煲

原料：苦瓜100克，肉糜50克，圆白菜5克，马蹄10克，鸡蛋1个，香油、葱、姜、蒜、高汤、胡椒粉、盐、玉米粉各适量。

做法：

第一步：将苦瓜切成两半，挖空中间絮状组织，切成3厘米宽备用。

第二步：往肉糜中加入圆白菜末、马蹄丁、葱末、姜末、蒜末一起拌匀，调盐、胡椒粉、香油拌打后，再调蛋汁和玉米粉，并拌匀做成肉馅，在苦瓜段中间放少许玉米粉，将肉馅镶入，外表用玉米粉抹光滑后，放入蒸笼蒸20分钟，取出放入煲中加高汤，再煮30分钟，下调料即可。

功效：

苦瓜性味苦寒，清热祛暑，凉血解毒，其维生素C的含量十分丰富，并能提高机体的免疫功能，改善痤疮、皮肤炎症。

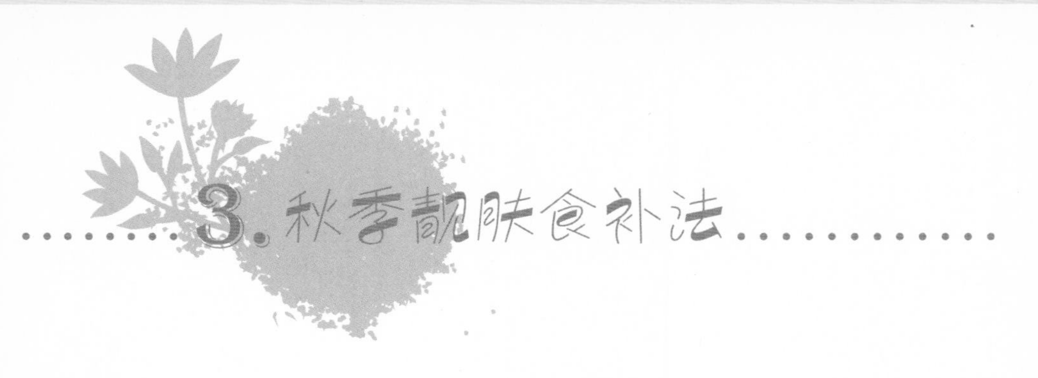

3. 秋季靓肤食补法

（1）秋季靓肤食补原则

秋季日照时间变短，大多空气干燥，女性容易出现口苦咽干、皮肤干燥、便秘、倦怠乏力等现象，饮食结构应以养阴清热、润燥止渴或清心安神的食物为佳，如兔肉、鸽肉、芝麻、糯米、莲子、萝卜、百合等。根据中医“春夏养阳，秋冬养阴”的原则，此时进补，十分合适。

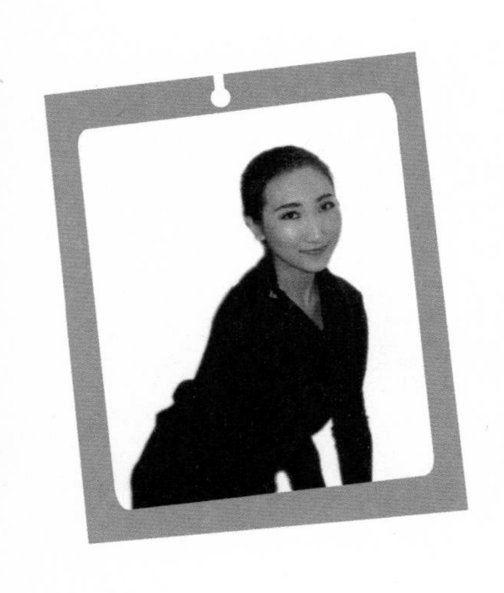

秋季空气湿度小、风大，在这样的气候条件下，人体汗液蒸发得非常快，一部分水溶性维生素，如维生素B族等容易随汗液流失，应多食梨、苹果、菠萝、哈密瓜等新鲜的瓜果，不仅可以补充维生素的不足，还可滋润肌肤。

另外，坚持“早饮盐，晚饮蜜”，也可防止因秋燥而引起的便秘，排出体内毒素的同时，达到美肤的效果。

（2）秋季养颜贴心食谱

◎吃法 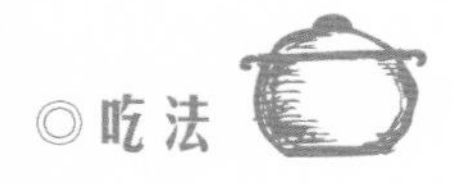

1）栗子炖白菜

原料： 栗子50克，白菜100克，葱、姜、植物油、猪油、酱油、精盐、高汤各适量。

做法：

第一步：白菜切成长段。把栗子每个砍上十字口，放在锅内煮熟，捞出去皮，一切两半。

第二步：植物油烧至六成热，加白菜炸一下，捞出控净油。

第三步：炒勺内加猪油烧开，放葱、姜烹锅，加上白菜、高汤、调料、栗子，待栗子烧烂即成。

功效：

栗子健脾肾，白菜补阴润燥，常食可改善阴虚所致的面色黑黄，并可以消除皮肤黑斑和黑眼圈。

2）红枣炖兔肉

原料：鲜兔肉150克，红枣6颗，熟猪油、葱段、姜片、精盐、味精各适量。

做法：

第一步：将兔肉洗净，剁成块，入沸水锅中烫一烫，捞出后用温水洗净；红枣洗净，最好去核。

第二步：锅洗净，注入少许熟猪油，用中火烧至四五成热时，用葱段、姜片爆锅，再倒入兔肉块煸炒一会儿，加红枣、精盐及适量的清水烧沸，连肉带汤倒入蒸碗内。

第三步：将锅洗净，注入适量清水，将盛肉的蒸碗放入，用小火隔火炖约1小时，持兔肉烂熟后，拣出葱段、姜片，加入味精调味，即成。

功效：

兔肉滋补价值高，其功能在于“健脾益胃，滋阴生津，凉血解毒”。对营养不良、瘦弱面黄者有较好的疗效。兔肉含丰富的蛋白质，其胆固醇的含量在肉类中是最低的，所以，常吃兔肉，既能增强体质，使肌肉丰满细腻健康，又能养颜美容，延缓衰老，是女性的美容佳品，应多食。

（3）秋季养颜饮品

◎吃法

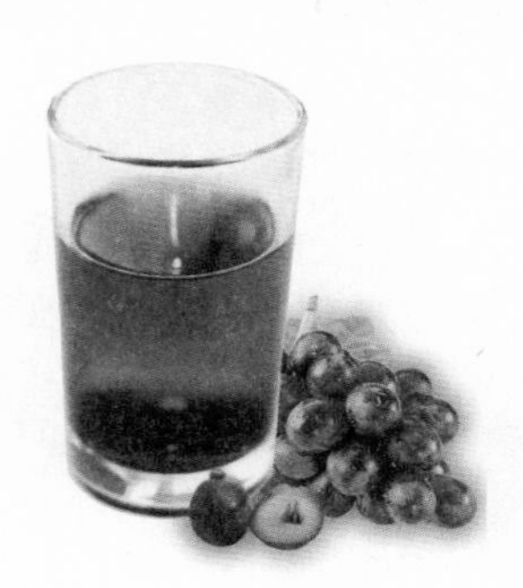

1）葡萄蜂蜜汁

原料： 葡萄100克，蜂蜜1大勺，冷开水60毫升。

做法：

将葡萄洗净，一粒粒摘下，与冷开水放入搅拌机中同搅，去渣留汁，加入蜂蜜即可。

功效：

葡萄可以补肝肾、益气血、生津液、利小便，生食能滋阴除烦，捣汁加蜂蜜煎成膏，开水冲服，对烦热口渴治疗效果尤其明显，是女性秋季的美容佳品。

2）冰糖雪梨汁

原料： 雪梨1个，冰糖适量。

做法：

雪梨切块加冰糖后煮软，稍凉后用榨汁机打成汁即可。

功效：

雪梨香甜多汁，有清热解毒、止咳化痰、润肺生津等功效，也可与荸荠、蜂蜜、甘蔗等榨汁同服，起到同样的效果。

3）石榴汁

原料： 石榴2个，蜂蜜、冷开水适量。

做法：

将石榴洗净，切对半，放入榨汁机，再加入适量的冷开水和蜂蜜，打成汁即成。

功效： 清热解毒、止烦渴、润肺止咳。

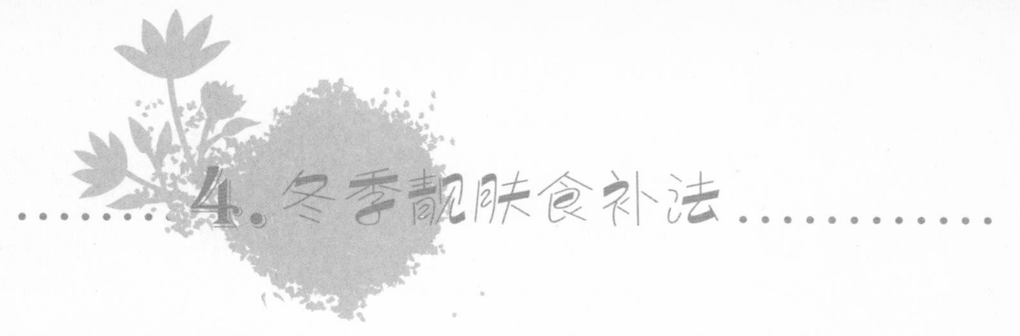

4. 冬季靓肤食补法

（1）冬季靓颜食补知多少

“女性肾虚，容颜易老。”冬天正好是借助食物养肾的最佳季节，这顺应了自然界和人体阳气下降潜藏的趋势。中医认为，黑色入肾，因此，紫菜、黑豆、海带、黑芝麻等深色食物，是女性在这个季节用来养肾、排毒养颜的最佳选择。

冬天气候不仅干燥，还变得十分寒冷，肌肤抵抗力减弱，极易受到伤害甚至敏感。食物成了最安全、便捷的“保养品”，羊肉、虾、鸡肉等性温的肉类宜多吃，它们不仅可以很好地帮助御寒，其富含的蛋白质还可有效锁住肌肤水分，增强皮肤弹性。

另外，当进入冬季时，人的食欲达到一年中最旺盛的时候，其总量比夏季增加1/3，因此是滋补养颜的最好时机。雪蛤、燕窝、海参便是这个季节女性养颜滋补的上品。雪蛤可以促进新陈代谢，保持肌肤有弹性和细腻光洁。燕窝中含有丰富的微量元素，要注意，适当的滋补活性蛋白质与胶原质等营养物质，可刺激细胞再生。海参中富含精氨酸等，对保持皮肤水分、增加皮肤弹性会起到神奇的效果。除此之外，人参、鹿茸、阿胶和黄芪等，也是不错的补品。不过，要注意适量，且以自己的体质为最佳参照，否则会适得其反。

（2）冬季营养食谱推荐

◎吃法

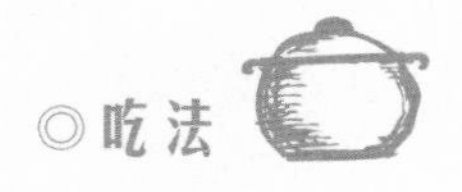

1）北菇炖山药

原料：北菇50克，山药100克，酱油、糖、淀粉、盐、菜油各适量。

做法：

第一步：将北菇泡软，去蒂后洗净。山药削皮洗净，切成小段后切片备用。

第二步：将锅加热后倒入油，然后炒北菇，再加入少许泡北菇的水、酱油和糖，待锅烧开后改小火煮10分钟。

第三步：放入山药同炖，并加入盐、淀粉勾芡后即可。

功效：

冬季的常见蔬菜山药，含有优质的蛋白质和淀粉，可以快速地在人体内分解成热量，从而为身体增加能量，起到抗寒的作用；北菇是菌类食材中的佳品，吃起来滑嫩无比，味道鲜美，口感丰富，维生素A、维生素B和微量元素铁、硒、钾等含量丰富，两种食材做成此菜，可起到抗寒保暖和美颜的双重功效。

2）山药炖鸭

原料：鸭1/3只（约150克），山药50克，红枣10粒，枸杞20粒，葱、姜、八角、花椒、香叶、陈皮、黄酒、冰糖、盐、胡椒粉各适量。

做法：

第一步：鸭肉洗净后切块，冷水入锅煮开，放入鸭肉焯一下。

第二步：锅中加冷水，放入鸭肉、葱段、姜片、八角、花椒、香叶、陈皮、黄酒，大火烧开后转中小火炖50分钟。

第三步：加盐调味，放2块冰糖、山药块、红枣和枸杞再炖10分钟；出锅前加胡椒粉和葱花即可。

功效：

山药滋阴养胃，补肾，止咳化痰，改善人体燥气。鸭肉富含B族维生素和维生素E，是女性美容佳品；其脂肪酸主要是不饱和脂肪酸和低碳饱和脂肪酸，易于消化；鸭肉中的脂肪不同于其他动物油，其各种脂肪酸的比例接近理想值，有降低胆固醇的作用，患动脉粥样硬化的女性食之尤为适宜。

3）红烧羊肉

原料：羊肉700克，胡萝卜300克，葱末、姜片、青蒜、料酒、生抽、白糖各适量。

做法：

第一步：羊肉切块，胡萝卜切滚刀块，蒜切成段；锅中放冷水，下入羊肉煮开，焯一下。

第二步：取一炒锅，锅中放油，待七成热后，加入葱末、姜片，爆香后放入羊肉，翻炒片刻。

第三步：加入料酒、生抽、白糖翻炒片刻，加入适量的水（刚好淹没羊肉即可），煮至汤汁收到一半的时候，加入胡萝卜，继续炖煮至其熟透后，放入青蒜段即可。

功效：

羊肉可补血养肾、强筋骨、提高人体免疫力。此菜对腰膝酸软、困倦乏力、肾虚、脾胃虚寒的女性尤为适宜。

（3）冬季教你煲几款靓汤

◎吃法

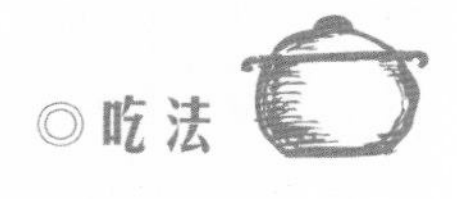

1）沙参玉竹老鸭汤

原料：老鸭1/3只（约150克），沙参60克，玉竹60克，生姜适量。

做法：

老鸭洗净，切块；沙参、玉竹、姜片与鸭块共放锅内加清水，武火煮开，改文火烧2小时，食肉饮汤。

功效：

沙参清肺化痰，养阴润燥，益胃生津；玉竹中所含的维生素A，可改善干裂、粗糙的皮肤状况，使之柔软润滑，起到美容护肤的作用；鸭肉味甘、咸，性微凉，能补阴益血，清虚热，利水。以上三种食材搭配，对于秋冬干燥季节易于发生肠燥便秘、干咳咽痛、皮肤干燥、粗糙等一系列干燥不适的女性有明显的效果，是可常食用的冬令补品。

专家提醒：

选用老鸭时，以鸭喉（气管）硬者为佳；野鸭除有滋阴清补作用外，尚能平胃消食、散水气、解热毒、疗风疾，亦可选用；感冒发热或痰湿内盛者不宜用本汤。

2）桂圆红枣羊肉汤

原料：羊腿肉150克，桂圆肉30克，红枣6颗，姜片适量。

做法：

将羊肉洗净切块，将葱、姜片、蒜用油起锅，下羊肉翻炒，将桂圆、红枣洗净后一起放入锅内，加水用大火煮沸后，改用文火炖3小时即可，食肉饮汤。

功效：

桂圆含有丰富的蛋白质、维生素及矿物质，久食具有抗老防衰、补气养血、健脑益智、安神的作用；红枣有“天然维生素丸”的美誉，是女性朋友美容养颜的佳品；羊肉性温，是一味很好的冬季滋补品。因此，此菜不仅滋养皮肤，对女性头晕眼花、夜眠不安、心悸心慌有效；但若感冒发烧，此汤应停食，以免助热上火。

3）鹿茸炖乌鸡汤

原料：绿壳蛋乌鸡150克，鹿茸10克，枸杞6粒。

做法：

乌鸡洗净，切块，与鹿茸、枸杞一齐置炖盅内，加开水适量，文火隔水炖熟，调味服食。

功效：

鹿茸是滋补极品，能够增强女性对外界的防御能力，调节体内的免疫平衡，从而起到强壮身体、抵抗衰老的作用；乌鸡肉中所含氨基酸高于普通鸡，而且含的铁元素也比普通鸡高很多，是营养价值极高的滋补品。因此，此道菜也成为女性朋友们补虚劳、养身体、滋润肌肤的上好佳品。

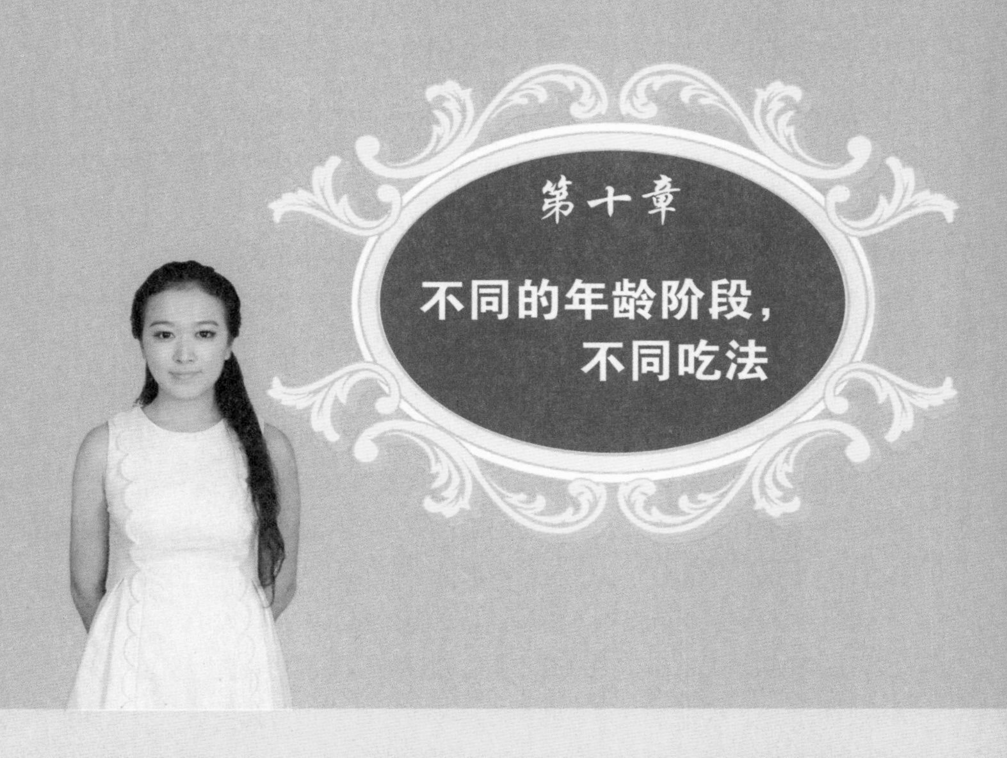

第十章 不同的年龄阶段，不同吃法

15岁到55岁是女人的黄金岁月，如何让自己在这40年里活得健康、美丽，是女性朋友必须认真思考的问题。对此，我们为这一阶段的女性朋友量身打造了一个40年营养计划，希望能给予你身体细心的呵护，让你的美丽一直延续。

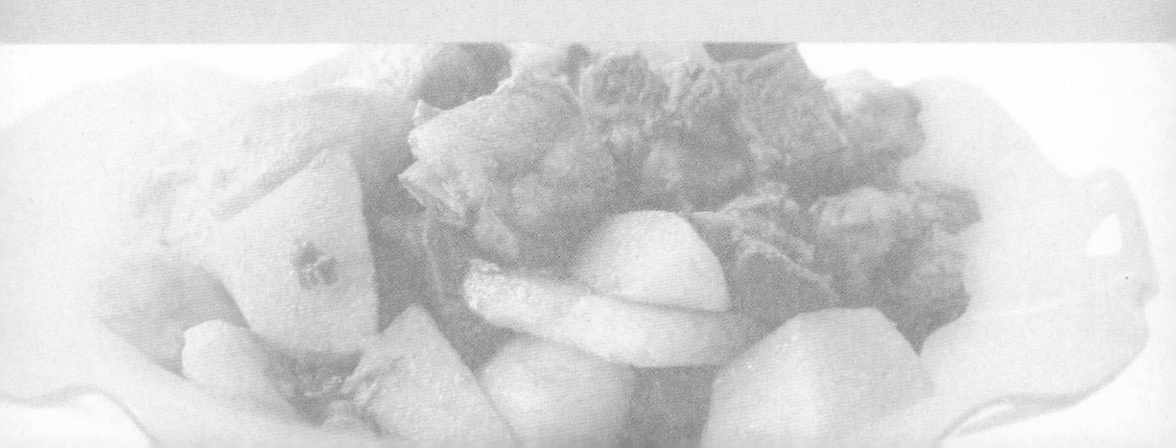

1. 活力四射的青春期（15～25岁）

青春期少女因处于发育阶段，又好运动，新陈代谢旺盛，所需的营养素相对要多，要保证少女发育需要，应有足够的热量、蛋白质和矿物质及适量的维生素等营养物质。蛋白质和矿物质是构成骨骼肌肉和内脏的主要原材料。少女每天约需80～90克蛋白质。少女在此时期应多吃一些含蛋白质的副食品如牛奶、鸡蛋、鱼、瘦肉和豆制品等。为了确保蛋白质和其他营养物质的摄入，少女的膳食除每天吃够粮食定量以外，副食的增加也必不可少，在副食中应有肉食或蛋类100克、豆制品100克、蔬菜500克。蛋白质中的赖氨酸是参与人体新陈代谢的重要氨基酸，被称为“第一必需氨基酸”。足够的赖氨酸可提高钙的吸收水平，加速骨髓的生长。因此，赖氨酸对于处在生长发育重要阶段的少女具有重要意义。一般来说，动物性食品和豆类食品含赖氨酸较多，少女应适当吃一些这类食品。强化食品及赖氨酸片剂和冲剂，可以作为这一方面的食品补充。

维生素对促进生长发育、维护健康有很重要的作用。有些维生素是酶系统的组成部分，关系到矿物质、蛋白质、脂肪和糖类的利用。在机体免疫、解毒等各方面都离不开它们。维生素大多不能在体内合成，必须由食物供给，如长期供给不足，会影响生长、发育，抵抗力低，甚至导致闭经。

少女发育所需的矿物质有钙、碘、锌、镁、铁等多种元素。其中铁对少女尤其重要。少女每日应从膳食中摄入18毫克铁，一方面这是身体发育的需要；另一方面因为少女月经来潮，易发生缺铁性贫血。含铁较多的食物有动物的肝肾、蛋黄、红枣、菠菜、芹菜等。少女在发育过程中还需要较多的钙，1日需要量为1～1.2克，含钙较多的食物有海带、绿叶蔬菜、土豆、牛奶、虾米、豆制品等。至于碘、锌、镁等矿物质，只要不偏食，一般都不会缺乏。在加拿大蒙特利尔举行的一次国际医学会议中，美国科学家提出的一份初期研究报告显示，青春期少女若能摈弃软性饮料，代之以牛奶，有助于减肥。

以下是专门为处于这一阶段的女孩量身打造的菜谱，希望能有所帮助。

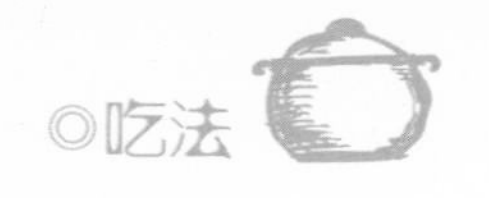

◎吃法

（1）淡菜煨猪肉

原料：猪五花肉100克，淡菜40克，猪油、葱末、酱油、黄酒、白糖、姜末、精盐、胡椒粉各适量。

做法：

第一步：淡菜用清水淘洗，放入汤碗中用开水泡开，使其回软，洗净，待用。猪肉切成4厘米见方的块。

第二步：取锅，放入清水及猪肉块，旺火烧沸，撇开浮沫，将猪肉捞起，用温水洗净猪肉上的油污杂物。

第三步：原锅去水，洗净，旺火烧热，用油少许润一下锅，重新舀入猪油，投入姜末、葱末，煸炒起香。

第四步：放入猪肉、黄酒、酱油，煸炒一下后，注入清水适量，倒入淡菜及白糖、盐，烧沸后，转小火上保持微沸，约煨煮1小时，待收汤后，装入碗中，撒上胡椒粉，这道淡菜煨猪肉即完成。

功效：

淡菜所含的营养成分很丰富，其营养价值高于一般的贝类和鱼、虾、肉等，对促进新陈代谢，保证大脑和身体活动的营养供给具有积极的作用，所以有人称淡菜为“海中鸡蛋”。此道菜可补肝肾、益精血，对年轻少女的生长发育有很好的促进作用。

（2）土豆炖排骨

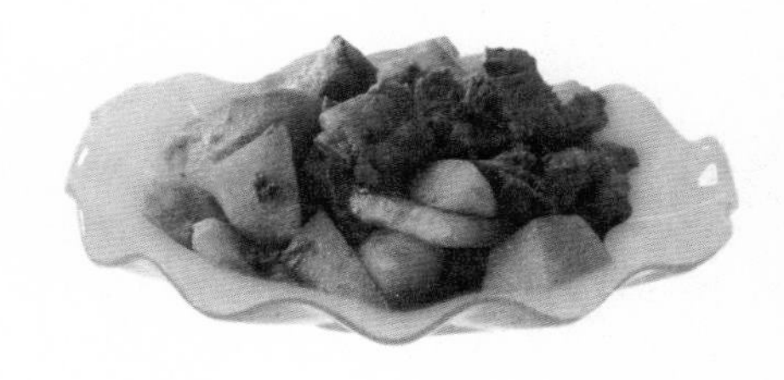

原料：排骨500克，土豆1个，柱侯酱、盐、酱油、蚝油、料酒、姜、蒜各适量。

做法：

第一步：排骨切段，用柱侯酱、盐、酱油、蚝油、料酒各适量腌制15分钟。

第二步：土豆去皮切块。

第三步：热油爆香姜蒜片，加入排骨翻炒至变色后加入土豆块再翻炒几下倒入开水没过材料，大火再次煮开转中火焖至土豆软，最后换大火收汁即可。

功效：

土豆中含有丰富的维生素，尤其维生素C含量为蔬菜之最，可增强人体免疫力，同时它还富含大量的膳食纤维，可润肠胃，促进体内毒素的排出；排骨中蛋白质含量高，脂肪低，成为青春少女高蛋白、高纤维、高维生素的营养佳品；此外，此道菜中矿物质含量极高，可为少女补充丰富的钾、钙等营养素。

（3）黄鱼烧豆腐

原料：大黄鱼100克，北豆腐20克，香葱、姜、大蒜、酱油、盐、干辣椒、米醋、鸡精各适量。

做法：

第一步：将大黄鱼收拾完毕，冲洗干净，在鱼肉两侧切花刀（用刀划成斜纹）备用。

第二步：香葱切成小段，姜切片，蒜一切二改成蒜粒。豆腐切成1cm×1cm×2cm的长条，在沸水中氽烫一下备用。

第三步：大火烧热锅，倒入适当的底油，油温烧到70℃～80℃时，将改好花刀的大黄鱼放入锅中，改中火，将鱼的一面煎成金黄后，翻过来煎炸另外一面，大约4分钟，煎炸到两面均呈金黄色。

第四步：将剩余的油倒出，再次将锅坐到火上，放入适当的猪油（或植物油），待油温到达50℃～60℃时，将蒜粒放入，翻炒片刻。之后加入姜片和香葱段，再次翻炒片刻，放入辣椒。一起翻炒出香味后，加入煎炸好的大黄鱼，淋入酱油，盖上锅盖，焖制1分钟。之后倒入米醋，稍稍晃动锅子，让酱油和米醋混合在一起，之后倒入800毫升的冷水，盖上锅盖，大火炖煮5分钟，之后转成小火，再炖煮5分钟，加入盐和鸡精。之后继续炖煮5分钟，加入豆腐，豆腐要均匀地码放在锅内，以便入味。注意在炖煮过程中，鱼始终不要翻动，也不要翻面。

第五步：等到汤汁统统收起后，可以再放入香菜段或者辣椒圈，盛盘即可。

功效：

黄鱼和豆腐均为高蛋白、低脂肪食物。豆腐营养丰富，含有铁、钙、磷、镁和其他人体必需的多种微量元素，还含有糖类、植物油和丰富的优质蛋白，素有“植物肉”之美称，豆腐的消化吸收率达95%以上；黄鱼含有丰富的维生素和微量元素，其中所含的微量元素硒，能清除人体代谢产生的自由基，提高自身免疫力。处于青春期的少女常食此菜，有助于预防痤疮、粉刺等肌肤问题。

2. 优雅知性的熟女期（26～39岁）

迈入26岁的门槛，熟女形象便越发鲜明，她们有丰富的人生阅历，有内涵，气质优雅，自爱自信，懂得体贴和关怀，懂得爱护别人。但随着女性各器官的发育成熟，卵巢功能逐渐降低，皮脂腺分泌皮脂逐渐减少，锁水能力也随之弱化，加之，女性来自家庭、职场等各个方面的压力也增大，熟女们的肌肤开始烦恼于悄悄“光临”的信号：皮肤变薄、脆弱、起皱纹……

尤其是皱纹，对女人来说，它是衰老的象征，因此26岁以后的女人就在不断地与脸上的皱纹作着斗争，用化妆品、上美容院，钱袋里的钱在不断地向外流。其实，我们可以通过饮食祛皱、防皱，因为某些食物含有特殊营养成分，这些成分有的能延缓皮肤老化过程，有的能强化弹力纤维构成，可以帮助你消减皱纹，细心呵护你的肌肤。

（1）简易食品祛皱

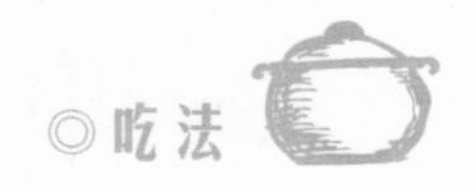

◎吃法

1）茶叶祛皱

茶叶含有丰富的化学成分，据分析有四百多种，其中主要有茶多酚类、茶素（咖啡因）、芳香化合物、糖类、多种氨基酸、维生素、矿物质及果胶等，是天然的健美饮料。常饮茶能保持皮肤光洁白嫩，推迟面部皱纹的出现和减少皱纹，还可防治多种影响面部的皮肤病。

2）鸡骨祛皱

真皮对皮肤外表的美有决定性的影响，因为真皮绝大部分为具有弹力的纤维所构成。这种弹性纤维本身是胶状的，含有多种成分，其中最重要的一种就是硫酸软骨素，如果营养中缺少它，皮肤就起皱纹。而这种硫酸软骨素在鸡皮及软骨中含量比较多。吃鸡时，把剩下来的鸡骨头用来熬汤（鸡皮最好加在一起熬），常喝这种汤能消减皱纹。

3）啤酒祛皱

啤酒含酒精少，其所含鞣酸、苦味酸有刺激食欲、帮助消化及清热的作用；另外，啤酒还含大量维生素B、糖和蛋白质。适量饮用啤酒，可增强体质，减少面部皱纹。

要想防治皱纹，除了要多食用防皱食品外，还要有良好的生活习惯，保持乐观开朗的良好心境，这样才有可能获得平滑美丽的肌肤。

（2）素菜祛皱的吃法

一些女性朋友可能会偏好素菜，素菜不仅利于保持体内的酸碱平衡，其中一些菜肴对防衰去皱也很有帮助。

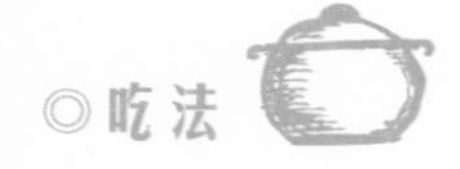

1）茯苓银耳鸽蛋汤

原料：水发银耳100克，茯苓20克，鸽蛋12只，精盐、料酒、味精、湿淀粉、鸡油、熟猪油、鸡汤各适量。

做法：

第一步：将茯苓研磨成细粉；水发银耳去杂洗净；鸽蛋放入冷水中用武火煮熟，捞出去壳备用。

第二步：炒锅烧热放熟猪油，加鸡汤、鸽蛋、银耳、茯苓粉、料酒、精盐、味精，煮至银耳熟烂，用湿淀粉勾稀芡，淋上鸡油出锅即成。

功效：

健体强身的保健菜肴，常食用有润肤、防皱的功效。

2）银耳杏仁桂圆汤

原料： 银耳20克，甜杏仁20克，桂圆肉20克，冰糖适量。

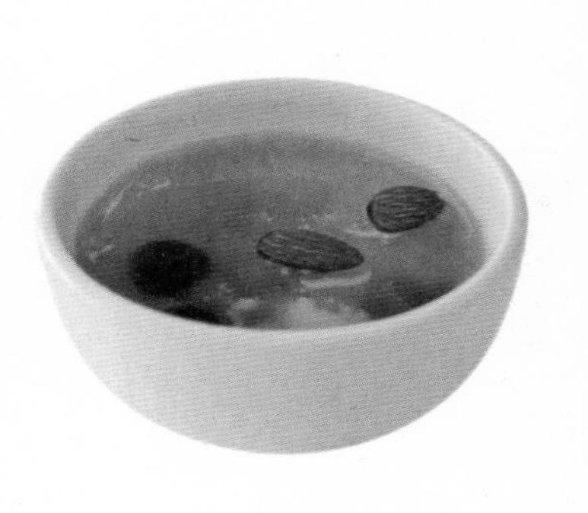

做法：

第一步：将银耳用冷水浸泡，胀发后捞起，去掉黄蒂杂质，洗净后放入炖盅内，加入清水，淹过银耳，上蒸笼蒸炖1小时，取出待用。

第二步：杏仁用开水浸15分钟后捞出，去皮洗净，放入另一炖盅内。

第三步：将桂圆肉先用冷水洗净，盛入碗内，加入清水浸泡一会儿，倒入杏仁炖盅内，上笼蒸2小时取出，再把银耳倒入杏仁、桂圆盅内。

第四步：锅中加入水烧开，放入冰糖，待糖溶化后滤净杂质，倾入装料盅内，再上笼蒸15分钟取出，原炖盅上桌即成。

功效：

女性常吃此类菜能起到健美、滋补、抗衰老的作用，可使女性比实际年龄更年轻，身强力壮，肤美红润。

3）花生红枣桂圆汤

原料： 花生米10克，红枣6颗，桂圆肉3克，白糖适量。

做法：

第一步：将花生米去杂，洗净；将红枣洗净，去核。

第二步：将花生米、红枣、桂圆肉同放入锅中，煮沸一段时间，加入白糖继续煮至花生米熟烂，盛入碗中即成。

功效：

花生米含有维生素E、卵磷脂、脑磷脂等物质，具有使人聪明强智、延缓脑功能衰退的作用；现代医学认为花生衣具有抗纤维蛋白溶解，促进骨髓制造血小板，加强毛细血管收缩机能等作用，可辅助治疗血小板减少性紫癜、气血不足、贫血等病症，吃花生时不可丢去红花生衣。大枣能润肌肤、养上津。《食物本草会纂》称桂圆肉“久服强魂聪明，轻身不老”。以上三种食材配成的此菜是很好的健美、延缓衰老的菜肴，常食能面色红润秀丽，防老抗皱。

4）柿椒玉米

原料：嫩玉米100克，红绿柿椒20克，白糖、精盐、味精、花生油各适量。

做法：

第一步：将嫩玉米粒洗净；红绿柿椒去蒂，去籽，洗净后切小丁。

第二步：炒锅上火加入花生油，烧至七成热放入玉米粒煸炒，加盐、清水，再炒几分钟，加入柿椒煸炒片刻，加白糖、味精炒至入味即可出锅装盘。

功效：

嫩玉米含有淀粉、脂肪、维生素A等物质，玉米油中含有较高的亚油酸、卵磷脂，具有延缓衰老的作用；柿椒含有丰富的维生素C，具有润肤和延缓衰老的作用。以上两味主料合用，有较强的健美和抗衰老作用，能使人精神健康，大脑敏锐，皮肤润泽；此外，此菜还有降压、降脂的作用，更是促进健康美丽的理想食品。

5）木耳萝卜鹑蛋汤

原料：水发木耳8克，胡萝卜1/3个（切片），鹌鹑蛋6只，精盐、味精、酱油、花生油、鸡汤、葱花、姜丝各适量。

做法：

第一步：将鹌鹑蛋放入冷水锅中，上火烧沸，煮至蛋熟，捞出放在冷水盆中过水去壳。

第二步：炒锅中放入花生油烧热，加入葱、姜煸出香味，放入熟鹌鹑蛋、木耳、胡萝卜片稍煸炒，加入鸡汤、精盐、味精、酱油，炖烧至蛋熟透、入味，即可出锅成菜。

功效：

木耳含有丰富的核酸物质，能健肤美容、抗衰老；胡萝卜富含胡萝卜素，可清除致人衰老的自由基，所含的B族维生素和维生素C等营养素可润皮肤，抗衰老；鹌鹑蛋中氨基酸种类齐全，含量丰富，含有高质量卵磷脂、激素等人体必需成分，如铁、维生素A、维生素B_2的含量要比同量的鸡蛋高两倍多，胆固醇则较鸡蛋低三分之一，是各种虚弱病者及老年人的理想滋补品。以上三种食物配成此菜，可起到健美、延缓衰老的作用，女性常吃此菜，还可以美容，显得年轻、漂亮。

6）什锦嫩肤汤

原料：圆白菜100克，黄豆芽50克，西红柿1个，土豆1/2个，胡萝卜1/3根，洋葱1/2个，黄芪12克，党参12克，枸杞6克，盐、胡椒粉各适量。

做法：

第一步：将黄芪、党参、枸杞加水熬高汤，煮开继续熬约30分钟后，去渣留汤。

第二步：黄豆芽洗净沥干；洋葱去老膜切丁，胡萝卜削皮切丁。

第三步：圆白菜洗净、切丝，西红柿、土豆去皮切丁。

第四步：将上述材料加进高汤中煮沸后，以小火慢熬，熬至汤呈浓稠状，加盐调味即成，并撒上胡椒粉。

功效：

浓汤中所选用的几种食材，富含维生素、叶酸、矿物质、植物膳食纤维、蛋白质、淀粉等，除提供人体充分的营养素达到均衡营养之外，还能调节血糖，预防高血脂、高血压、动脉硬化等症，并促进排泄，改善体内积滞，有瘦身去油脂的效果，进而起到美化肤质、养颜润肌、延缓肌肤老化的功效。

7）燕窝蜜枣汤

原料：燕窝25克，蜜枣15克，红糖适量。

做法：

将燕窝用清水泡开除去杂质，然后与蜜枣（去核）同放入锅内加水适量，煮至蜜枣烂熟，再加入红糖调味食用。

功效：

此汤有养颜和胃、延缓皱纹之功效，使肤色光泽滋润。

8）银耳鸡蛋汤

原料：银耳25克，鸡蛋1个，红枣6颗，陈皮6克，桂圆3克，冰糖适量。

做法：

先将红枣去核、桂圆去壳，与银耳同煮30分钟，然后放陈皮再煮10分钟加冰糖打入鸡蛋拌匀即可。

功效：此汤可养颜美肤、去皱纹。

9）三味嫩肤汁

原料： 藕20克，胡萝卜10克，苹果半个。

做法：

将藕、胡萝卜、苹果切成小块，一同放入果汁机内榨成汁，再用少许蜂蜜调味饮用。

功效：

藕含有大量的磷、钾及多种维生素，胡萝卜、苹果所含的果酸、胡萝卜素可为皮肤补充营养，使之光泽、细腻、柔嫩。

（3）荤菜祛皱的吃法

一般来说，肉类食品所含营养物质较多，某些荤菜对祛皱抗衰也十分有效。

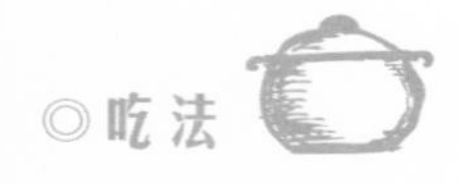

1）美容鲜虾丸

原料： 鲜虾肉100克，水发香菇20克，猪肉10克，火腿15克，1个鸡蛋的蛋清，香菜、料酒、精盐、味精、白糖、葱段、姜片、植物油、鸡油、淀粉、鸡汤各适量。

做法：

第一步：将鲜虾肉、猪肉分别洗净，剁成肉泥，放入大碗中，加入蛋清、料酒、精盐、味精、湿淀粉搅拌均匀并搅至上劲；将火腿切成细末；香菜择洗好，留整齐嫩叶。

第二步：将香菇去根，去杂，洗净，挤去水分。

第三步：炒锅烧热，倒入鸡汤、精盐、味精、葱、姜，再下入香菇烧至入味后，捞出香菇晾凉。

第四步：将香菇光面朝下放在案板上，分别用刀稍片一下里层，然后撒一层淀粉。

第五步：用手抓起虾仁肉泥挤成丸子放在香菇上，用手按牢抹光，撒上火腿末，摆上香菜叶，放入盘内，稍在底层加一点水，上笼蒸熟取出，虾肉朝上整齐地码在盘中。

第六步：炒锅烧热，倒入植物油，油热下姜、葱煸至金黄色，捞出葱、姜，烹入鸡汤，加料酒、精盐、味精、白糖，烧沸后用湿淀粉勾成稀芡，淋上鸡油，起锅浇在香菇、虾肉丸上即成。

功效：

常吃此菜可增加营养，强壮身体，滋润皮肤，人可从外到内强健美丽，抗衰防老。

2）银贝拌黄瓜

原料：银耳10克，干贝30克，黄瓜100克，精盐、味精、葱段、姜丝、花椒、豆油各适量。

做法：

第一步：将银耳用温水泡发，洗净撕成小片，挤去水放盆内；将干贝用水泡好洗净，切成丝，也放在银耳盆内；将黄瓜去蒂、洗净切片，和姜丝均放入银耳盆内，加精盐、味精拌匀。

第二步：炒锅烧热，加油，放入花椒粒、葱段，用慢火烧至花椒粒、葱段呈黑红色，用漏勺滤去葱段、花椒粒，成花椒油，趁热倒入银耳、干贝，炝制后调匀即成。

功效：

常食此菜肴，可补久病精血耗损、五脏亏虚、脾胃虚弱等病，同时美容嫩肤，延年益寿。

3）人参鸡汤

原料：母鸡1只（约重1500克），人参100克，大葱、生姜、精盐、料酒、味精、花椒各适量。

做法：

第一步：将母鸡宰杀，用开水烫过，去毛，剖腹去内脏，洗净；将人参用清水洗净，用温水浸泡柔软，用刀切成薄片；葱切成段，姜切成块。

第二步：将人参片装入鸡腹内，放入锅中，加清水淹过鸡，再加入料酒、葱段、姜片、花椒。最后，将盛鸡的锅置火上，用旺火烧开，改用小火炖煮2小时左右，至鸡肉烂至脱骨，拣出葱、姜、花椒，加入精盐、味精即成。

功效：

鸡肉配以人参，滋补之功效尤强，有益寿抗衰之功用，是很好的滋补抗皱佳肴。

4）五元全鸡

原料：母鸡1只（约重1000克），桂圆、荔枝、黑枣、莲子肉、枸杞各15克，冰糖、清汤、胡椒面、精盐各适量。

做法：

第一步：将母鸡宰杀放尽血，放入60℃～70℃的热水中烫遍全身，拔去羽毛，用镊子择去细毛，剖腹取出内脏，斩去嘴尖、翅尖、爪尖及腚尖，并用刀背捶断腿骨，入沸水中烫一下，捞出放到汤碗内，加入清汤、冰糖、精盐。然后，桂圆、荔枝去壳，莲子去掉芯。

第二步：黑枣浸泡后洗净，同放碗内鸡上。最后，将盛鸡的汤碗放入笼屉内，用旺火蒸约2～2.5小时，再放入枸杞蒸5分钟，取出撒上胡椒面即成。

功效：

五元全鸡使用桂圆、荔枝、黑枣、莲子、枸杞5种果子，与母鸡配伍，其滋补之功效全且强，而且兼有滋润肌肤、防皱，使容颜焕发的功效。

5）党黄母鸡汤

原料：净母鸡1只（约重1500克），党参50克，黄芪50克，红枣10克，料酒、精盐、味精、姜片各适量。

做法：

第一步：将净母鸡下沸水锅内，焯去血水，洗净；将红枣洗净，去核；将党参、黄芪用清水洗净切段。

第二步：将鸡放入大炖盅内，加适量水，放入党参、黄芪、红枣、料酒、姜片、精盐、味精，放入笼内蒸至鸡烂熟，入味后，取出切段即成。

功效：

强身壮体，养颜益寿，是抗衰老的佳品。

6）百味鸡汤

原料：水发香菇，水发木耳各30克，豆泡10克，海松子10克，鸽蛋4个，鸡骨100克，味精、香菜、精盐、醋、胡椒粉各适量。

做法：

第一步：将海松子洗净，全部打碎，入锅，掺入清水、鸡骨熬成汤汁，滤去渣壳骨，留鸡汤备用。

第二步：水发香菇、水发木耳分别洗净；香菇切成薄片，入汤锅氽几分钟；木耳切成小朵，入沸水中氽一下。

第三步：净锅置旺火上，下鸡汤烧开，加香菇片、木耳、豆泡、煮熟的鸽蛋、胡椒粉、精盐、味精、醋、香菜调好即成。

功效：

此汤有很好的滋阴效果。青年女性常吃此菜可保持青春活力；老年女性常吃此菜，可延缓衰老，青春常驻，精力充沛，身体健美，魅力永存。

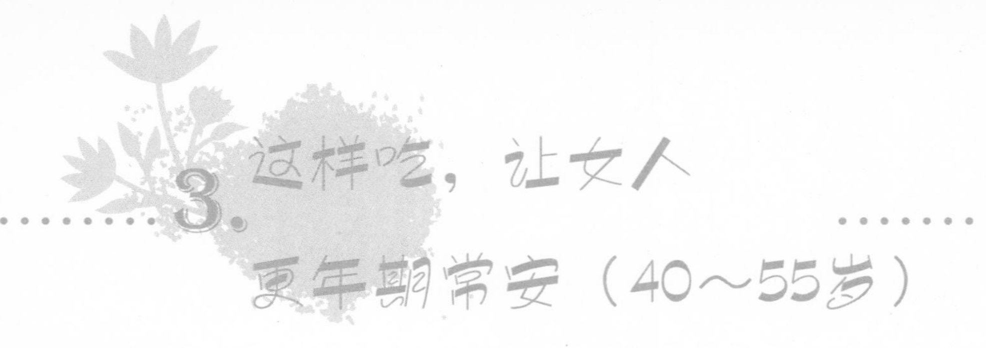

3. 这样吃，让女人更年期常安（40～55岁）

更年期女性由于卵巢的功能衰退甚至消失，雌激素分泌不足，易出现失眠、多梦、盗汗、潮热、烦躁易怒、精力体力下降、记忆力减退、骨质疏松等更年期症状。不过，女人就算到了40岁，只要认真呵护自己，注意饮食，加强营养，依然可以美丽动人。

更年期女性的饮食应注意以下几个方面：

第一，尽可能少食或不食刺激性食物，如酒、浓茶、咖啡等，以维护自主神经功能的稳定。

第二，摄取足量含B族维生素的食物。这要求多吃粗粮，如糙米、小米、玉米面等，此外菌类（蘑菇、香菇等）、绿叶蔬菜均含有较丰富的B族维生素，特别是维生素B_{12}对于维护神经系统的健康、增进食欲有一定作用。

第三，浮肿、血压高的更年期女性，采用低盐饮食或降压利尿的饮食。每天盐量限制为3～5克。可多吃芹菜、冬瓜、赤小豆等。芹菜含较多的钾，有一定的降压作用；冬瓜、赤小豆有利尿的作用，可减少水分的潴留，达到降压、消肿的目的。

第四，烹调尽量用植物油。因为植物油含的是不饱和脂肪酸，不易造成血脂增高。

第五，限制吃含胆固醇较高的食物。尽量少吃或不吃动物的内脏、鱼子、蛋黄、肥肉等。最好多吃豆制品，豆制品除含丰富的蛋白质外，还含有多种无机盐和维生素。需要动物蛋白，最好选用鱼类做食物，因为鱼所含的不饱和脂肪酸能改变脂蛋白的结构，增加血中高密度脂蛋白的比例，对胆固醇代谢有利，有预防动脉硬化的作用。

相关食疗食谱如下：

（1）豆腐干炒芥菜

原料：豆腐干20克，芥菜100克，葱、姜末、精盐、醋、酱油、味精、植物油各适量。

做法：

豆腐干切成小片；芥菜洗净去根，切成小段，放盘中备用。炒锅上火，注油烧热，下葱姜末炒出香味，放芥菜、豆腐干、精盐、醋、酱油炒熟，撒上味精炒匀，盛入盘中即成。

功效： 适用于更年期肝火血热引发头痛、目痛的女性。

（2）素炒白菜

原料： 大白菜200克，花椒、植物油、食盐、酱油、味精各适量。

做法：

将大白菜洗净，用刀片成一寸大小的薄片；炒锅上火，放油，待油稍热放花椒炸至黑色，将白菜块倒入，大火稍炒，放盐、酱油、味精，炒匀离火盛入盘中即可。

功效：

大白菜性味甘、微寒，有清热利水、养胃的作用。现代科学研究证明，大白菜含有大量的钙、磷、铁等矿物质，适用于更年期骨质疏松的女性。

（3）莴笋炒虾仁

原料： 莴笋半条，河虾100克，胡萝卜20克，芝麻酱少许，葱、蒜末、姜末、干辣椒（斜切）各适量。

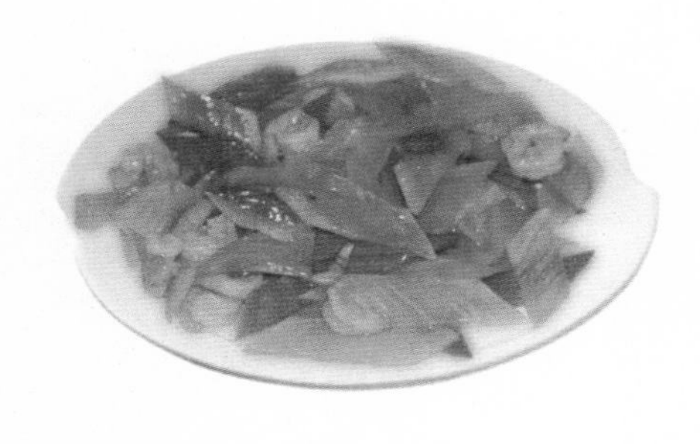

做法：

第一步：将莴笋胡萝卜去皮，洗净，斜切成片状；葱洗净，切段；备好葱末、姜末、蒜末、干辣椒（斜切）。

第二步：将河虾去壳，取肉，洗净，备用，用水焯熟备用。

第三步：爆香蒜末，放入莴笋片、胡萝卜片炒，加入芝麻酱再炒匀，用盘盛起。

第四步：再起油锅，爆香姜末、辣椒，炒熟虾仁，稍调味后铺在莴笋面上，加入葱末即成。

功效：

此道菜可用于治疗和预防更年期女性的糖尿病、缺铁性贫血、消化系统的肝癌、胃癌等，也可缓解癌症患者的放疗或化疗的反应。

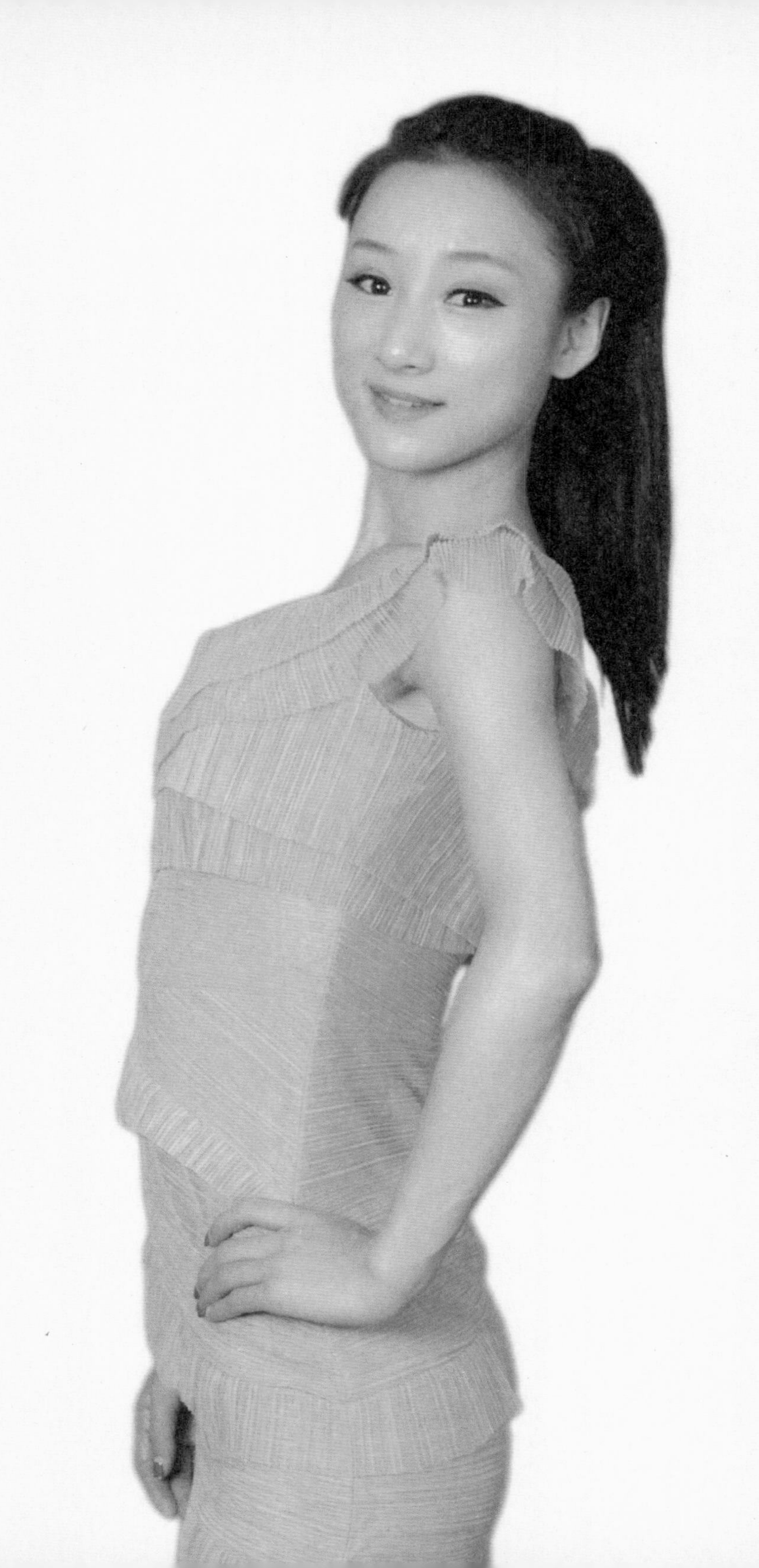

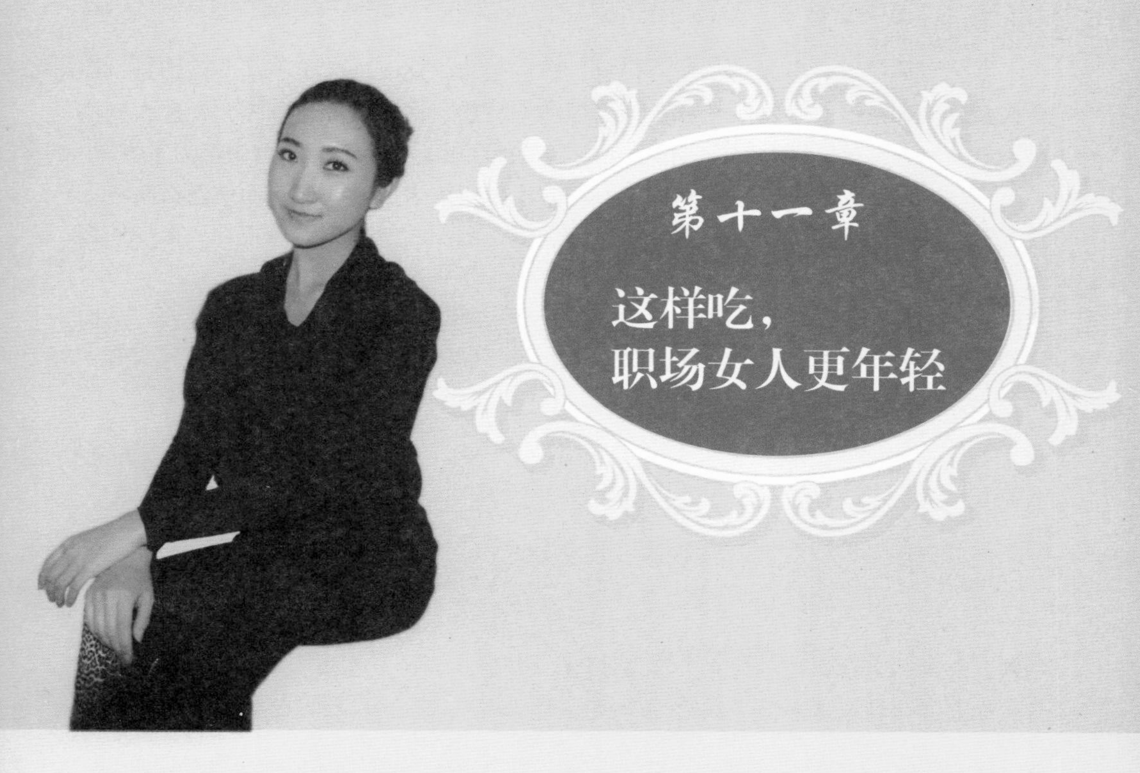

第十一章

这样吃，职场女人更年轻

职场女性，每天都面对大量文件、电脑辐射等，特别容易出现因用脑过度而使营血暗耗，致五脏亏虚，皮肤干燥，甚至发黄等问题。职场女性如何做到健康和美丽呢？其实这些都离不开日常的饮食保健。下面简单介绍一些饮食经，希望对你的日常生活有所帮助。

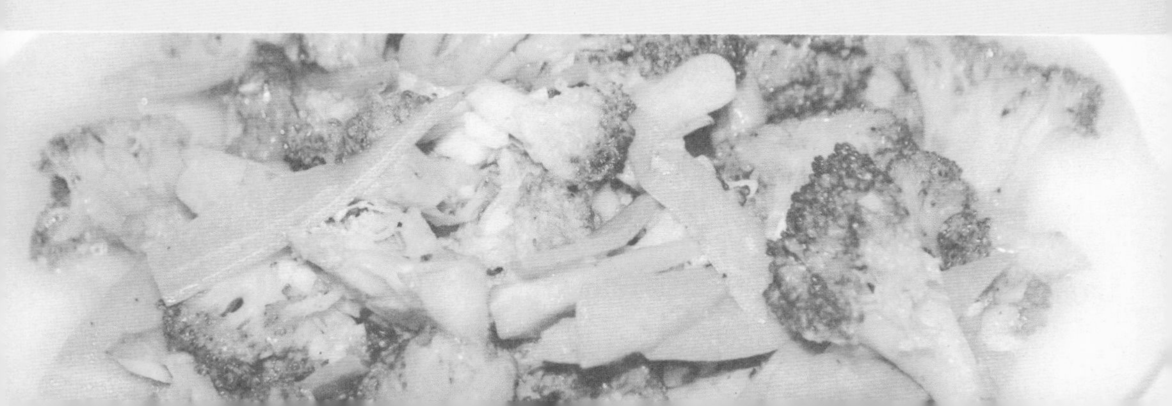

1. 益智补脑的吃法

办公室族的女性经常感觉精神倦怠、昏昏欲睡，其实，久坐不动不仅伤身，还会伤脑。要知道，总是用一个姿势久坐不动的时候，血液循环会减缓，导致大脑供血不足，损脑伤神，轻者使得人哈欠连天、精神厌抑，重者还会导致记忆力下降。

加之，职场女性多为脑力劳动者，经常出现用脑过度的情况，而使营血暗耗，致五脏亏虚，脑无所养而反应迟钝，大脑衰退。脑部的健康离不开日常的保健。那么对于女性朋友来说，哪些食谱可帮助补脑呢?

记住以下食谱，它们可通过补益肝肾、调养心脾，使气血充沛，肾精充足，从而达到聪脑益智、促进思维、增强记忆和延缓大脑衰退的目的，让你外表更有精气神，做个聪敏女人。

◎吃法

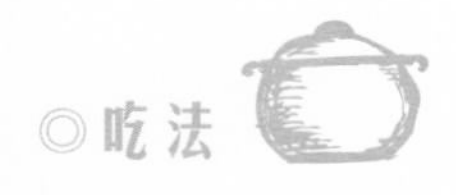

（1）胡桃桂肉炒鸡丁

原料： 胡桃仁、桂圆肉各10克，鸡肉100克，料酒、淀粉、酱油、葱末、姜片、辣椒丝、食盐、味精各适量。

做法：

将鸡肉洗净切丁，用料酒、淀粉、酱油拌匀，锅中热油将葱末、姜片、辣椒丝爆香后，下鸡丁煸炒变色，而后下胡桃仁及桂圆肉，炒至熟时，加食盐、味精调味即可。

功效：

补肾健脾，养心安神，健脑。

（2）桂圆鱼头汤

原料： 桂圆10克，鱼头1个，葱末、姜丝、辣椒丝、蒜片、料酒、米醋、食盐、味精、苏叶、香菜各适量。

做法：

将鱼头洗净，同置锅中加清水适量煮沸后，下桂圆及葱末、姜丝、辣椒丝、蒜片、料酒、米醋，文火炖至鱼头烂熟后，加食盐、味精调味，下苏叶、香菜，再煮一二沸即成。

功效：养血健脑，宁心安神。

（3）烧黄鱼

原料：黄花鱼（约750克）一条，蒜薹50克，冬瓜30克，枸杞20克，冬菇5克，鸡蛋1个，葱末、姜末、蒜末、醋、鸡精、高汤各适量。

做法：

第一步：将蒜薹、冬瓜、冬菇、枸杞洗净，蒜苔切成小段，冬菇、冬瓜切片。

第二步：鸡蛋打破入碗加入粉芡后搅成糊。

第三步：黄花鱼宰杀，去鳞、鳃、肠杂后洗净，用第二步的糊抹匀鱼身两面。

第四步：将锅放于旺火上，加入油，待烧至七成熟后，手提鱼尾顺入锅中；待鱼炸成黄色后滗出油，随即倒入适量高汤及第一步食材，加入葱末、姜末、蒜末，用文火收汁，勾入少量流水芡，见开后加入醋、鸡精即可。

功效：健脑、明目。

（4）红烧兔肉

原料：兔肉250克、香菇20克、水发黑木耳15克，葱末、姜丝、大料、酱油、料酒、盐、鸡精各适量。

做法：

第一步：将兔肉切成块，在开水中煮5分钟，以清除肉表面杂质和细菌。香菇洗净撕成条状。

第二步：在锅内放入少许植物油，烧至七成热将兔肉放入，翻炒至变色，同时放一些酱油及少许料酒、大料，加入清水文火慢炖。

第三步：炖约20分钟后，加香菇、黑木耳、葱末、姜丝、鸡精、盐即成。

功效：

兔肉含有大量大脑所必需的多不饱和脂肪酸及钙质，可对大脑起到很好的保养功效。

（5）芝麻菠菜

原料：菠菜200克，白芝麻50克，枸杞10粒，盐、糖、香油各适量。

做法：

第一步：菠菜洗净，放入少许盐，用沸水氽烫至熟；用筷子捞出，冷却；用凉白开冲洗后，略将水分挤去，放入碟中。

第二步：用小火慢慢煸炒白芝麻至颜色金黄，出锅备用； 枸杞冲洗干净，用温水略泡。

第三步：菠菜抖散，放入盐、糖、香油、白芝麻、枸杞后，拌匀即可。

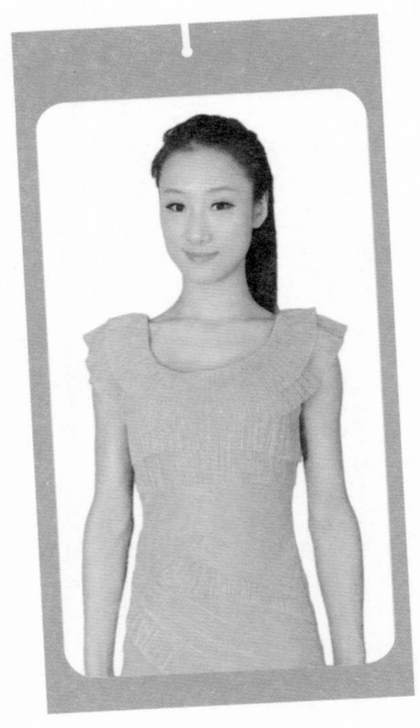

功效：养肝明目、益智健脑。

2. 巧抗辐射的吃法

每天因为工作不得不频繁对着电脑的女性们，或许会明显感觉自己的皮肤非常干燥，甚至有变黄等的问题。美容专家认为，这是由于电脑在开机时会产生静电，会使荧光屏吸附灰尘、污粒，而电脑族与电脑的距离很近，大量的灰尘会落在皮肤上，使毛孔堵塞，色素沉着，导致斑点产生。另外，办公室族大多工作压力大，有可能导致内分泌系统紊乱，出现心身功能失调，以致皮肤干燥，失去光泽，加速皮肤老化。

针对经常使用电脑给皮肤所带来的伤害，我们可以通过在日常生活中注意补充营养，来改善皮肤状况。先认识认识这些抗辐射的食材吧。

（1）含番茄红素的食物

典型的如番茄、西瓜等红色水果。番茄红素是迄今为止所发现的最强的抗氧化剂之一，其抗氧化能力是维生素E的100倍，具有非常强的清除自由基、抗辐射、预防心脑血管疾病、提高免疫力、延缓衰老等能力。

（2）含α-亚麻酸的食物

以各种豆类、橄榄油、巴马火麻油、葵花子油等为代表。以巴马火麻油为例，其不仅含有大量延缓衰老的维生素E、硒、锌、锰、锗等微量元素，还含有被誉为“植物脑黄金”的α-亚麻酸（ALA），是迄今为止发现的最有效的抗衰老和抗辐射元素，可以减轻电脑辐射导致的过氧化反应，从而减轻皮肤损害。当地称之为“长寿油”或“不老油”。

（3）含胡萝卜素的食物

具代表性的食物有菠菜、胡萝卜、韭菜、油菜、荠菜等。这类食物中富含天然胡萝卜素，具有很强的抗氧化活性，能有效保护人体细胞免受损害，进而避免细胞发生癌变。经常吃这些食物，能使人体少受辐射和超量紫外线照射的损害。

（4）含硒的食物

含硒丰富的食物首推芝麻、麦芽和黄芪。微量元素硒具有抗氧化的作用，它能够通过阻断身体的氧化反应，而起到抗辐射、延缓衰老的功效。

（5）含脂多糖、维生素A原的食物

以绿豆为典型代表。现代医学研究证实，绿豆中含脂多糖、维生素A原，能有效帮助排泄体内毒物、加速新陈代谢，可有效抵抗各种形式的污染和辐射。

（6）含胶原弹性物质的食物

代表食物有海带、紫菜、动物的皮肤、骨髓等，尤其是海带，可以说是放射性物质的克星，可减轻同位素、射线对机体免疫功能的损害，并抑制免疫细胞的凋亡而起到抗辐射作用。

（7）茶饮

以绿茶为代表。绿茶含强效的抗氧化剂茶酚以及维生素C，可以清除体内的自由基，能减少电脑辐射对人体的危害。不过建议最好在白天饮用以免影响睡眠。

（8）巧抗辐射食谱

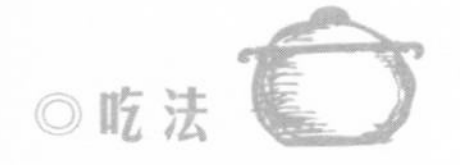

1）木耳红枣汤

原料： 黑木耳30克，白木耳20克，红枣10颗。

做法：

将黑木耳洗净，红枣去核，加水适量，煮约30分钟即可。

功效：

黑木耳多糖能促进辐射后机体白细胞数目的恢复，保护造血组织，提高免疫功能，从而有效避免辐射导致的细胞损伤和细胞异常分化、癌变；红枣的营养十分丰富，维生素含量高出苹果20倍。黑木耳含有骨胶原，则能使皮肤的弹性增强，皮下组织丰满，使皮肤变得细嫩光滑。因此，此道菜有抗辐射和美容养颜的双重功效，是办公族女性的最佳选择之一。

特别提示：此汤不要和海鲜一起吃，否则容易腰腹疼痛吃多会腹胀，每次使用不要超过10颗。

2）胡萝卜炒西兰花

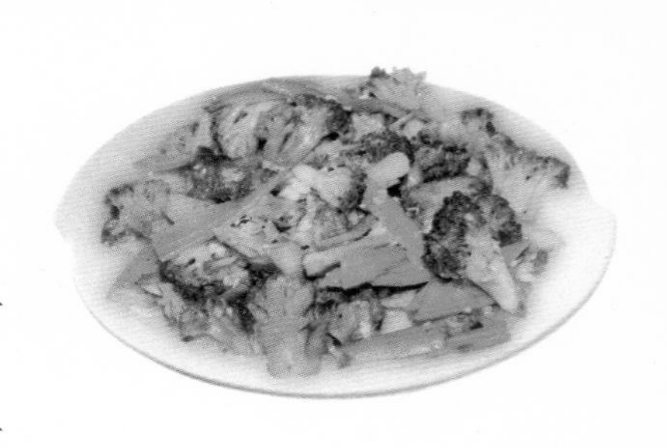

原料：西兰花100克，胡萝卜半个。

做法：

第一步：西兰花掰成小块，用热水焯一下胡萝卜切片。

第二步：锅中放适量油，爆锅，放入胡萝卜煸炒。倒入西兰花炒熟即可。

功效：

此道菜富含维生素A和β胡萝卜素，不但能合成视紫红质（一种结合蛋白，由视黄醛和视蛋白结合而成），还能使眼睛在暗光下看东西更清楚，因此，不但有助于抵抗电脑辐射的危害，还能保护和提高视力。

3）海带豆芽汤

原料：海带30克，黄豆芽15克，姜适量。

做法：

第一步：干海带用水浸泡半个小时后清洗干净。

第二步：把海带切成丝，姜切成片，黄豆芽也洗干净。

第三步：海带丝、黄豆芽、姜片放入锅里，最好用砂锅，加满水，烧开后小火慢炖一小时后，加入盐、生抽和香油即可。

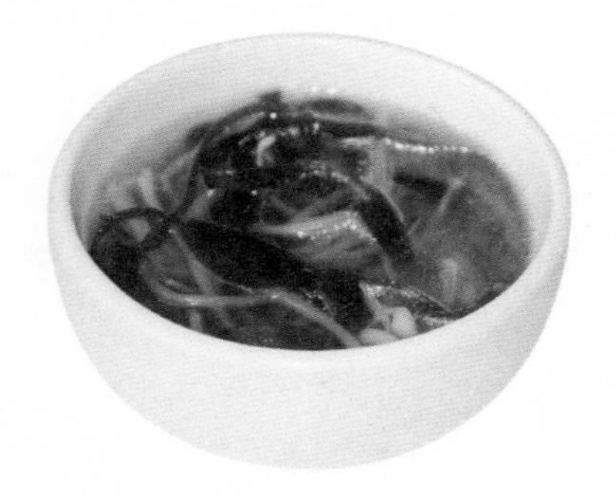

功效：

海带的提取物海带多糖因抑制免疫细胞凋亡而具有抗辐射作用；豆芽中含有一种干扰素诱生剂，能诱生干扰素，增加体内抗生素，从而增强体内抗病毒的能力。因海带具有降血压的作用，所以平素血压低的女性朋友要慎用。

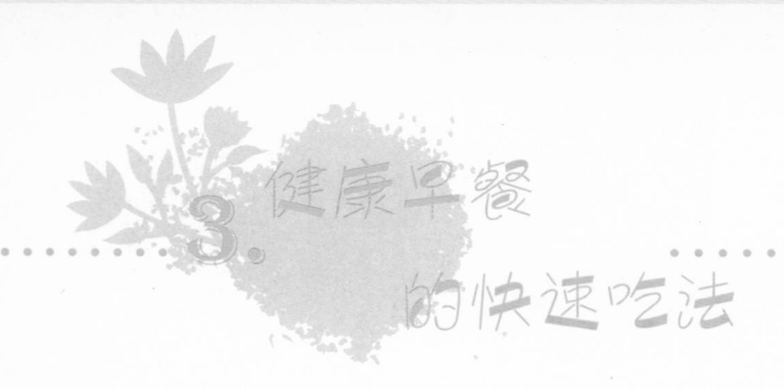

3. 健康早餐的快速吃法

职业女性经常会碰到这样的情况：工作太忙，没办法吃正常的三餐，饥肠辘辘时，又易用一些饼干、甜饮料代餐，或是在快餐店订一份高脂肪、高热量的快餐。长此以往，营养供应不平衡造成抵抗力降低、经常感觉疲劳、身体肥胖等，令人烦恼不堪。

◎一杯新鲜牛奶+两片全麦面包+一个西红柿

牛奶和西红柿的维生素A含量都非常高。维生素A是明目的好东西，经常用电脑或伏案写字的职业女性，最需要注意眼睛的保养；同时维生素A的主要功效是能促进肌肤细胞新生，提高皮肤深层细胞更新速度，加强细胞间的连接力，使皮肤富有弹性，调节皮肤细胞角质化的过程。

◎一碗红枣粟米粥+鸡肉三明治

粟米里的胡萝卜素和各种维生素含量都很高；红枣可以补血补气，又能有效地增强免疫力；再加一份鸡肉三明治，这样搭配的早餐可以让体力彻底充沛起来，足以应付一上午繁重而忙碌的工作，是高强度工作量的职业女性之首选方案。

健康早餐是很简单的，你只要做到：

①起床后20~30分钟再吃早餐最合适，因为这时人的食欲最旺盛。

②营养搭配的基本原则是，主副相辅、干稀平衡、荤素搭配。

③早餐所供给的热量要占全天热量的30%，主要靠主食，因此可进食一些淀粉类食物，比如馒头、面包、粥等。早餐还要有一定量的动物蛋白质，如鸡蛋、肉松、豆制品等食物可为佐餐。

④维生素C的补充最易被人们忽视，最好有些酸辣菜、拌小菜、泡菜、蔬菜沙拉、水果沙拉等。

也许，还是会有不少上班族女性在苦恼："这些道理我都懂，但是实施起来实在有点难。"上班族女性最希望有什么样的早餐呢？

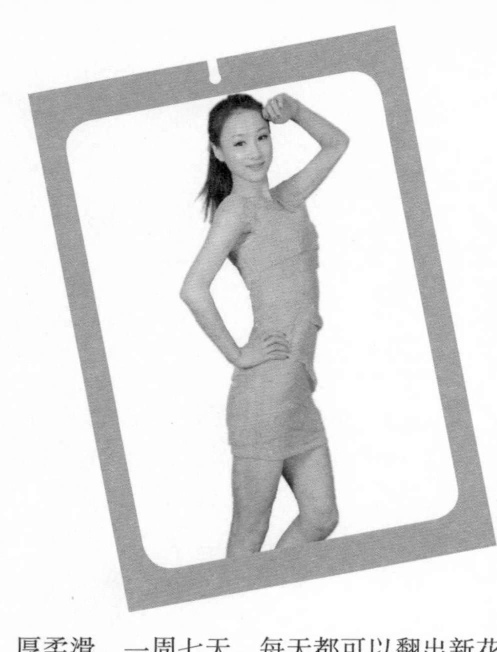

首先，等待时间不能太长，要能在节奏快速的早晨迅速取得；其次，必须好消化，不易消化的食物会造成肠胃一整天的不适，也会降低工作效率；最后，需要热食搭配。早上食用温暖的食物，有助于让尚未完全醒来的身体恢复元气。

如果是这样，那就不妨可以考虑一下杯汤早餐了。在时间紧凑的早晨，花15秒泡一杯速冲杯汤。七种不同的口味，分别选用玉米、蘑菇、南瓜、番茄、土豆、鸡蓉、菠菜等营养美味作为原料，加入丰富的牛奶，伴有脆香点点的面包粒，口感醇厚柔滑，一周七天，每天都可以翻出新花样。便捷、营养、丰富，这下你应该没有任何借口省略一天中最重要的第一餐了吧。

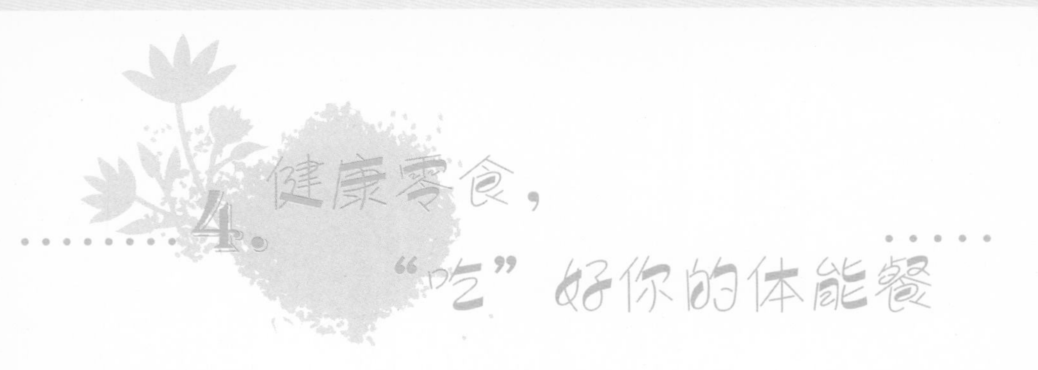

4. 健康零食，“吃”好你的体能餐

繁重的工作让你感到疲惫不堪时，或因为工作忙推迟午餐甚至没时间吃午餐时，是不是总想找点零食来“混混嘴巴”？这时，就一定要谨慎了！因为，如果未提前准备些富于营养、食用方便的食品，就特别容易受一些“垃圾食品”的诱惑，如甜饮料、面包圈、小甜饼之类，长此以往，营养供应不平衡不说，还易造成抵抗力降低、经常感觉疲劳、身体肥胖等，更令你烦恼不堪。所以，不妨提前在办公室里放上充足的“健康零食”，随时让你远离垃圾零食。可以在办公桌中腾出半个抽屉的容量，放一个盒子，用来专门盛放你的“体能餐”。

以下便是我们专门为你量身打造的几种适合办公室一族的健康零食，它们不仅容易产生饱腹感，还可以提供人体所需的各种养分，吃起来也很方便哦。

◎花生、核桃

（1）营养看点

习惯于久坐的白领，不妨准备花生、核桃，它们含丰富的亚油酸，可帮助脑部血液畅通；花生和核桃中所含的蛋白质以及植物油也相当丰富，肚子咕咕叫时可以及时为你补充能量。另外，长时间坐在办公桌前，患心血管疾病的可能性会高出很多，而常吃这些食物还能使发病概率大大降低。

（2）食用原则

花生和核桃脂肪含量较高，应注意每天摄入量，花生每天50克（10个左右）、核桃3～4个为宜，否则容易引起肥胖。这里有个小小提醒，无论花生还是核桃，最好带皮一起吃，花生外皮具有养血、补血的功效，尤其是处于经期、孕期和哺乳期的女性更应常吃；核桃外皮则可软化血管、预防癌症。

◎豆腐干

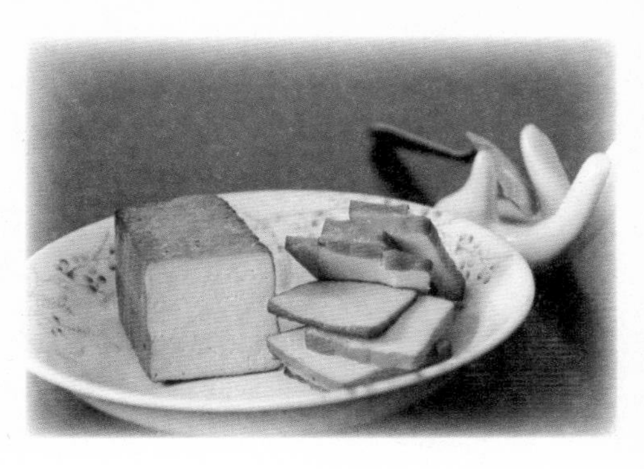

（1）营养看点

豆腐干含有大量蛋白质、糖类，以及钙、磷、铁等多种人体所需的矿物质，且脂肪含量低。据测定，每100克的豆腐干含有336千卡的热量，而脂肪含量不足16克，因此多吃也不会担心发胖。

（2）食用原则

如果错过了正餐，吃上一些豆腐干，解馋又抗饿。一片真空独立包装的五香豆腐干重约20克，作为零食吃上两三片，就能补充全天所需钙量的40%。

◎牛肉干、酱牛肉

（1）营养看点

牛肉干和酱牛肉富含蛋白质，同时，铁、锌、硒和各种B族维生素含量也比较高，具有补脾胃、强筋骨兼补益气血的功效。相比小包装酱牛肉，牛肉干含水分和盐分更少些。另外，酱牛肉的营养价值大致相当于相同重量牛肉干的 1/2，钠的含量却高一倍。

（2）食用原则

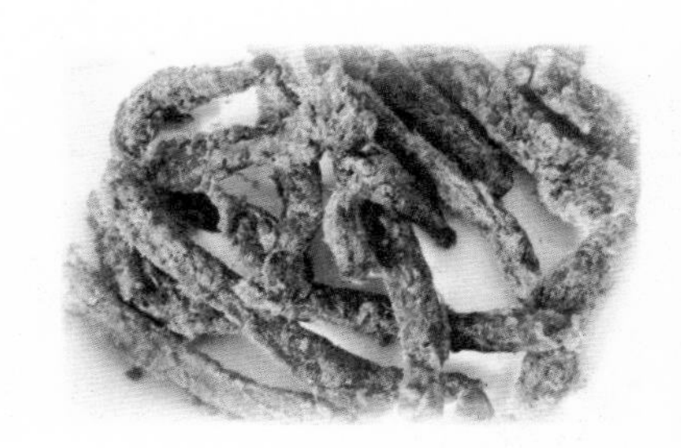

这两种零食适合在饥饿难耐时吃。

◎黑巧克力

（1）营养看点

在所有巧克力中，黑巧克力是含糖量和脂肪量最低的，它变成葡萄糖后进入血液，在身体里缓慢释放能量，使血糖经2～3小时才降到空腹时的水平。因此，饿的时候吃块巧克力，远比饼干、蛋糕有效。

（2）食用原则

对于两餐间隔在5～6小时的人来说，第一餐后3小时左右吃上两块黑巧克力（2cm×4cm大小），能快速缓解饥饿感。

◎甜杏仁

（1）营养看点

杏仁有苦杏仁与甜杏仁之分，苦杏仁多药用，甜杏仁多做零食。

甜杏仁中的不饱和脂肪酸近70%，多吃也不用担心发胖；在坚果中，甜杏仁膳食纤维含量也是最多的，因此不仅可以产生饱腹感，而且还可以降低膳食脂肪的吸收率、帮助排出肠道中的“垃圾”。此外，杏仁还含有维生素A、维生素E及矿物质，是公认的美容佳品。

（2）食用原则

甜杏仁除了当作零食直接吃外，还可以用搅拌机打成碎粒，早餐时在粥里撒上一小把，或调入酸奶、果汁中。加入面粉中做糕点或拌沙拉时加点也不错。

除此之外，盒装纯果汁、全麦饼干、蔬菜脆饼干、葡萄干、梅干、香菇片、海苔、香蕉片、烤豆子等也是不错的选择哦。

如果职业女性注意给自己维持稳定的健康零食供应，就不会被那些营养很差的零食所引诱，生活也因此更健康、更快乐。

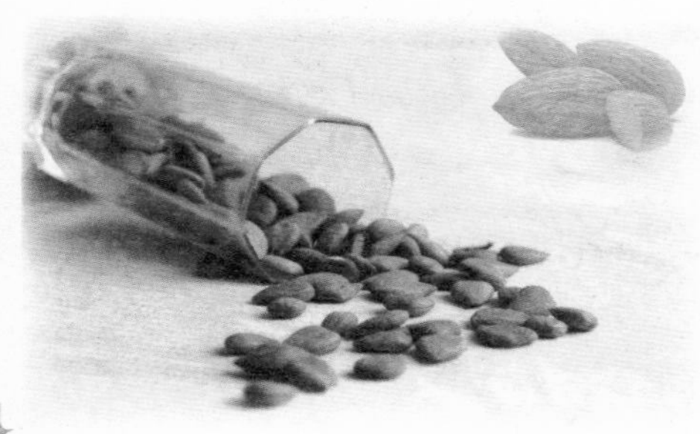

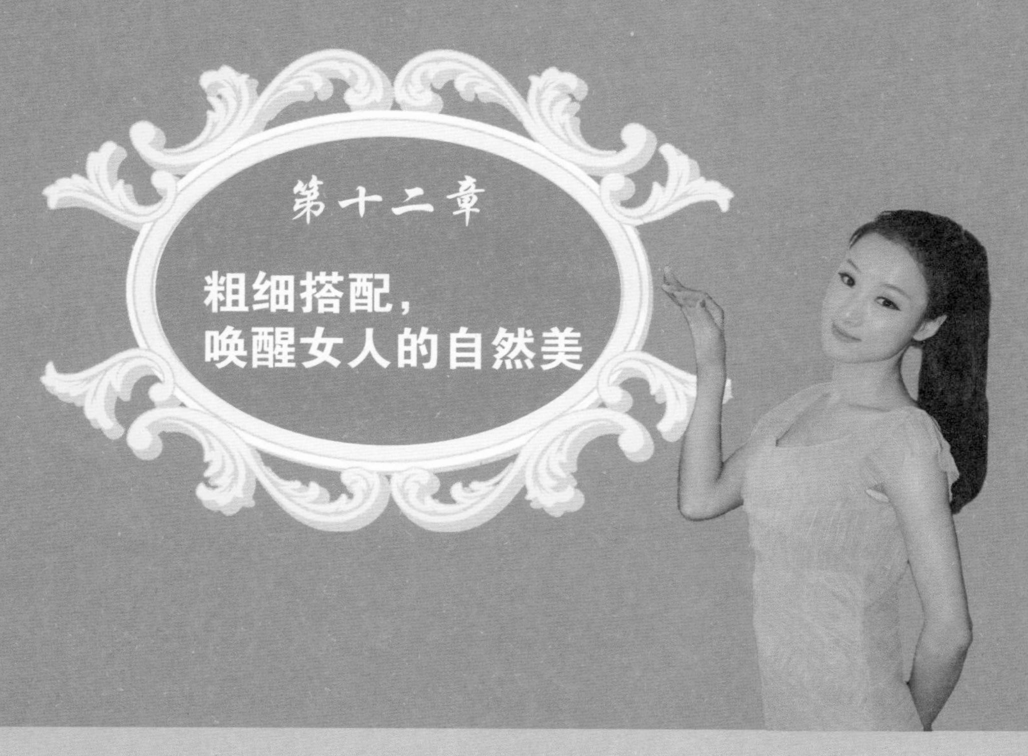

第十二章

粗细搭配，唤醒女人的自然美

“吃得好不再是新时代女性的饮食标准，吃得营养才是新女性的追求。”《中国居民膳食指南》中明确指出：“食物多样，谷类为主，粗细搭配。”那么，如何借助它们，让更多的女性在日常饮食中吃出健康和美丽呢？让我们一起来看看下面有关粗细搭配的一些吃法，希望你会从中找到美丽的诀窍。

所谓粗粮，一般指大米和面粉以外的粮食，主要包括谷类中的玉米、小米、紫米和各种干豆类，如黄豆、青豆、赤豆、绿豆，以及块茎类如红薯等。粗粮含有丰富的不可溶性纤维素，有利于保障消化系统正常运转。现在市场上出售的方便食品，有不少也是粗粮食物，如速溶豆粉、速溶燕麦片、玉米粥、八宝粥等。

细粮是相对于粗粮而言的，主要指加工较为精细的大米和白面。

粗粮、细粮包括的食物、各自主要营养成分及食用功效一览表

粮食种类	粗粮	细粮
包括的食物	谷类：玉米、小米、高粱、荞麦、燕麦 干豆类：黄豆、青豆、赤豆、绿豆 薯类：红薯、土豆	大米、白面
主要营养成分	膳食纤维、B族维生素以及多种矿物质	丰富的蛋白质
食用功效	刺激胃肠蠕动、治疗便秘；易产生饱腹感，起到减肥功效；吸纳毒素、清洁肠道、预防癌症；延缓血糖的升高；健脑：如黑米可以养精提神等	容易被身体消化和吸收；蛋白质含量高于粗粮，可以有效补充人体对蛋白质的需求
每天摄入量	30～60克	粗粮、细粮的食用比例基本为6:4，可根据个人情况进行适当调整

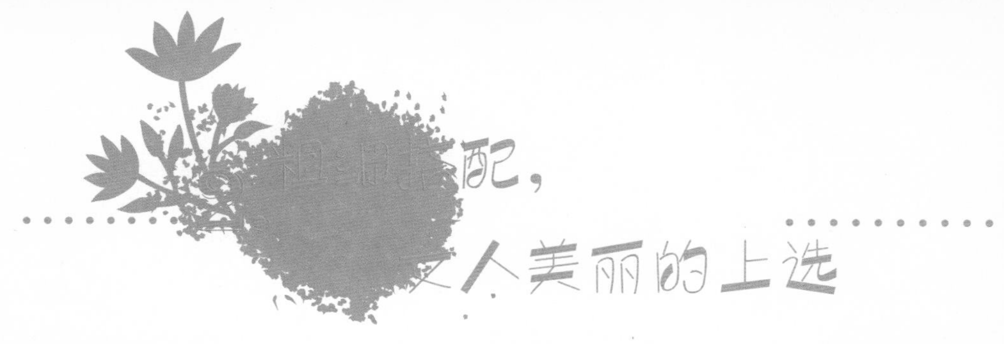

粗细搭配，女人美丽的上选

粗细搭配有两层含义，一是要多吃些粗粮，如玉米、赤小豆、小米等；二是要适当增加加工程度低的米面。

粮食由于加工精细程度不同，所含营养成分也有很大差异，即加工越细，损失的营养素越多。因为稻米和麦粒的营养（蛋白质、脂肪、B族维生素和钙、磷、镁、铁、钾以及粗纤维等）大部分在稻谷和麦粒的麸皮、精糊层、胚乳这三部分，而占谷粒大部分的胚乳（即米仁或麦仁）主要成分是淀粉，所含营养素比粗米、粗面明显减少。

与细粮相比，杂粮营养丰富，其中豆类、莜麦面、糜子面所含蛋白质比精米、白面的要高2～4倍。豆类、莜麦面、玉米面、小米所含膳食纤维、B族维生素含量分别比细粮要高出4～10倍、10～20倍，可以避免因长期单纯吃精米易引起的一系列疾病，如便秘、口腔溃疡、唇炎、舌炎、结膜炎、皮炎、脚气、扁桃体发炎等。现代有些女性精神不稳定而爱哭闹、易冲动、睡眠差等，也与长时间吃细粮有很大的关系。

不过，也并不是粗粮吃得越多越好。如果粗粮吃得太多，会影响消化，过多的膳食纤维可导致肠道阻塞、脱水等急性症状，使人体缺乏许多基本的营养元素，而导致营养不良。每天粗粮的摄入量以30～60克为宜，但也应根据个人情况适当调整。

因此，从营养价值来看，单纯吃粗粮或细粮，不论对身体健康，还是美容养颜都不利。粗粮和细粮应该搭配着来吃，最好以粗粮为主，细粮为辅，每天将粗粮、细粮的食用比例基本调整在6：4左右，使两者中的营养成分形成互补，更好地满足机体需要。

粗细搭配，不仅能调剂口味，提高食欲，还可增添食品风味，增加维生素和微量元素的摄入，提高食物蛋白质的生理价值，有些粗粮蛋白质的生理价值比细粮高，而且粗细搭配可使氨基酸互补，提高蛋白质的营养价值。

粗细搭配，可避免肥胖和糖尿病等慢性疾病，因为粗粮中含丰富的膳食纤维，膳食纤维可降低餐后的血糖反应，增强饱腹感降低能量摄入，并且可以帮助排便。

俗话说“吃米带点糠，长年保健康”，粗细粮搭配会让你的饮食更有营养。请把粗粮摆上餐桌，因为这是美丽的上选。

◎早餐喝点粗粮

早上，吃粗粮是理想的选择，不过，此时胃肠尚未完全“苏醒”，不宜吃太粗糙的食物，如窝头等，以免引起消化不良。可以适当选择全麦食物，如全麦面包等。煮粥时，可以适量加点燕麦、糙米、薏米等。也可以在磨豆浆时多加几种豆子，如红豆、绿豆、黑豆等。粗粮粥或粗粮豆浆保留了一定量的膳食纤维，可促进肠道有益菌增殖，加速肠道蠕动。

◎中午粗粮入菜

中午，人体的消化功能较好，可以多吃点粗粮。一些不易消化的粗粮，如芸豆、蚕豆等整粒的豆子，以及红薯、玉米等此时吃就比较好。不但能保障糖类的供应，还能提供更多维生素和人体必需的微量元素，满足整个下午所需的能量。粗粮还可以入菜，最佳搭配是鸡蛋和肉类，做道玉米排骨汤、黄豆炖鸡都是不错的选择。

◎晚餐粗粮细作

粗粮细作好消化，晚餐最好选不胀气、促睡眠的粗粮。建议晚餐可以喝碗小米粥，或者用大米、小米做成二米粥。因为大米、小米中均富含维生素B_1，不仅可改善肌肤干燥、防皱，小米还有利湿健脾、镇静安眠的功效。

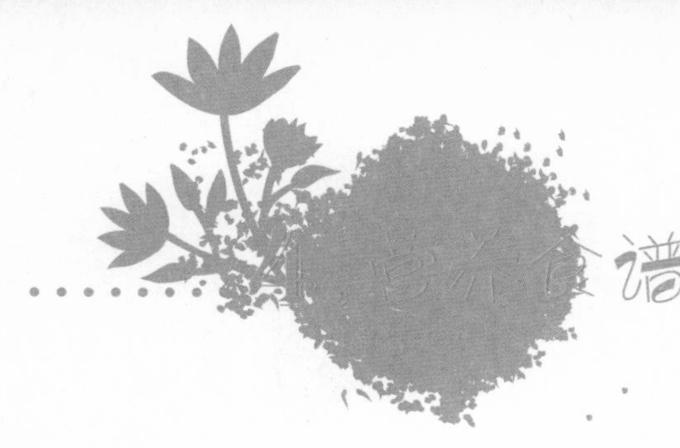

◎吃法

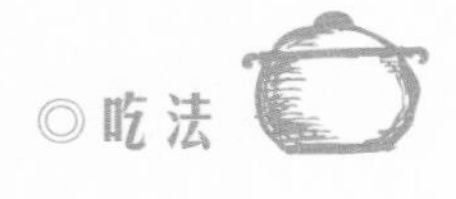

（1）杂粮山药莲子粥

原料：粗粮：高粱米30克，燕麦片、绿豆、黄豆、薏米米、山药各10克；细粮：大米20克，莲子5克；冰糖适量。

做法：

第一步：把粥料冲洗干净后，放在水里浸泡2小时左右，山药去皮切小块。

第二步：把泡好的料倒入锅内，再加适量水。

第三步：先用大火煮沸后调成小火，再煮60分钟。

功效：

此粥具有健脾益气，消积止泻之功效，特别适用于慢性肠炎脾虚的女性，症见大便溏薄，食欲不振，神疲乏力，或食积难消，完谷不化等。

（2）荞麦面条

原料：粗粮：荞麦面100克；细粮：白面50克；五花肉20克，鸡蛋1个，水发黑木耳3克，水发黄花菜3朵，口蘑3个，胡萝卜小半个，韭黄少量，香葱、香菜、姜片少量，郫县豆瓣、油、盐，鸡精、八角各适量。

做法：

第一步：自制的手擀面（荞麦面条，粗细面粉混合加入盐，面要和得硬一些，饧半个小时，然后揉面，擀成薄片，波浪形叠起来，切成面条）。

第二步：用姜片爆香热油，然后加入五花肉丁，加入切碎的郫县豆瓣、八角，炒到肉变色。

第三步：把鸡蛋提前摊成鸡蛋薄饼，然后切成菱形片备用，把胡萝卜切菱形片，口蘑切片。

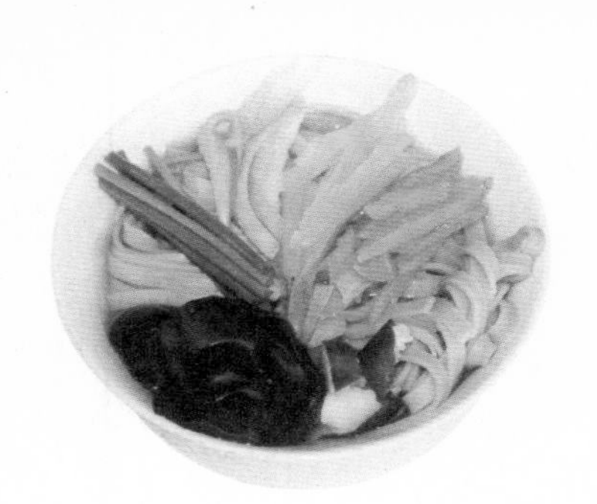

第四步：在已经爆香的五花肉里，加入胡萝卜片、黄花菜段、木耳和口蘑片，倒入热水做成汤汁。

第五步：汤汁煮开，加入香葱、香菜、鸡蛋片和韭黄，以及盐和鸡精。

第六步：把混合汤汁浇到已经煮好的面上即成。

功效：

民间称荞麦为“净肠草”，具有清理肠道沉积废物的作用。荞麦含有丰富的镁，能促进人体纤维蛋白溶解，使血管扩张，抑制凝血块的形成，具有抗栓塞的作用，也有利于降低血清胆固醇；荞麦中维生素B_1、维生素B_2含量比小麦多两倍，维生素B_3是小麦的3～4倍，此面的汤中也富含营养，女性平时在食用细粮的同时，经常食用此汤面能够起到减肥、明目、美容的功效。脾胃虚寒、消化功能不佳、经常腹泻的女性不宜食用。

专家提醒：

荞麦还可制成荞麦茶，荞麦面还可与面粉混合做饼、馒头，或用荞麦米和大米混合熬粥，经常饮用或食用，同样具有很好的美容功效。

（3）玉米糕

原料：杂粮：玉米面200克；细粮：白面200克；红枣50克，葡萄干30克，酵母、白糖、水适量。

做法：

第一步：葡萄干，红枣泡软备用。

第二步：玉米粉、面粉按1：1的比例掺好，加酵母粉、白糖和水和面，让其自行发酵。

第三步：等面团发到体积约为原来两倍大时再去揉搓。

第四步：面团表面嵌入葡萄干和去核的红枣。

第五步：水开上锅蒸18分钟，焖3～5分钟取出，晾凉切块。

功效：

调中开胃，益肺宁心，利肝胆，清湿热，延缓衰老。此糕点中富含的维生素、维生素B_2等营养物质，对心脏病、癌症等也有很好的预防作用。

（4）二米粥

原料：粗粮：小米50克；细粮：大米20克；南瓜10克，冰糖适量。

做法：

将大米和小米分别淘洗干净，南瓜切小块水烧开，一同放入锅内，烧开后改中火煲40分钟，待米和南瓜烂熟即可，加入冰糖使之溶化即成。

功效：

小米熬粥营养价值丰富，有“代参汤”之美称，有清热解渴、和胃安眠、滋阴养血的功效；大米、小米中均富含维生素B_1，有改善肌肤干燥、防皱的功效，是女性朋友尤其是产妇宜用的滋补品。

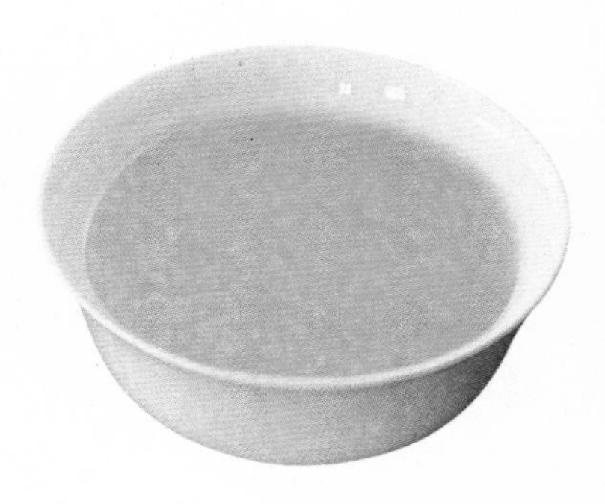

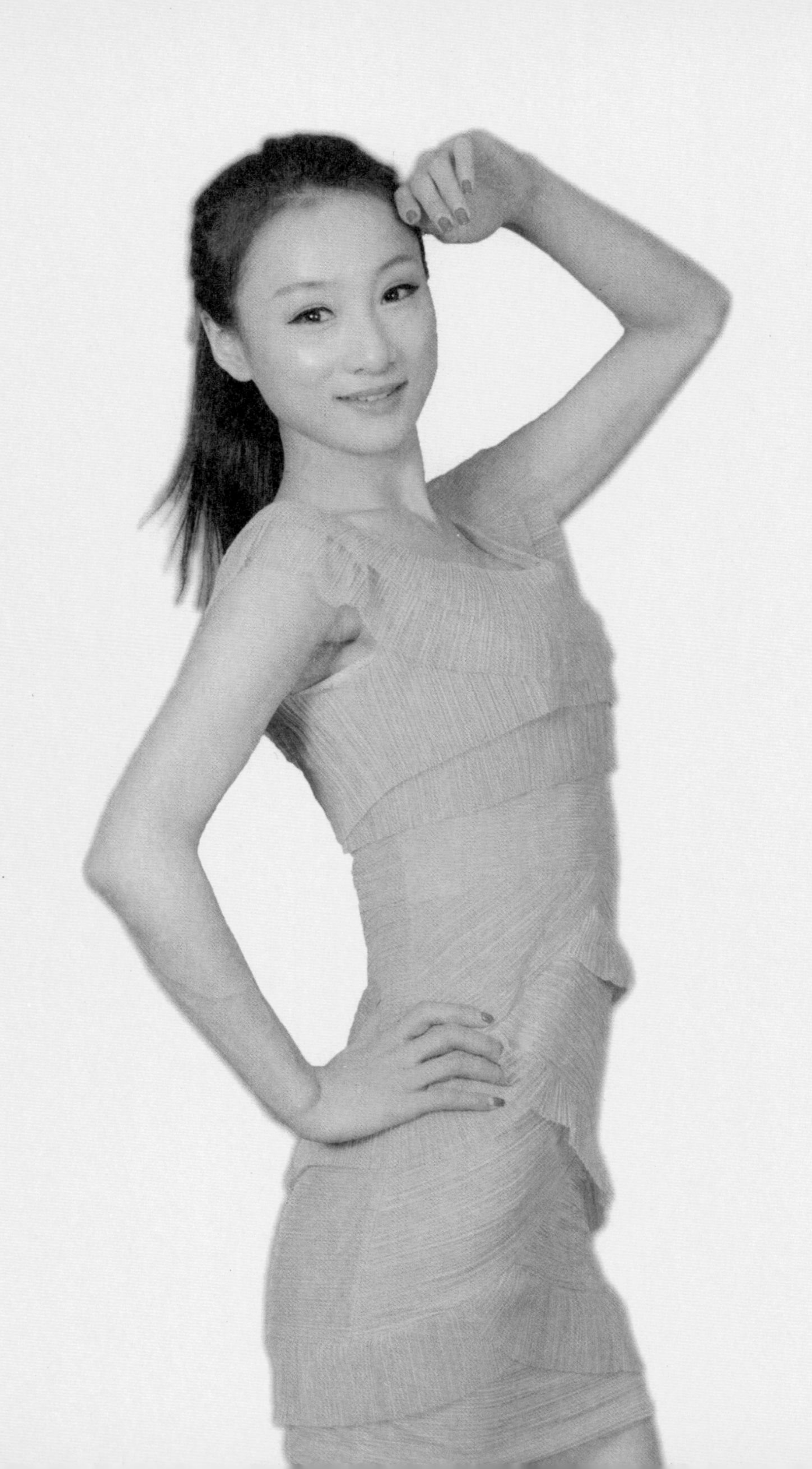

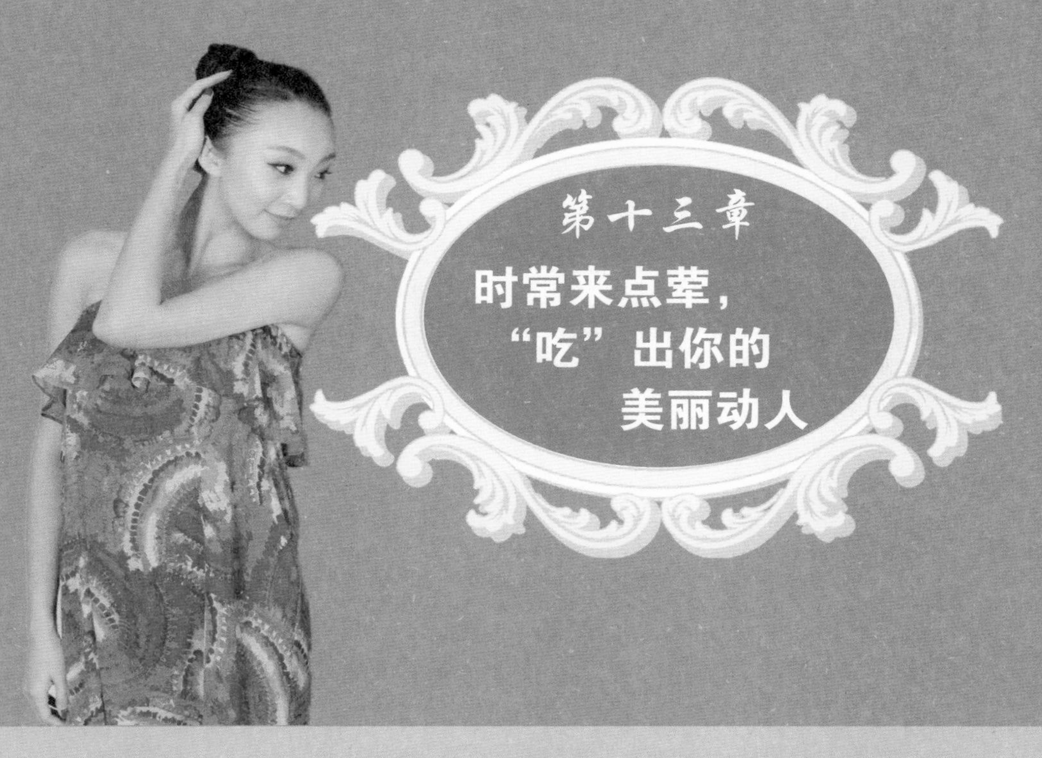

第十三章 时常来点荤，“吃”出你的美丽动人

日常饮食须讲究营养均衡、荤素搭配。但现实中有很多女性因疯狂地追求骨感美的缘故，往往在自己的餐单上将肉类删去。须知，一味吃素，完全拒绝荤菜是不可取的，这不仅有碍于健康，也不利于保持美丽动人的形象。因此，时常来点荤，才是你“吃”出姣好容颜的王道。

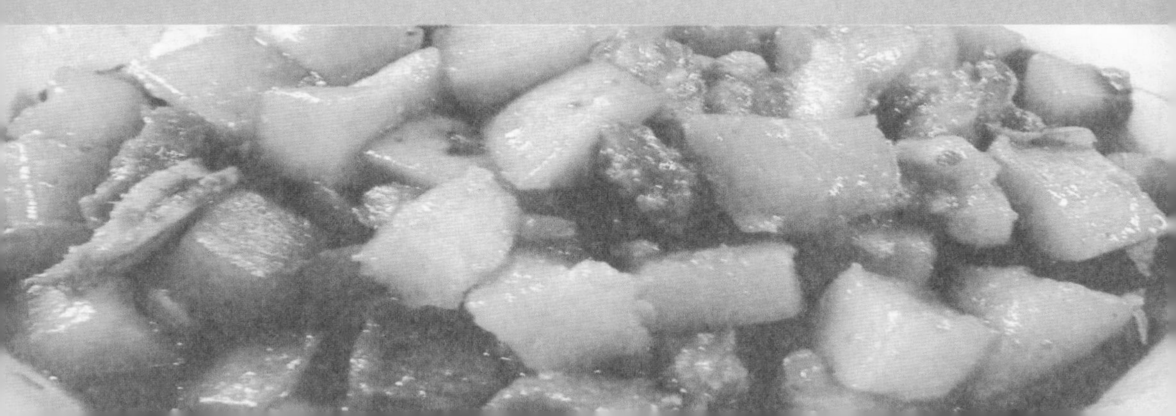

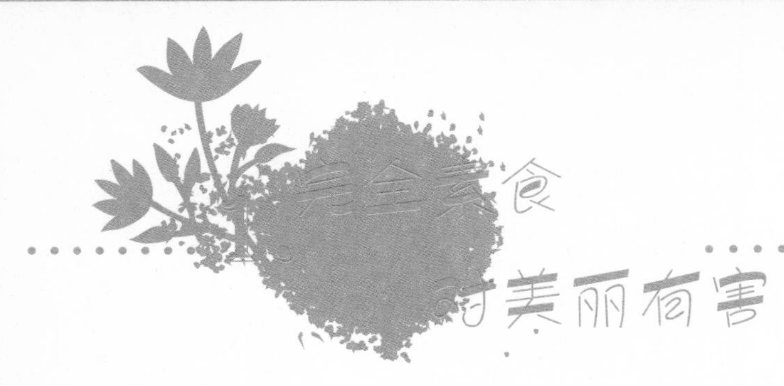

完全素食对美丽有害

◎改善身材

一般人采取的减肥方法，不外乎药物、运动和饮食控制三大法宝。其中运动是好方法，不过有时间天天运动并持之以恒的人并不多。于是大部分的人，转而采用药物控制法。药物控制法多半是以抑制食欲或者利泻的方法为主，处理不当，易起副作用，且有损健康。于是一些女人便选择了素食减肥法，采用素食，效果最为显著且又能顾及健康。其关键在于植物性食物能使血液变成微碱性，使身体的新陈代谢活泼起来，借此得以把蓄积于体内的脂肪分解燃烧掉，达成自然减肥的效果。

◎素食美容

对女人来说拥有光洁明亮的皮肤，是美的必要条件。而皮肤出现粗糙、黑斑、雀斑、老化等问题，和平日的饮食习惯及结构有着不可分割的联系。例如，我们平时吃了肉类、鱼类、蛋等动物性食物，使血液里的尿酸、乳酸量增加，这种乳酸随汗排出后，停留在皮肤表面，就会不停地侵蚀皮肤表面的细胞，使皮肤没有张力，失去弹性，而感觉到粗糙又容易产生皱纹与斑点。如果我们长期食用碱性的植物性蔬果，血液中的乳酸便会大量减少。同时，植物性食物中的矿物质、膳食纤维又能把血液中有害的物质清除。这种净化的血液，能够发挥完全的作用，于代谢过程中输送足够的养分与氧气，使全身各器官富有活力，充满生气，皮肤自然健康有光泽，细腻而有弹性。

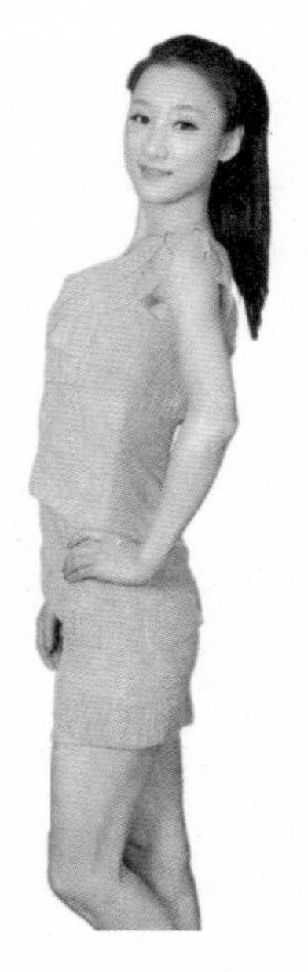

鉴于以上创造美丽的诱惑，引得无数美女成为素食主义的拥护者，就连好莱坞不少女明星，在她们的保养秘方里总有一条：一星期里有一天禁止食用所有的肉类。她们为让血液净化，每日食物中也尽量少吃肉类。

◎绝对素食有害

在美丽诱惑和明星效应的双重作用下，爱美的女人们哪里还能视而不见？就连最最嘴馋的小女孩儿也开始投靠素食主义了。然而这样做正确吗？可以明确地告诉你，虽然素食主义的确有值得肯定之处，可是任何事情走极端都不是好事，素食主义一旦绝对化，就会沦为人类健康的大敌。

举个例子说，人体对素油摄入过多，三大营养就会出现失衡，容易患结肠癌、乳腺癌、前列腺癌等。如果是蛋白质摄入不足，就会发生抵抗力下降、浑身无力、水肿以及引起消化道肿瘤。由于食物单调，素食者机体中掌管食物消化的酶系统的功能逐渐遭到破坏，最后导致物质交换失调，疾病缠身。

因此，只有在特殊情况下，素食才可作为临时的饮食措施。因为，植物性食品中含有丰富的维生素、无机盐和有机酸，而缺少造血的微量元素钴、锰、铁和铜等。此外，植物性食品除油料外，脂肪含量极少，但人每昼夜至少需要60～70克脂肪，要想满足这种需要，就要吃5000克的植物性食品。而且，植物蛋白永远代替不了动物蛋白。

时常来点荤的益处

◎肉类能提供女性最需要的铁元素

女性朋友们或许想不到，铁是唯一一种在需要量上女性比男性大的营养物质！不过，遗憾的是，女性平时饭量较小，再加上经常因为害怕发胖之类的原因，不肯吃肉，这种偏食习惯使贫血的发生率远高于男性。

女性肌肤的丰润与饱满，在很大程度上取决于气血的充足，而血红蛋白，在其中扮演着最为关键的角色。血红蛋白之所以为红色，全在于其中含有的血红素。血红素中的铁离子承担着为人体各组织运送新鲜氧气的重要责任，如果没有足够的铁及时制造血红蛋白，处于身体最外端的皮肤就无法得到所需的营养供应，导致细胞功能低下，皮肤自然不能红润动人。贫血者的皮肤枯萎而憔悴、暗淡无光，弹性变差，正是这个原因。

食物中的铁分为两类：素食中的“非血红素铁”和肉类中的“血红素铁”。两种形式的铁在小肠中的吸收率和影响因素都不同。素食中的“非血红素铁”，需要在胃酸作用下还原成亚铁离子才能被人体吸收，且食物中的植物盐、磷酸盐、草酸盐、鞣酸和膳食纤维等都会干扰其吸收，因此吸收率很低，只有1%～5%。而肉类中的“血红素铁”存在于动物的血液、肌肉和内脏中，和人体所需的形式完全一致，吸收率可达20%以上，且不受饮食中其他成分的影响。研究发现，肉类不仅是很好的铁来源，还能促进其他食物中铁的吸收。所以只要每天吃少量的肉（禽兽肉类50～70克、鱼虾类25～50克），就可以保证体内铁营养素的供应。

◎适量吃荤有助于减肥

顿顿红烧肉肯定会让身体“发福”，但是适量吃荤并不会增大变胖的风险。如果拒绝吃肉，又不能补充足够的奶、蛋和豆制品，在减肥期间，女性就很容易皮肤苍白、头发枯干、身体发冷、抵抗力下降。这意味着身体蛋白质供应严重不足，基础代谢下降，身体消耗能量的能力也减退，并且会形成“易胖难瘦”的体质。肉类蛋白质含量丰富，一般在10%～20%之间，不仅所含的必需氨基酸全面、数量多，其比例也接近于人体的蛋白质，容易消化吸收。美国一项研究证明，在减肥期间，需要供应比平常更大比例的蛋白质，对有效预防减肥带来的代谢下降、反弹很有帮助。按我国传统医学的理念，保证每天吃100克牛、羊肉，对于维持身体的发热能力很有帮助，也是有利于减肥的。

那么怎样让自己吃肉和苗条兼顾呢？关键在于选择合适的肉类和恰当的烹调方式。首先要挑选脂肪含量低的牛、羊肉及鸡肉（矿物质含量高的乌鸡更佳），少吃猪肉等脂肪含量高的肉类；烹调时多用煮、蒸或炖的方式，尽量少放油。在吃荤的同时，还要注意多食用各种粗粮豆类和新鲜果蔬，来保证营养平衡，预防吃肉带来的纤维不足、皮肤油腻等问题。

女性的红润肌肤离不开肉类，女性减肥塑身也需要吃肉。为何不做个光彩照人的食肉美人呢？

荤素怎样搭配才最健康

或许，许多女性都知道饮食要荤素搭配，可却不清楚具体怎么搭才好——荤、素菜各占多少，种类方面有没有讲究呢？

配菜一定要讲究营养成分。合理的荤素搭配，可以加强食疗功效，使之相得益彰！

肉类是含硫、磷、氮较高的食品，代谢产生酸性物质，应配以含钙、钾、钠等碱性离子较高的蔬菜，如韭菜、芹菜、白菜、青菜、萝卜等，这样可达到体内酸碱平衡。在烹饪的时候，荤、素菜的最佳比例在1：4至1：3之间，这样既能增加营养价值，还能吃出美味和健康。下面就为你介绍荤菜、素菜的“黄金搭档”，营养又美味！

（1）猪肉配洋葱

洋葱能够促进脂肪代谢，降低血压和血糖、防止血栓形成，减少因为猪肉脂肪高而产生的副作用。猪肉与具有滋润效果的冬瓜和百合等相配，也是不错的选择。

（2）牛肉配土豆

牛肉营养价值极高，可补脾胃，益气血，强筋骨，但牛肉纤维较粗，有时会刺激胃黏膜，用土豆和牛肉同煮，不但味道好，还能够健脾益气、和胃调中，特别是对胃寒的女性，可以起到保健作用。

（3）鸡肉配板栗

鸡肉补脾造血，板栗健脾，脾健则更有利于吸收鸡肉的营养成分，造血功能也会随之增强。老母鸡煨板栗效果更佳。

（4）鸭肉配山药

鸭肉可补充人体水分又可补阴，并可清热止咳；山药补阴之力更强，与鸭肉伴食，可消除油腻，补肺效果更佳。

（5）羊肉配生姜

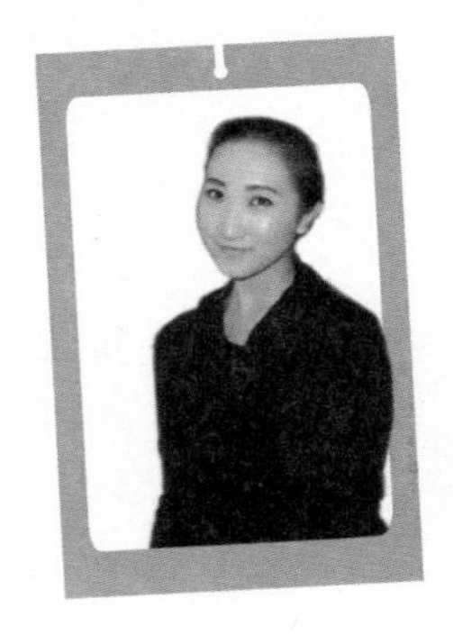

羊肉补阳取暖，生姜驱寒保暖，相互搭配，暖上加暖，同时还可驱外邪，并可治寒痛，为冬季之佳食。

（6）百合配鸡蛋

百合具有清痰火、补肾气、增气血之功，而鸡蛋具有补阴血之效，两者煮熟之后，加调味品食之，可有养阴润肺、清心安神的作用，对老年体弱者尤为适宜。

（7）芝麻配海带

芝麻和海带放在一起烹手制，能起到美容、抗衰老的作用。因为芝麻能改善血液循环，促进新陈代谢，其中亚硝酸能调节人体胆固醇含量，维生素E可防衰老；海带含有碘、钙，能对血液起净化作用，促进甲状腺素的合成，两者合一，效果倍增。

（8）韭菜配鸡蛋

韭菜益阳，温中下气，补虚，调和肺腑；鸡蛋则益气，若将两者混炒，则相得益彰，可起到温补肾阳，行气止痛的作用，还可治疗尿频、肾虚等。

（9）豆腐配鱼

豆腐煮鱼可谓是营养佳肴，除营养价值高外，还别有风味。

除上述之外，在荤素搭配的过程中，还要特别注意以下几点：

（1）食物品种的多样性

荤素搭配，在以植物性食物为主的基础上，最好每天有3～5种食物，达到食品多样化、合理化。

（2）数量搭配

在配合数量上要突出主要食物，以配合食物为辅，使配合食物起到补充、烘托、陪衬、协调的作用，而且主要食物与辅助食物的比例要恰当，一般为2∶1或4∶3、3∶2等。

（3）口味搭配

一般分浓淡相配、淡淡相配和异香相配。淡淡相配要选主、辅料食物都味淡的，又能相互衬托，如“蘑菇豆腐”；浓淡相配，主要食物要选味浓厚的，配合食物选味淡的，如“菜心烧肘子”；异香味相配，主要食物要选味道较浓醇香，配合食物选特殊香的，二味融合，食之别有风味。
另外，注意以下荤素搭配是会相克的哦！

（4）鞣酸＋蛋白质

在吃海鲜的同时，吃葡萄、山楂、石榴、柿子等水果，常常会出现呕吐、腹胀、腹痛、腹泻等症状。因为上述水果中含鞣酸，遇到海鲜中的蛋白质会凝固，形成不容易消化的物质。因此，建议吃海鲜与食用水果的间隔不应少于4个小时。此外，吃完肉，最好不要马上喝茶也是这个道理。

（5）海味＋水果

鱼虾、藻类富含蛋白质和钙等营养物质，如果与含鞣质的水果同食，不仅会降低蛋白质的营养价值，而且易使海味的钙质与鞣质结合，同样形成一种不易消化的物质，可刺激黏膜，使人出现腹痛、恶心、呕吐等症状。

（6）蛋白质＋糖

鸡蛋中的赖氨酸与糖在高温下会产生反应，使氨基酸遭到破坏；牛奶与糖不宜同煮也是这个道理。不过，将鸡蛋煮熟、牛奶烧开，冷却一段时间后再加入糖就不会出现这个问题了。

（7）啤酒＋海味

饮啤酒时，若用海鲜作下菜酒，容易引发痛风症。由于痛风本身即因无法排泄过多的尿酸，而海味又会刺激人体制造更多的尿酸，而使病情加重。

（8）虾＋维生素C食物

由于环境污染的缘故，无论河虾与海虾，都含有浓度很高的五价砷化合物。它们本身对人体无害，若与富含维生素C的食物如苹果等同食，虾体内的五价砷可转化为剧毒的三价砷，使人体中毒。

（9）咸鱼＋西红柿、香蕉及乳酸饮料

咸鱼不宜与西红柿、香蕉及乳酸饮料搭配食用。这是因为咸鱼制品中的硝酸盐，在乳酸菌作用下会被还原成亚硝酸盐，再加上上述食物中所含的胺类，可产生强致癌物质，引起胃、肠、肝等消化器官癌变。

配菜的学问，你还需要慢慢研究，怎样让自己及家人吃得更好，更有营养，就要靠你的努力了！

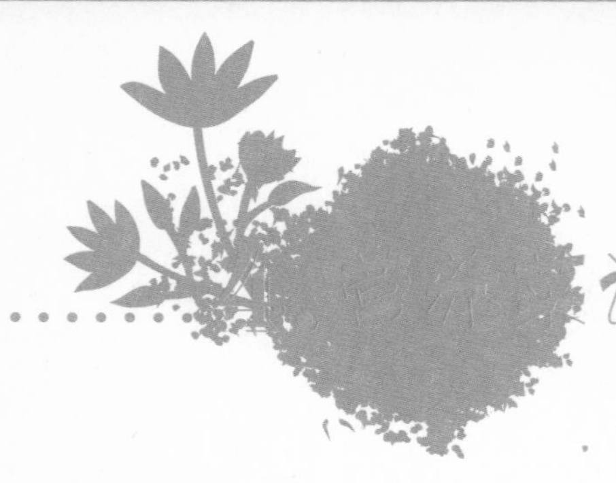

谱推荐

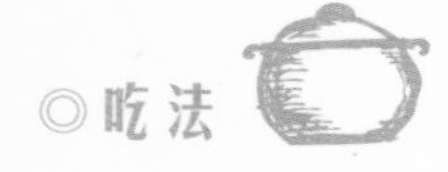

◎吃法

（1）土豆炖牛肉

原料：：牛肉100克，土豆1个，胡萝卜1/4个，荷兰豆5克，豆角6克，生姜、洋葱丝、魔芋丝、色拉油、白酒、高汤、料酒、砂糖、酱油、盐各适量。

做法：

第一步：将牛肉切成片，将土豆去皮，切成块，放入清水中浸泡10分钟。

第二步：将胡萝卜去皮，切成小块。豆角用加了盐的开水稍烫一下，再用冷水，沥干水，切成段。将姜片切成丝。

第三步：将牛肉、姜丝放入热油锅中炒，到牛肉变色后，加入土豆、胡萝卜、洋葱丝和魔芋丝一起炒。

第四步：加入适量的白酒、高汤用小火煮。

第五步：再加入料酒、砂糖，加盖煮8分钟。

第六步：加入酱油后再煮5分钟，倒入豆角煮5分钟即可。

土豆不要直接煮，炒过的土豆不易走形，也节省了烹调时间。而且土豆也要尽量炒得熟一些，这样最后步骤时间短缩，牛肉不会因久煮而变老。

功效：

在肉类中，牛肉以其所含蛋白质较高、脂肪较低而深受人们的青睐，尤其对于女性中的较为肥胖者、动脉硬化者，吃牛肉更为适宜，但牛肉粗糙，有时会影响胃黏膜，土豆与牛肉同煮，不但味道好，且土豆中含有丰富的叶酸，起到时保护胃黏膜的作用。

（2）酸菜老鸭汤

原料：鸭子半只，酸菜20克，水发海带10克，葱、姜、大料、盐、鸡精、糖各适量。

做法：

第一步：鸭子用清水洗净，剁成块；酸菜切成细丝；水发海带切断，中间打个结；葱切段、姜切块。

第二步：锅内加水，冷水把酸菜和海带下锅；放入葱、姜、大料。

第三步：水烧开后，放入鸭子煮；开锅后，加入盐、少许糖改小火炖40分钟，加入鸡精即成。

功效：滋阴养肺。

（3）萝卜丝鲫鱼汤

原料：鲫鱼1条，白萝卜20克，料酒、盐、 葱、姜、植物油各适量。

做法：

第一步：鲫鱼去鳞去鳃，洗净内脏；萝卜去皮洗净，切成细丝；葱打成葱结；姜切片。

第二步：锅中放入植物油，油五成热时放鱼，小火，煎至两面金黄。

第三步：用余油稍稍爆香姜片，加水、料酒，大火烧开，加入鱼、萝卜丝、葱结后小火慢煮。煮至汤呈奶白色，出锅前加盐调味。

功效：

此道菜被称作“减脂瘦身汤”，适合女性在秋冬季节饮用，不仅可以化痰止咳、开胃消食、消脂瘦身，还可以提高人体免疫力和预防感冒。

（4）白萝卜炖羊肉

原料：羊肉50克，白萝卜20克，枸杞5克，大料、大葱、鲜姜、料酒、盐、胡椒粉、油各适量。

做法：

第一步：羊肉洗净，切成5厘米大小的块；白萝卜洗净，切成5厘米大小的滚刀块，备用。将羊肉块放入滚水中汆烫片刻，去除血沫，捞出用流动水冲净。

第二步：中火烧热砂锅中的油，放入大葱段、鲜姜片和大料爆香，加入汆烫好的羊肉块，烹入料酒拌炒均匀，倒入适量的清水烧开，转小火盖盖儿煮至羊肉七成熟。

第三步：加入白萝卜块、枸杞、盐和胡椒粉拌匀，继续煮至羊肉和白萝卜软烂成熟即可。

功效：

白萝卜不但含有丰富的维生素C，还含有胡萝卜素、钙、铁等多种营养物质，维生素C能够促进皮肤和细胞间的胶原蛋白的形成，能够增加你肌肤的弹性；白萝卜还含有多种酶，能分解致癌的亚硝酸胺，具有防癌作用。羊肉较牛肉的肉质要细嫩，容易消化，高蛋白、低脂肪、含磷脂多，较猪肉和牛肉的脂肪含量都要少，而且富含锌，可以缓解准妈妈的孕吐状况，此道菜也不失为女性美容养颜的佳品。

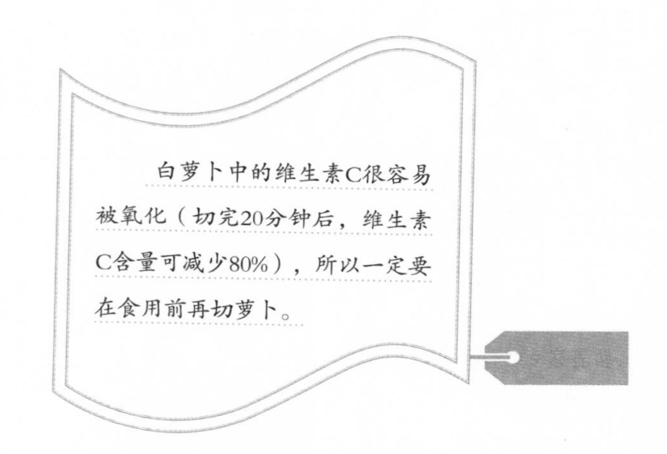

参考文献

[1] 采薇,《美丽女人养生食谱》[M],北京:化学工业出版社,2011。

[2] 邓亚军,周宁,《会吃的女人最美丽》[M],沈阳:辽宁科学技术出版社,2013。

[3] 冯磊,《女人的美丽是吃出来的》[M],北京:中国纺织出版社,2010。

[4] 何凤娣,《食养女人,美丽一生》[M],北京:化学工业出版社,2013。

[5] 屠亦文,《美丽食单》[M],北京:团结出版社,2010。

[6] 刘雅娟,《女性饮食营养全书》[M],长春:吉林科学技术出版社,2011。

[7] 孙月娥,李瑜,《女人不衰老的吃法》[M],北京:中国医药科技出版社,2013。

[8] 谢新华,苑建伟,高晓平,《吃出你的S体形》M],北京:中国医药科技出版社,2013。

[9] 李保双,《女人吃什么更健康》[M],北京:化学工业出版社,2012。

[10] 策马入林文化,《做自己的营养师:女人一生不可错过的100种食物》[M],福州:福建科学技术出版社,2012。

[11] 周俭,《女性常见病饮食调治》[M],北京:人民军医出版社,2012。